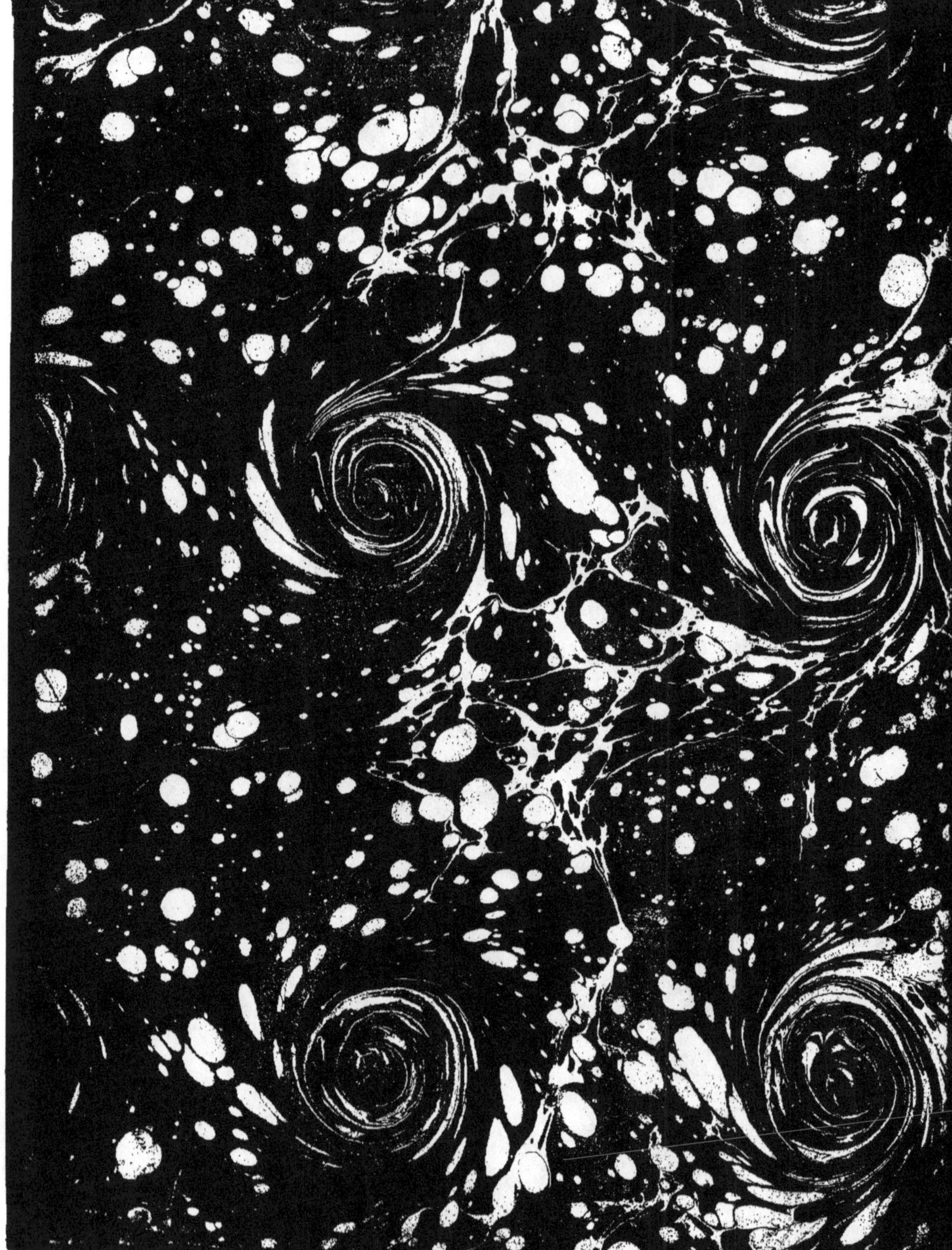

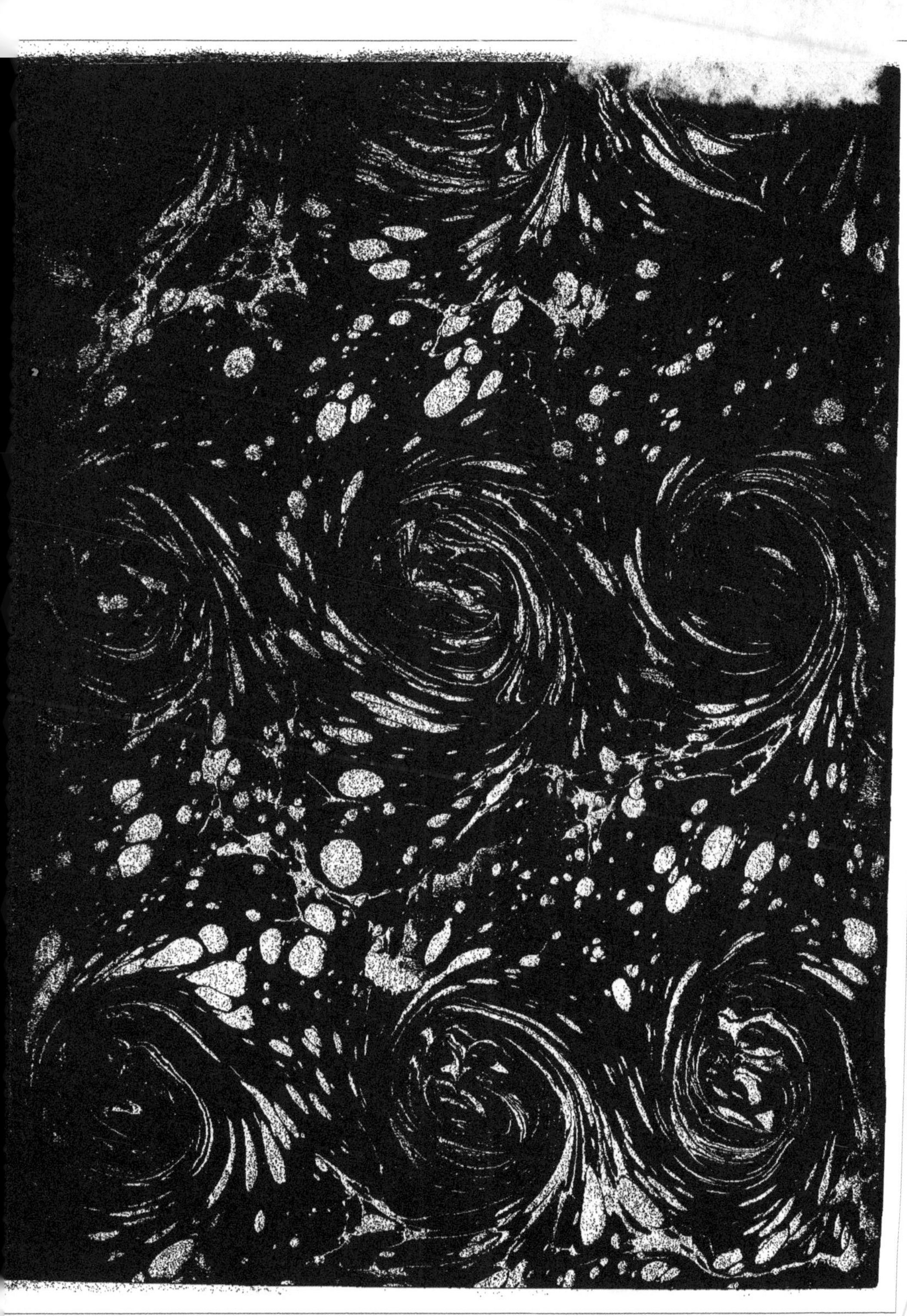

LA MÉDECINE PRATIQUE,

Rendue plus ſimple, plus ſûre & plus méthodique.

TOME II.

MALADIES DU DISTRICT DU CŒUR.

Par M. LE CAMUS, Docteur-Régent de la Faculté de Médecine de Paris, ancien Profeſſeur des Écoles, Aggrégé Honoraire du College Royal des Médecins de Nancy, Membre des Académies Royales d'Amiens, de la Rochelle & de Châlons ſur Marne.

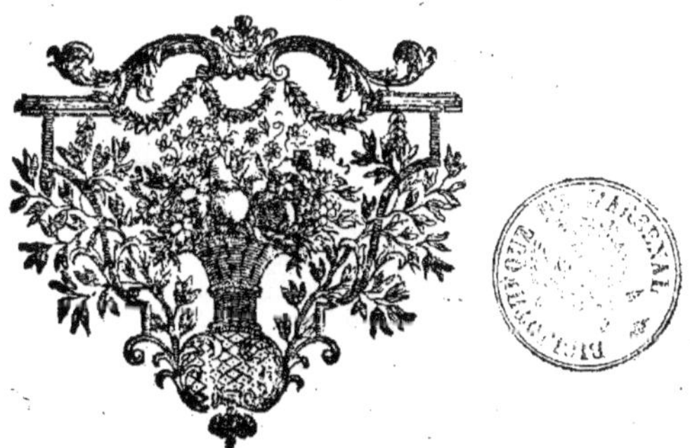

A PARIS,

Chez GANEAU, Libraire, rue St. Severin.

M. DCC. LXXII.

AVEC APPROBATION ET PRIVILEGE DU ROI.

AVIS.

LA mort prématurée de l'Auteur de cet Ouvrage, l'a empêché de remplir la tâche qu'il s'étoit imposée; peut-être sera-t-on assez heureux pour que quelqu'un veuille bien accomplir son plan. Un de ses Confreres a bien voulu nous communiquer l'Eloge historique de cet homme célèbre : nous le mettons à la tête de son Ouvrage. Nous espérons donner dans la suite quelques autres Ouvrages de sa composition, nous nous flattons que le Public leur fera le même accueil qu'à ceux qui ont paru. Nous avons cru en même tems ne pas devoir priver le Public des Additions ou Corrections que nous avons trouvées dans les papiers du défunt pour une nouvelle édition du premier Volume de sa Médecine pratique. Nous les avons placées immédiatement après son Eloge, en faveur de ceux qui ont acquis la derniere édition.

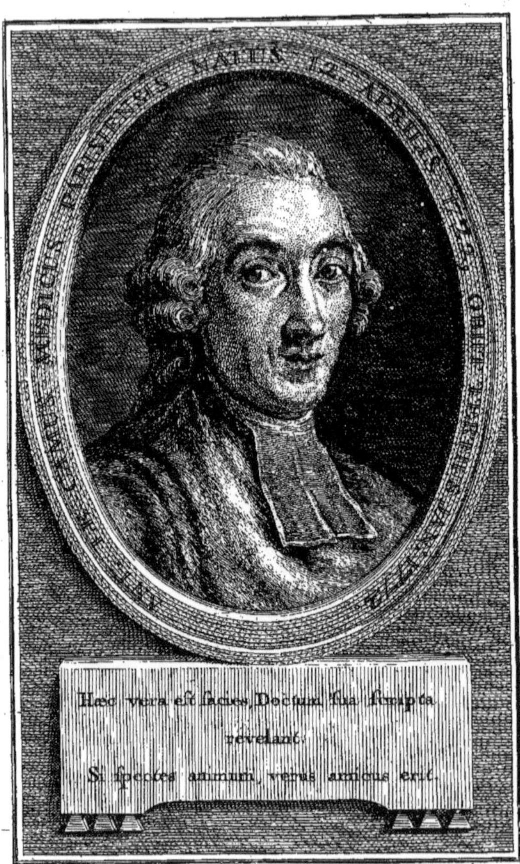

J.B. Suvée del. P.D. Née Sculp.

ÉLOGE

HISTORIQUE

DE Me. ANTOINE LE CAMUS,

Docteur-Régent de la Faculté de Médecine en l'Université de Paris, ancien Professeur des Ecoles, aggregé honoraire du College Royal de Médecine de Nanci, Membre des Académies Royales de la Rochelle & d'Amiens, & de la Société Littéraire de Châlons-sur-Marne.

S'IL est quelque tribut légitimement dû aux Gens de lettres, & dont l'acquit soit agréable à ceux qui le leur payent, c'est sans contredit celui de faire leur histoire après leur mort. On travaille volontiers à lier les divers événemens de leur vie & à rassembler les traits épars sous lesquels ils ont pu se caractériser dans les différentes productions de leur génie, pour faire passer à la postérité ces especes de tableaux parlans. Cet usage suivi constamment depuis l'existence de la Littérature, c'est-à-dire, de tous tems, présente un double avantage : premiérement, celui de former nos successeurs à la vertu en leur offrant des modeles qu'ils puissent imiter, & secondement, celui d'enflâmer leur amour-propre, en les excitant ainsi à s'efforcer de devenir eux-mêmes de pareils exemples à suivre. Pénétrés de ces vérités, nous allons ébaucher le portrait d'un homme célèbre que la République des Lettres vient de perdre. Nous ne nous flattons pas de le finir, bien persuadés que pour achever complétement l'Eloge qu'il mérite, il ne faudroit avoir rien moins que sa plume & ses talens.

ANTOINE LE CAMUS est né à Paris le 12 Avril 1722. Nous ne pouvons dire que très-peu de chose des premieres années de sa vie. On sait que les hommes les plus célèbres ont le plus souvent des commencemens obscurs. Les plantes qui doivent émailler les prés de leurs fleurs, sont toujours confondues à leur naissance avec l'herbe la plus stérile ; & même elles different peu dans cet âge tendre de celles qui produiront un jour des poisons dangereux. On peut donc seulement inférer de la maniere brillante dont il débuta dans les Lettres, qu'il sut bien profiter dans sa premiere jeunesse, de l'éducation que durent lui procurer les parens honnêtes & aisés dont il tiroit son origine.

Cette éducation lui fut donnée au College de Clermont, où il fit toutes ses études. Il n'y a personne qui ne sache quelle a toujours été la réputation des Professeurs de ce College, & combien de Littérateurs y ont été formés. ANTOINE LE CAMUS eut l'avantage d'y recevoir entre autres des leçons de Rhétorique d'un homme aussi connu dans la République littéraire par ses Ouvrages de plus d'un genre, que par les talens qu'il avoit pour enseigner. Ce fut vraisemblablement de ce célèbre Rhéteur, le Pere PORÉE, qu'il prit ce goût pour la poësie, dont il a donné souvent des marques, & cette aisance à versifier qui caractérise les Poëtes. De ses Humanités, il passa à l'étude de la Philosophie ; cette science si vaste, qui perd la plus grande partie de ses agrémens dans la bouche des Ergoteurs maussades, mais dont on sent toutes les graces, lorsqu'on est assez heureux pour être instruit de ses principes, par des TURQUET, des LE MONNIER. Ce fut au Collége d'Harcourt, sous ce dernier que le jeune LE CAMUS fit son Cours de Philosophie ; & dès qu'il l'eût fini, il voulut s'attacher à l'Université en y prenant le grade de Maître ès-Arts, qu'il obtint à peine âgé de dix-sept ans. Dès ce moment il tourna ses vues du côté de la Médecine ; & en effet, il paroît qu'il n'y avoit que la grande quantité de connoissances que demande nécessairement l'art de guérir, qui put être capable de fixer & de satisfaire l'étendue de son génie.

Le célèbre M. FERREIN fut le Médecin qu'il adopta pour maître. On peut dire à ce sujet, que si ce choix a pu faire honneur au discernement du disciple, les progrès qu'il fit en peu de tems, furent bien capables d'honorer les leçons du Professeur. Après trois années environ de travail, ANTOINE LE CAMUS fut en état de se présenter à la Faculté de Médecine de Paris, pour y prendre le degré de Bachelier. Il jouit de cet honneur en 1742 ; à peine avoit-il alors vingt ans. Il y a apparence que ce fut en faveur de son mérite que cette Faculté voulut bien se relacher de la sévérité de ſes Réglemens, qui preſcrivent l'âge de vingt-deux ans au moins (*a*) pour pouvoir être admis au Baccalaureat. La maniere brillante dont il fit enſuite ſon cours de Licence, ne démentit point les opinions favorables qu'il avoit données de ſon ſavoir.

Il eſt très-poſſible qu'on ſoit parfaitement inſtruit des principes d'une ſcience, & cependant qu'on n'ait pas les talens propres à convaincre les autres de la ſolidité de ſes connoiſſances. La nature accorde même rarement à un même homme la profondeur du génie, la force de la mémoire, & la facilité de l'expreſſion. ANTOINE LE CAMUS étoit un être privilégié, qui réuniſſoit ces trois qualités. Ce fut la raiſon qui engagea ſes Confreres de Licence à le charger d'un Acte public, qui demande à la fois de l'eſprit, du ſtyle & du débit. Cet Acte eſt celui des Paranymphes, dans lequel après un Diſcours ſur quelque ſujet qui regarde la Médecine ou les Médecins, l'Orateur doit caractériſer particuliérement chacun de ſes Emules. Il feroit difficile de dire par quel motif la Faculté de Médecine a cru devoir adopter une cérémonie qui paroît être tirée des Rits qui ſe pratiquoient chez les Anciens au tems des épouſailles. Quoi qu'il en ſoit, cet acte que fit ANTOINE LE CAMUS, fut très-ſolemnel; & comme le Paranymphant y avoit invité des perſonnes de tout ſexe, il lui ſembla peu juſte d'y parler toujours la langue des ſavans, langue aſſurement très-inintelligible aux Dames qui s'étoient fait un plaiſir de venir ajouter quelques fleurs aux lauriers qu'on s'attendoit bien qu'il y moiſſonneroit. Notre Orateur, ou même diſons mieux, notre Poëte fit pluſieurs Paranymphes en vers françois. Ses Confreres répondirent dans le même idiome (*b*), & il eut la ſatisfaction d'a-

(*a*) Anciennement il falloit avoir vingt-cinq ans pour être admis au Baccalaureat. *Candidati Medicinæ nòn admittantur ad examen Baccalaureatûs, niſi vigeſimum quintum ſuæ ætatis annum attigerint, cujus ætatis fidem facere publico teſtimonio teneantur.* STATUT. FACULT. MED. PAR. 1660. *in-12. Append. ad Reformationem Fac. Med. Artic. xxiij.* Maintenant les termes des Statuts ne ſont pas ſi rigides, & encore ſe relâche-t-on ſouvent ſur leur exécution. *Exhibeant*, dit l'article ix. des Statuts imprimés en 1751, *Litteras Baptiſterii publicâ authoritate munitas, quibus pateat eos vigeſimum ſecundum ætatis annum ita adimpleviſſe, ut exacto Bienni licentiæ curriculo, non promoveantur ad Doctoratum antequam vigeſimum quintum ætatis annum attigerint.*

(*b*) Ce fut en 1748, ſous le Décanat de Me. J. BAPT. THOMAS MARTINENCQ, que la Faculté coupa la langue à ſes Licentiés, & les réduiſit à faire aux Paranymphes le rôle d'acteurs muets. Depuis ce moment, il leur eſt défendu de répondre honnêtement aux louanges que leur donne le Paranymphant, ou de repouſſer ſur lui le fiel dont il peut quelquefois les inonder. Voici la raiſon qu'on trouve de cette réforme dans les *RITUS ET USUS FACULT. MED.* édition de 1751. *Olim mos erat ut Licentiandi à Paranympho compellati, ipſi brevi & eleganti oratiunculâ reſponderent. Verùm cum illæ reſponſiones, ſæpiſſimè acriori ſale reſperſæ fuerint, & verſibus mordacioribus interſperſæ, aut etiam Gallico idiomate liberiori intertextæ, undè non levia inter Baccalaureos oriebantur diſſidia, placuit Facultati ...... has Licentiandorum ad Paranymphum allocutiones omninò ſupprimere, &c.* Comment faire quadrer cette raiſon avec ce voir pu dérider la Médecine, & d'avoir introduit, peut-être pour cette seule fois, les jeux & les ris, jusques dans son Sanctuaire.

Peu de jours après il reçut le Bonnet de Docteur. Le Discours qu'il fit à cette occasion, ne fut point une de ces actions de graces calquées sur celles qui sont d'usage en de pareilles circonstances. ANTOINE LE CAMUS, tout jeune qu'il étoit, savoit déja penser par lui-même. Il n'avoit pas besoin de suivre des routes frayées ou des sentiers battus, pour ne point s'égarer : il se sentoit assez de force & de courage pour ouvrir de nouvelles voies. Son Acte de remerciement fut une description des qualités nécessaires à un Médecin. En entrant dans le sein de la Faculté de Médecine, il ne raconta pas ce qu'il avoit été, mais il annonça ce qu'il vouloit être. S'il garda le silence sur ses travaux passés, il témoigna assez ne pas se déguiser ceux auxquels il croyoit devoir dorénavant se livrer. La suite de sa vie a fait voir que ce n'étoit point alors une jactance de sa part, mais qu'il ne promettoit que ce qu'il avoit véritablement dessein d'effectuer.

Après avoir présidé pour sa régence à une These de sa composition, le premier hommage de ses talens qu'il crut devoir faire à la Faculté, fut de lui dédier un petit Poëme très-ingénieux qu'il avoit fait sur l'Amphithéâtre qu'elle venoit d'élever à ses frais. Cet ouvrage fut très-bien reçu des Gens de lettres, & commença à lui acquérir cette réputation qu'il ne perdra jamais. L'année suivante il présida à son tour à une These de sa composition, dont la question étoit *Medico-chirurgicale*? On peut juger de ce que méritoit cette Dissertation, par deux éditions qu'elle a eues depuis, en 1750 & en 1766; mais ces travaux étoient trop legers pour un esprit comme le sien. Il se mit à composer sa *MÉDECINE DE L'ESPRIT*, & vraisemblablement pour que ce sujet abstrait & métaphysique ne pût pas lui causer quelqu'une de ces maladies qu'il savoit être le produit d'une tension trop forte de l'imagination, il travailloit en même tems par maniere de délassément, à un autre Ouvrage, auquel il donna le titre d'*ABDEKER* ou l'*ART DE CONSERVER LA BEAUTÉ*. Le premier de ces Ouvrages sortit de ses mains en 1753, & le second l'année suivante.

qu'on lit plus haut? *Omnes vero orationes illæ (Paranymphi) Decano examinandæ & probandæ exhibentur, antequam pronuntientur in Scholis.* Il est clair que si les petits Discours que le Paranymphant doit adresser à ses Confreres de Licence, ne peuvent être prononcés qu'après avoir été vûs & approuvés par le Doyen, il ne falloit pas supprimer les réponses des Licentiandes pour un peu trop de sel qu'elles contenoient quelquefois. Il ne falloit seulement que les assujettir à la même formalité du *vû & approuvé* par le Doyen. Par-là, on auroit toujours conservé de la gaiété à l'Acte des Paranymphes, & on ne l'auroit pas changé en une cérémonie qui, quoique toujours nuptiale, inspire aujourd'hui autant de tristesse que si elle étoit funebre.

Ces productions d'ANTOINE LE CAMUS ſont aſſez connues, pour que nous nous diſpenſions de détailler ce qu'elles renferment. Les Journaux en rendirent dans le tems un compte favorable. Elles furent accueillies univerſellement. Les Médecins, les Philoſophes, les Gens de lettres, ceux du monde, tous généralement y trouverent de quoi s'inſtruire & s'amuſer. Le ſtyle dont elles ſont écrites, plut infiniment, & le Public dut être convaincu que ſi les Médecins de la Faculté de Paris avoient ſu conſerver parmi eux la langue latine dans ſa pureté, ils ne négligeoient pas pour cela l'étude de leur langue maternelle.

Dans ce même tems environ, pluſieurs lettrés ſe mirent à travailler en ſociété à un Ouvrage périodique, conſacré principalement à raſſembler & à faire paſſer à la race future des mémoires & des pièces fugitives ſur tout ce qui peut concerner l'œconomie. La Médecine devant néceſſairement entrer dans leur plan, ils crurent ne pouvoir jetter les yeux ſur un homme plus capable de contribuer en ſon genre avec eux au bien public, que celui dont nous faiſons l'hiſtoire. Ils lui propoſerent d'entrer dans leur ſociété. ANTOINE LE CAMUS fut flatté de leur offre : & les mémoires qu'il leur procura, ne ſont pas les moins curieux de ceux que renferme le *JOURNAL ŒCONOMIQUE*.

Tous ces travaux littéraires faiſoient prendre conſiſtance à la réputation de notre Docteur, qui d'un autre côté ne s'établiſſoit pas d'une maniére moins ſolide par le nombre conſidérable de malades qui prenoient ſes conſeils par écrit ou de vive voix. Il étoit donc vraiſemblable qu'il ne vivroit pas encore long-tems, ſans eſſuyer quelques-unes de ces perſécutions, auxquelles peu de gens de mérite ont le pouvoir de ſe dérober. Auſſi ne tarderent-elles pas à ſe manifeſter. On n'iroit certainement pas s'imaginer qu'elles naquirent du ſein même de ce Corps auquel il étoit attaché. On ne s'attendroit pas à voir reparoître en 1756, dans la Faculté de Médecine de Paris, à-peu-près les mêmes fermentations qui avoient terni ſa gloire au commencement du dix-ſeptieme ſiecle (*c*). Nous ſommes cependant forcés d'en convenir, les ennemis

(*c*) C'eſt bien à contre-cœur que nous entrons dans toutes ces diſcuſſions, & que nous nous voyons contrains de rappeller les débats & les diſcordes qu'occaſionnerent entre les Médecins, l'antimoine & ſes préparations. Mais au reſte, le meilleur moyen de corriger les hommes eſt de leur remettre ſouvent leur ridicule devant les yeux. D'ailleurs, que faire? l'hiſtoire de ce qui s'eſt paſſé à la Faculté de Médecine de Paris au ſujet des Docteurs MARTEAU & LE CAMUS, offre préciſément les mêmes tableaux, que ce qui ſe paſſa dans le même Corps au ſujet du Docteur PAULMIER, des Docteurs MAYERNE, RENEAULME, & autres. Ce qu'on penſe maintenant de la plus ancienne de ces ſcenes, doit donc néceſſairement fixer aujourd'hui les ſentimens qu'on doit avoir ſur la derniere.

des MAYERNE (*d*), des PAULMIER (*e*), des RENEAULME (*f*), parurent être ressuscités pour persécuter le savant dont nous faisons l'éloge. Pourquoi faut-il que les Compagnies savantes soient comme les Corps politiques, sujettes à voir leur lustre taché, par les sourdes menées d'esprits vifs & remuans, qu'il est impossible qu'elles ne renferment en leur sein? Voici le sujet des tracasseries dont nous avons à parler : nous remonterons jusqu'à leur origine.

Plusieurs Docteurs de mérite, du nombre desquels étoit le nôtre, remarquant la lenteur avec laquelle l'art de guérir faisoit des progrès, imaginerent que rien n'étoit plus propre à les hater, que de s'associer un certain nombre, d'avoir ensemble de fréquentes Conférences, de composer des mémoires, de rédiger des observations, enfin de former une véritable société académique sous la protection du bon-sens, de l'estime & de l'amitié,

(*d*) » THEODORE TURQUET DE MAYERNE, reçu Docteur de la Faculté de Montpellier en 1597, & » Médecin par quartier du Roi HENRY IV. en 1600, approuvoit, louoit & employoit dans la pratique, » les remedes chymiques pour lesquels la Faculté (de Paris) avoit alors une aversion marquée. On fit pa» roître contre lui, un Livre anonyme, où il étoit très-maltraité, auquel il répondit par un Ouvrage, » où il menageoit peu la Faculté, imprimé à Paris, mais sous le nom de la Rochelle, intitulé: *Apolo» gia in quâ videre est, inviolatis Hippocratis & Galeni legibus*, remedia chymicè præparata tutò » usurpari posse, &c. *Rupellæ*, 1603. *in*-8°. Ce Livre attira à MAYERNE deux chagrins, l'un de se voir » refuté (suivant GUY PATIN) par JEAN RIOLAN le Pere, & l'autre de se voir condamner lui-même par » un Décret violent, que la Faculté publia le 5 Octobre 1603 «. *Mémoires pour servir à l'Histoire de la Faculté de Médecine de Montpellier, par feu M.* JEAN ASTRUC, *Paris, Cavelier*, 1767, *in*-4°. pag. 357 & suivantes. Voici entre autres une phrase du Décret publié contre MAYERNE. *Ipsum* TURQUETUM *indignum judicat (Collegium Medicorum in Academiâ Parisiensi legitimè congregatum) qui usquam medicinam faciat, propter* temeritatem, impudentiam, & veræ Medicinæ ignorationem, &c. Ce jugement n'empêcha pas MAYERNE de devenir premier Médecin de JACQUES I, Roi d'Angleterre, & de garder toujours sa charge de Médecin par quartier auprès du Roi de France.

(*e*) PIERRE PAULMIER fut chassé de la Faculté de Médecine de Paris, pour avoir écrit en faveur des remedes chymiques, & en avoir employé. Nous n'avons pas sous les yeux le Décret qui a été porté en cette occasion, mais il y a lieu de croire qu'il ne fut pas conçu en termes plus polis que celui dont on a parlé à la Note précédente.

(*f*) PAUL RENEAULME, Médecin de Blois, fit imprimer en 1601, un Livre en faveur des remedes chymiques, intitulé : *Ex curationibus observationes quibus videre est morbos tutò, citò & jucundè posse debellari : si præcipuè* Galenicis *præceptis* chymica remedia *veniant subsidio. Parisiis, Beys*, 1606, *in*-8°. Ce Livre contient 201 Observations, par lesquelles RENEAULME prouve que quelquefois on peut tirer un très-grand parti des remedes chymiques. C'en fut assez pour irriter des gens absolument opposés à cette méthode. Les Médecins de Paris firent un procès au Docteur de Blois, & l'obligerent de venir faire pardevant eux cette protestation : *Ego* PAULUS RENEAULME *profiteor apud Decanum & Doctores Parisiensis Scholæ, nunquam usurum remediis scriptis in Libro Observationum mearum typis edito*, (N'est-il pas bien plaisant de voir un Médecin promettre de ne point employer à l'avenir les remedes qui lui ont réussi?) *sed facturum Medicinam secundum Hippocratis & Galeni decreta & formulas à Scholæ Parisiensis Medicis probatas & usurpatas. Datum Lutetiæ, die* 23 *Febr.* 1607. Assurément MOLIERE tu ignorois ce trait; autrement tu l'aurois fait figurer dans quelqu'une de tes Pièces!

l'amitié, qui devoient lier tous les membres ensemble. Eh ! comment n'auroient-ils pas été frappés de l'avantage qui résultera toujours de la réunion de plusieurs forces? Ils travaillerent (*g*) donc à l'exécution de ce dessein, & ils y auroient mis la derniere main, si ceux qui n'étoient pas de la société, n'avoient pas mis tout en œuvre pour la supprimer. On parla fortement d'un Décret de la Faculté, & de maniere ou d'autre on fit tout avorter. Ce n'est pas que cette Piece eut été de quelque poids, ou capable d'empêcher une association qui n'alloit ni contre les Statuts de la Faculté, ni contre les droits des Docteurs-Régens; mais on sait qu'il ne faut que le plus petit accident pour faire périr un arbuste encore tendre, & qu'un vent très-léger suffit quelquefois pour renverser une charpente qu'on n'a pas eu le tems de bien établir. La société n'eut point lieu, & ceux qui avoient mis le plus de ferveur à cette union, resterent exposés aux traits de l'envie, passion qui a toujours passé pour être une favorite des Médecins (*h*).

Quelques Confreres d'ANTOINE LE CAMUS n'attendirent que la premiere occasion pour faire éclater la leur. Il avoit été un des plus zélés partisans du projet qu'on avoit fait manquer. D'ailleurs déja très-famé, il avoit, comme nous l'avons dit, une pratique qui ne laissoit pas que d'être fort étendue. Cette pratique le mettoit en état de rendre compte dans le *JOURNAL ŒCONOMIQUE* des maladies régnantes dans cette Capitale, de faire remarquer la conduite qu'il avoit tenue pour les guérir, les observations qu'il avoit faites en les traitant, les abus qu'il avoit eu occasion de voir commettre. Ses Mémoires étoient écrits avec la franchise d'un honnête-homme, le style d'un lettré, le feu d'un Médecin de génie. Il avoit souvent lieu d'attaquer, dans ces Pieces fugitives, la routine aveugle qu'il avoit remarqué que suivoient la plûpart des Praticiens. Il croyoit pouvoir jouer avec toute liberté & sans aucune contrainte sur un théâtre qui lui appartenoit & qui n'étoit fréquenté que des Connoisseurs. La vivacité de ses remarques avoit principalement pour but de réformer une méthode sanguinaire de traiter les maladies, méthode enseignée surtout il y avoit quelques années par des Médecins célèbres, & suivie pour lors par le plus grand nombre des Praticiens. Un Mémoire que le Docteur MARTEAU

(*g*) Par plusieurs piéces qui sont dans les manuscrits d'ANTOINE LE CAMUS, il paroît que ces Conférences se sont tenues assez longtems, mais irréguliérement. Quoi qu'il en soit, par la lecture de ces mêmes piéces, on voit qu'il est à regretter qu'elles n'aient point continué, ou qu'il ne s'en soit pas formé depuis, quelques autres sur le même plan.

(*h*) *In proverbium abiit Medicorum invidia & discordia.* Agrip. *de vanitate scientiarum. cap. lxxxiij.*

fit imprimer dans le *JOURNAL ŒCONOMIQUE* (*i*), Mémoire, qui selon les mêmes erremens, démontroit la possibilité de guérir les maladies inflammatoires de la poitrine, sans avoir recours à une multitude de saignées répétées, fut ce qui engagea la mêlée. C'étoit chez ce Médecin que s'étoit digeré le projet d'association. Les Assemblées académiques s'étoient tenues dans son cabinet (*k*). Ce Mémoire dès qu'il fut connu, servit de motif pour le perdre. Le feu qui couvoit depuis long-tems, se manifesta tout-à-coup. Sur une simple dénonciation de quelques propositions du Docteur MARTEAU dans une Assemblée des Docteurs, sans autres examens, sa maniere de voir & de faire fut proscrite (*l*). ANTOINE LE CAMUS fut enveloppé dans la disgrace de son ami, sous prétexte de la liberté avec

(*i*) Sous le titre de *Lettre de M.* MARTEAU, *Docteur Régent de la Faculté de Médecine de Paris, à M.* LE CAMUS, *Docteur-Régent de la même Faculté. Journal Œconom. Mai* 1755. *pag.* 125. *& suivantes.* L'Auteur fit tirer à part quelque tems après cette Lettre sous l'anonymie, & la répandit dans la Capitale.

(*k*) » Je ne m'en tins pas-là, quoique moins tremblant, j'avois encore de la crainte. Je réunis plu» sieurs Confreres, pour conférer ensemble sur les maladies deux fois par semaine. Le menagement du » sang dans la péripneumonie étoit mon principal objet; &c. « *Lettre de M.* MARTEAU, *J. Œc. Mai* 1755. *pag.* 130. *lign.* 13, 14, 15, 16, 17.

(*l*) Nous tirons notre relation du Décret même. Le voici tout au long: *Anno Domini supra millesimum septingentesimo-quinquagesimo-sexto, die vero Sabbati vigesimo-sexto mensis Junii, Saluberrimâ Facultate, in Scholas superiores, horâ decimâ matutinâ, post sacrum, legitimè convocatâ, de novis Baccalaureis materiæ medicinalis examini tentatis, judicium per scrutinium laturâ, plurimi Doctores conquesti sunt de Epistolâ cujusdam Anonymi, è diario œconomico excerpta, in qua* periculosa *astruitur* opinio *de proscribendo venæ-sectionis usu in morbis inflammatoriis, & præsertim in Pleuritide & Peripneumonia. Decanus postulavit utrum in hoc numerosissimo conventu vellet Facultas* ILLICO *de ea epistola deliberare. Doctoribus id expedire acclamantibus, res est in deliberationem missa. Lectis* PRÆCIPUIS DICTÆ EPISTOLÆ ARTICULIS, *Facultas, publicæ saluti ac philiatrorum institutioni nunquam non invigilans, ne serpat in Civium perniciem exitiosa opinio, censuit hanc* ex ignorantia & experientiæ defectu natam, falsam esse & erroneam, probatissimis artis Medicæ axiomatibus adversari, certissimisque Medicorum ab Hippocratis ævo, nostra ad usque tempora observationibus omnino repugnare. Monet ergo saluberrimus Ordo ne quis suorum in medicina facienda huic funesto systemati, morbos nempe inflammatorios absque venæ-sectionis auxilio curandi, insistat, *Insuper mandavit Decano Facultas, ut omni adhibitâ diligentiâ in* convitiosi *hujus* libelli *auctorem vel auctores inquirat, & ea quæ comperta habuerit Facultati renunciet, ut de iis ulterius statuat. Res in Salub. Fac. Par. gestæ circa censuram anonymi libelli, cui gallicè titulus*, extrait du Journal œconomique: *&c. Quillau* 1758. *in*-4°. Il est bien singulier que plusieurs Docteurs se plaignissent de ce que la Lettre de M. MARTEAU proscrivoit les saignées, tandis qu'elle ne les proscrit réellement point, mais qu'elle proscrit seulement l'abus des saignées répétées. 2°. La Faculté taxe l'opinion du D. MARTEAU d'être née de l'ignorance & du défaut d'expérience, pendant que dans le fait ce seroit le comble de la science de pouvoir guérir les maladies inflammatoires sans saignées. 3°. On reproche au même Docteur d'avoir rempli sa Lettre d'injures, & on a beau y en chercher, on n'y en trouve aucune. 4°. L'ordre que le Décret intime de ne point guérir à l'avenir les inflammations sans saignées, n'est-il pas de la même nature que celui qu'on donnoit à RENEAULME, *ci-dessus note* (*f*) de ne plus jamais se servir des remedes dont il avoit vu les bons effets? 5°. Enfin, à quoi bon charger le Doyen de faire des perquisitions pour découvrir les Auteurs d'une *opinion* si *inouie*, puisque quatorze jours après ils se montrent, & qu'on ne peut leur rien faire?

aquelle en différentes occaſions il avoit déclamé dans le *JOURNAL ŒCONOMIQUE*, contre les uſages médicinaux reçus & qui avoient été tranſmis de pere en fils juſqu'a cet inſtant. Il fut traité de novateur, de ſectaire. On fit plus ; pour le rendre vraiment criminel, on l'accuſa d'avoir vomi des injures, contre la Médecine & contre les Médecins (*m*). Il ne lui fallut rien moins que ſa préſence d'eſprit pour éviter l'orage qu'il voyoit ſe former ſur ſa tête. Il avoit vû les roſeaux plier ſous le vent : il les imita & abjura ſur le champ de bonne-foi les termes injurieux dont on l'accuſoit de s'être ſervi, mais qu'il étoit incapable dans le vrai, d'employer jamais (*n*). C'étoit ſans doute pour ſe diſtraire de toutes ces inquiétudes, & ne pas boire les chagrins qu'on cherchoit ainſi à lui faire avaler, qu'il s'amuſoit à faire pendant ce tems une nouvelle traduction de *DAPHNIS ET CHLOÉ*. Ce roman comme on ſait, avoit été traduit par AMYOT dans un moment où notre langue peu épurée, n'étoit guere capable de bien rendre les grâces de l'original. La nouvelle traduction parut en 1757 ſous l'anonymie, & fut reçue avec cet accueil que le public étoit accoutumé de donner à tout ce qui ſortoit de la plume de notre Auteur. Nous n'oublierons pas de dire que l'année précédente, l'Académie Royale de la Rochelle & la Société Littéraire de Châlons-ſur-Marne, l'avoient adopté au nombre de leurs Membres : & environ un an après, il reçut le même honneur de la part de l'Académie Royale d'Amiens.

Rien n'eſt ſi commun que de voir des Savans s'endormir ſur leurs lauriers & ſe repoſer dès qu'ils ont reçu les honneurs Académiques. Les nouveaux titres qu'ANTOINE LE CAMUS venoit de recevoir, furent au contraire pour lui de nouveaux aiguillons, & loin d'interrompre ſes tra-

(*m*) *At verò (Decanus Dixit) M.* LE CAMUS *ſibi nocentiſſimum videri, quam cæteri quicumque alii, quippe qui à pluribus annis quolibet menſe plura deblaterat contra receptiſſimam medendi methodum, contra medicos, contra artem. Itaque poſtulare ſe à Facultate, ut ſelectos appellare velit Doctores, qui & diaria œconomica attentè perlegant, & auctores* inauditæ opinionis *quoſcumque pernoſcant, caveantque ne Medici Pariſienſis nomine indignum palam & publicè proferatur.*

His Auditis ; Re in deliberationem miſſa, collatis Doctorum ſuffragiis, cenſuit Facultas illud negotium hodiè hic & nunc definiendum, nullos eligendos eſſe inquiſitores ſeu Commiſſarios, quod ſupervacaneum, &c... ibid. pag. 5.

(*n*) *Et* illico *prædicti Doctores, nempè* M. LE CAMUS *&* M. MARTEAU, *qui præſentes deliberationi adfuerant*, Conviciorum, tum in Diario, tum in Libello contentorum, *pænitere ſe declaraverunt, Facultatemque ſupplicaverunt ut excuſatos habere vellet, utpote qui injurias quaſcumque bona fide ejurarent.* On vouloit à toutes forces qu'ils euſſent dit des injures ; il étoit prudent de leur part d'en demander excuſe à la Faculté. Mais, de bonne-foi, il faut l'avouer, ou l'accuſation étoit fauſſe, ou depuis ce tems-là la force des termes eſt bien changée : car à préſent, ſeroit bien fin qui pourroit trouver des injures dans les Pieces que les Docteurs LE CAMUS & MARTEAU, ont inſérées au *JOURNAL ŒCONOM.* C'eſt l'ordinaire, la chaleur aiguiſe les eſprits, & le calme les rend beaucoup moins perçans.

vaux, il ne fit que s'animer encore plus du desir de la gloire. En 1760, il donna au public un Recueil de *MÉMOIRES SUR DIFFÉRENS SUJETS DE MÉDECINE*. La premiere piece de ce Recueil est une suite d'expériences qu'il avoit faites, desquelles il lui paroissoit résulter qu'on s'étoit jusqu'alors trompé sur l'organisation & les fonctions du Cerveau. Il y prétend que ce viscere doit être regardé comme une substance gelatineuse qui sert de matrice & fournit des sucs nourriciers à l'arbre renversé qui constitue l'animal & qui est figuré par le systême des Nerfs. C'est cette même partie selon lui, qui sert à la reproduction de l'espece, & ces deux organes ovoïdes dont on sevre les gardiens des *Harams* chez les Orientaux, doivent moins être regardés comme des glandes, que comme des ganglions ou de petits cerveaux. Les pieces qui suivent ce Mémoire & qui avoient été déja imprimées dans l'ouvrage périodique auquel il travailloit, appartiennent de plus près à la pratique de la Médecine. L'abus de faire bouillir les plantes, celui d'employer les remedes huileux, la génération des pierres dans le corps humain & les moyens de remédier aux cruels accidens qu'elle cause, la nature de la rage & ses remedes tant préservatifs que curatifs, l'Histoire abrégée des observations sur le pouls, enfin un projet pour la conservation des hommes bien faits, sont les sujets qu'il y développe. Tous ces Mémoires furent approuvés de la Faculté de Médecine de Paris, qui jugea qu'ils étoient traités avec une imagination, des talens & des connoissances » toujours dirigés en lui par l'envie d'éclairer les hom» mes & de leur être utile «. Elle se réserva seulement de dire, quant à son Histoire du pouls, que » c'étoit à l'expérience à démontrer quel usage » on peut faire, sans s'égarer dans la pratique, de ces recherches quel» quefois obscures, souvent peu utiles, & capables aussi d'arrêter le » Médecin dans ses opérations, supposé qu'il se livrât à ces sortes de » spéculations avec moins de réserve que notre Auteur ne le faisoit ».

On est sans doute surpris de voir qu'avec tout son mérite, il n'ait encore occupé jusqu'alors aucune chaire : ce n'étoit pas cependant que presque toutes les années, il ne fût élu pour en remplir quelqu'une. Mais on doit savoir que quel que soit le vœu de la Faculté, le sort a toujours un peu de part à ces sortes de faveurs. S'il est donc resté si longtems simple particulier dans son Corps, c'est à l'aveuglement de la fortune qu'il faut s'en prendre. Quoi qu'il en soit, elle ne lui fut pas toujours défavorable. En 1762 il fut Professeur des Écoles. Il ouvrit son Cours par un discours Latin sur les moyens de faire avec succès la Médecine à

Paris. Ce Discours fut très-applaudi, & la même année il dicta aux Écoliers des cahiers de Physiologie qui ne furent pas moins bien reçus. Il soutenoit l'émulation parmi ses Éleves, en distribuant de tems en tems des livres par maniere de récompense à ceux dont l'exactitude s'étoit fait remarquer & dont le zele pour l'étude avoit pu le frapper. L'année suivante, au lieu de leur faire écrire des définitions de maladies, des descriptions de symptômes, des dénombremens d'indications qui se trouvent dans tous les bons ouvrages de Médecine, il les entretenoit de la connoissance des plantes, de leurs vertus, de leurs caracteres. Ranimant dans ses veines le sang du célebre SEBASTIEN VAILLANT dont il étoit l'arriere-petit-fils (*o*), il les menoit de tems à autre herboriser aux environs de cette Capitale & les instruisoit dans le grand livre de la nature.

Quelque tems après le sort le favorisa encore, & il fût destiné à remplir la chaire de Professeur de Chirurgie en langue Françoise. Il ouvrit ses leçons en 1766, par un Discours François dans lequel il prouva que la Chirurgie n'est point un art difficile. Ce ne peut être sans doute que par surcharge d'occupations, qu'il n'a fait imprimer ni le Discours précédent, ni celui-ci qui avoit été trop bien goûté lors de son débit, pour faire craindre qu'il put faire perdre quelque chose à la réputation de son Auteur. En effet, il travailloit alors à completter & à mettre en ordre les matériaux destinés à sa *MÉDECINE PRATIQUE*, aussi bien que plusieurs articles pour une seconde Édition de sa *MÉDECINE DE L'ESPRIT*, dont il ne restoit plus d'exemplaires.

C'étoit encore pendant ce tems que les disputes pour & contre l'Inoculation occupoient toute la scene Médicale. Entre inoculer la petite vérole & attendre cette maladie par la voie naturelle, ANTOINE LE CAMUS vit un terme moyen qui n'avoit pas encore été assez saisi; terme bien préférable, si les gouvernemens vouloient se prêter à ce qu'on pût l'atteindre. Ce point desirable est de se garantir de la petite vérole soit naturelle, soit artificielle, ce qui meneroit certainement avec le tems à anéantir tout-à-fait cette espece de peste. Il développa les moyens de venir à bout d'une si heureuse entreprise, dans un Mémoire considérable qu'il fit imprimer en 1767, & dans la même année, il communiqua un plan propre à y conduire dans cette Capitale. Ces Mémoires firent tout l'honneur possible au cœur & à l'esprit de leur Auteur. Il n'y eut personne qui ne fût frappé

(*o*) Nous apprenons cette Anecdote par le Discours de remerciement qu'il prononça à la Faculté le jour qu'il quitta sa chaire & qu'on fit une nouvelle élection.

de ses raisons, & ceux mêmes qui trouvoient leur intérêt dans l'une ou l'autre des méthodes qu'il combattoit, savoir, celle d'attendre la petite-vérole naturelle, ou celle de se la procurer artificiellement, ceux-là mêmes en donnant à son projet le nom de Rêve, ne purent s'empêcher de le qualifier de Rêve d'un honnête homme ; jugement bien flatteur assurément pour lui, qui avoit toujours eu pour principal but de ses travaux, le bonheur de ses semblables. » J'ai, disoit-il, une singuliere manie, c'est que je » voudrois être bafoué de tout l'univers, & que le reste des hommes fût » heureux «.

D'après ces sentimens qui lui étoient naturels, on peut estimer de quelle valeur fut l'acquisition que fit en 1768 le Collége Royal des Médecins de Nanci, en l'aggrégeant au nombre de ses Associés honoraires. D'un autre côté, ANTOINE LE CAMUS ne fut pas insensible à cette grace qui devoit d'autant plus le toucher, qu'il ne l'avoit pas mendiée. Il se mit à travailler avec encore plus d'ardeur pour répondre à cette distinction. On vit bientôt sortir de ses mains le premier volume de sa *MÉDECINE PRATIQUE*, ouvrage tout-à-fait neuf par la maniere dont le sujet en est traité. Il y distingue quatre domaines dans le corps humain, desquels dépendent toutes nos maladies. Le premier de ces domaines est celui de la tête : de-là dérivent toutes les maladies nerveuses. La fievre dans ces maux n'est que symtomatique, souvent même elle mene à la guérison. On voit que pour leur cure, les saignées doivent être inutiles & aussi quelquefois nuisibles. Le premier âge & les tempéramens qui ressemblent à celui des enfans, sont surtout en proie aux maladies de cette nature. Le second domaine est celui de la poitrine. C'est dans sa cavité que se trouvent les organes de la sanguification & de la circulation. Les fievres idiopathiques doivent donc dépendre de ce domaine. La saignée est le principal remede dans ces maladies qui sont ordinairement suivies de crises par les crachats, par les urines, &c. Les jeunes gens sont particuliérement sujets aux maux de ce district. Il semble que la nature, après avoir quitté l'ouvrage de la tête & avoir formé entierement l'organe de l'entendement & de la volonté, porte tous ses efforts du côté de la poitrine. Le troisieme domaine est celui de l'estomac & de toutes ses dépendances. Les maladies qui y naissent sont des dégoûts, des dévoiemens de toute espece, des dyssenteries, des hémorrhoïdes & des maladies longues qui prennent leur source des mauvaises digestions & des embarras dans les visceres du bas ventre. Ces maladies appartiennent principalement aux vieillards ou à ceux qui ont usé prématurément les organes qui servent à la digestion. Ici c'est surtout aux émétiques & aux purgatifs qu'il faut avoir recours. Enfin le quatrieme & dernier département est celui des tégumens. Les maladies qu'il englobe guérissent par les sueurs. Les remedes indiqués dans ces affections sont donc des sudorifiques, des diapnoiques, des cordiaux, &c. parce qu'ils passent du centre à la circonférence. Comme la transpiration est de tout sexe & de tout âge, aussi il n'y a point de tems dans la vie, où l'on ne soit exposé aux maladies qui proviennent de ce département.

Le premier volume de cet ouvrage de Pratique étoit justement prêt à voir le jour, dans le moment qu'un Monarque du Nord, célebre à jamais par le desir qu'il témoignoit de s'instruire dans un âge où communément les Princes ne songent qu'à la volupté, venoit fixer pour quelque tems sa résidence parmi nous, après avoir voyagé déja à travers une partie de l'Europe. Les Arts & les Sciences se disputoient l'honneur de payer leur tribut à ce jeune Héros. ANTOINE LE CAMUS crut devoir lui présenter celui de la science qu'il professoit. Il mit aux pieds de CHRISTIAN VII le produit de ses veilles, & maria de cette sorte les rayons de sa gloire avec ceux de l'immortalité.

Ce fut encore ce même instant qu'il choisit pour faire réimprimer sa *MÉDECINE DE L'ESPRIT*, dont la premiere édition quoique nombreuse étoit épuisée. On voit qu'il fit valoir dans cette seconde édition toutes les nouvelles acquisitions que lui avoient procuré ses réflexions & son expérience. Les différens changemens que ces nouvelles lumieres lui firent adopter, donnent, comme il le remarque lui-même dans sa Préface, un exemple frappant des vicissitudes qui arrivent à l'esprit, à mesure que les années font subir des mutations aux corps. Dans la premiere édition de sa *MÉDECINE DE L'ESPRIT*, on pouvoit remarquer que bien des endroits n'étoient que le produit de son imagination ; dans celle-ci on vit clairement que tout étoit le résultat de ce qu'il avoit observé. Ayant été agréé du public de la premiere maniere, il n'étoit pas sûr de plaire de la seconde; plus d'un Auteur en conséquence, n'auroit pas voulu risquer des suffrages certains : mais l'utilité publique fut toujours sa premiere idole, & il ne rougit pas d'avouer en 1769, qu'il voyoit mieux qu'il n'avoit fait en 1753.

Couvert de gloire comme il l'étoit, mis par les connoisseurs au rang des hommes de génie, on a sans doute peine à se persuader qu'il pût avoir encore quelque desir. Il lui en restoit cependant encore un, bien louable à la vérité dans un Savant. Il ambitionnoit depuis long-tems d'être associé à cette Académie vénérable par son antiquité, recommandable par sa fondation, célebre par les progrès rapides qu'elle a fait faire aux Sciences, illustre par les Savans qu'elle a toujours su s'attacher. La mort venoit d'enlever à cette Société M. Ferrein; c'étoit une raison de plus pour qu'Antoine le Camus desirât de succéder à un Maître dont il avoit si bien fait profiter les leçons. Mais nous ne craindrons point de dire qu'il se présenta pour occuper cette place, & qu'il ne put l'obtenir. On ne doit pas se le dissimuler, il y a des défaites qui honorent autant & quelquefois même plus que certaines victoires. Si notre Docteur vit un rival s'asseoir à la place qu'il sollicitoit, sa gloire n'en souffrit point, & les Savans dont il recherchoit la confraternité, convinrent unanimement qu'il en étoit très-digne.

A suivre les travaux littéraires d'Antoine le Camus, on ne peut manquer d'être étonné de ce que nous ne disons point que sa santé en ait jamais été affectée. On est accoutumé d'entendre dire que la vie des gens de Lettres est souvent traversée de maladies dangereuses & sujette à une multitude d'infirmités. La tension de l'esprit & de l'imagination peut être regardée comme un état contre nature, & lorsqu'elle est répétée ou continuée longtems, elle influe sur l'organisation du corps. Il y a apparence que chez celui dont nous faisons l'éloge, cette tension, étoit naturelle, ou plutôt que l'esprit y dominoit si naturellement, que pour donner les différens ouvrages qu'il a laissés à la postérité, il n'avoit pas besoin de le gêner, ni de lui faire essuyer aucune contrainte. Il y a donc tout lieu de croire que sans des tracasseries civiles qu'il éprouva sur la fin de sa vie, nous n'aurions pas encore eu sitôt occasion de le regretter.

Nous avons fait remarquer il n'y a qu'un moment, qu'il avoit dressé un projet pour l'extinction de la petite vérole. L'exécution de ce projet n'étoit pas à la vérité impossible; mais des préjugés considérables faisoient voir qu'après avoir vaincu un grand nombre de difficultés pour le mettre en œuvre, on ne viendroit peut-être pas encore à bout d'anéantir cette cruelle maladie. Aussi l'effet de son Mémoire s'étoit-il borné à faire une grande sensation dans le public, mais rien de plus. Les vues d'Antoine le Camus étant toujours tournées du côté du bien public, il crut entrevoir qu'après le projet d'anéantir tout-à-fait la petite-vérole, il n'y en avoit pas de plus utile à l'humanité, que celui de rendre cette maladie moins grave, par le moyen de l'inoculation. Il prit donc le parti de cette méthode

&

& acheta une maiſon peu éloignée de cette capitale, pour en faire un maiſon de ſanté en faveur de ceux qui voudroient ſe faire inſérer le levain variolique. Mais à peine eut-il inoculé quelques ſujets, que les habitans de l'endroit & des villages circonvoiſins, craignant qu'une méthode faite pour donner à ce qu'on dit, la vie à ceux qui veulent s'y ſoumettre, ne vint leur apporter la mort; adreſſerent des plaintes au Miniſtere public & les firent appuyer du crédit de perſonnes puiſſantes. Malgré les bonnes raiſons que dût donner notre Inoculateur, il fut contraint de renoncer à ſon projet & même pour tranquilliſer tout-à-fait les eſprits, de ſe défaire promptement & avec perte d'un hoſpice qu'il n'avoit établi que pour le bien de ſes concitoyens. Toutes ces traverſes contre leſquelles il lutta longtems, mais en vain, lui cauſerent des inquiétudes, des chagrins; & la ſuite de ces tourmens, fut une petite fievre difficile à caractériſer dans ſes principes.

On peut très-bien comparer un Médecin malade à ces Philoſophes hardis qui, pendant leur vie, ont échaffaudé des ſyſtêmes de Morale & de Religion contraires aux opinions reçues. Dès que ceux-ci entrevoient le terme de leurs jours, toutes les opinions différentes qu'ils ont débattues venant à ſe repréſenter à leur eſprit, ils ne ſavent plus de quel côté faire pencher la balance, & ils expirent dans un ſcepticiſme capable de plonger dans des ténebres éternelles cette ſubſtance immortelle qui nous anime. N'en eſt-il pas véritablement de même d'un Médecin qu'une maladie imprévue vient frapper, & effraye par des ſymptômes difficiles à expliquer? Les ſyſtêmes variés de Médecine qu'il lui a fallu étudier à fond, viennent ſe peindre ſur le champ à ſon eſprit; & tandis qu'il balance ſur le choix de celui qu'il doit ſuivre maintenant pour lui, la maladie fait ſouvent des progrès qui la rendent inſurmontable par la ſuite. C'eſt à-peu-près ce qui arriva à ANTOINE LE CAMUS. Il crut d'abord qu'il devoit entiérement abandonner à la nature la guériſon de ſa maladie. Tous ſes ſoins ſe bornerent à ne lui donner aucunes entraves ſoit par des alimens, ſoit par des médicamens. Un tems aſſez conſidérable ſe paſſa de la ſorte, ſans qu'il apperçut aucun changement. Ce fut alors qu'il fut convaincu qu'on doit toujours ſe défier de ſoi-même dans ſa propre cauſe, & qu'en conſéquence il manda quelques-uns de ſes Confreres pour s'aider de leurs conſeils. Leurs avis parurent avoir été pris aſſez à tems, puiſqu'étant tombé malade vers le milieu de l'année 1771, il put aſſiſter dans le courant d'Octobre aux Myſteres ſacrés que les Docteurs de la Faculté de Médecine de Paris font célébrer dans leur Chapelle, le jour de leur Patron. Mais malheureuſement ces eſpérances ne furent pas de longue durée. La maladie prit tout-à-fait le dessus & il vit bien qu'il falloit se résigner à ce coup fatal qu'un honnête homme ne doit point craindre, puisqu'il doit être pour lui le commencement d'une vie qui n'aura point de fin. Aussi l'envisagea-t-il sans frayeur, l'attendit-il sans foiblesses, la reçut-il sans murmures. Il expira en bon Chrétien le 2 Janvier 1772 à cinq heures du soir, âgé de quarante-neuf ans, huit mois & vingt-un jours.

ANTOINE LE CAMUS étoit d'une stature ordinaire. Sa figure sans avoir rien de beau en général, ne présentoit non plus rien de désagréable. Ses traits étoient allongés. Ses yeux pétillans & bien fendus, marquoient assez le feu de son imagination. Il avoit le front haut & bien dégagé. Sur la fin de sa vie il avoit laissé croître ses cheveux, ne s'imaginant pas qu'il fût honteux, ni même qu'il pût paroître extraordinaire, qu'on fît usage de la parure que la nature nous a donnée. C'est ainsi que nous avons son portrait gravé par un bon Artiste, pour faire suite aux portraits des hommes célebres de la France. Ses sourcils un peu épais & sa bouche toujours à demi-riante, lui donnoient un peu l'air de ces sectateurs du Philosophe Démocrite, qui par un ris malin plaignent les hommes, à cause des folies dont ils voyent qu'ils sont les jouets. Son commerce étoit doux dans la société. Il ne se prévaloit jamais de son esprit pour faire remarquer les sottises des autres. Bien différent de ces gens superficiels qui ne cessent de jargonner, avec les connoissances profondes qu'il avoit, il gardoit le plus souvent le silence, & pour le lui faire rompre, il falloit pour ainsi-dire le provoquer plus d'une fois. Il n'avoit pas voulu s'engager dans les liens du mariage. Ce n'étoit pas misantropie de sa part : c'étoit encore moins amour du libertinage, mais bien de la liberté. Il possédoit toutes les vertus d'un vrai Philosophe, & toutes les qualités sociales de ce qu'on appelle un honnête-homme. On auroit très-bien pû dire de lui, ce qu'HORACE disoit de QUINTILIEN.

...... Cui pudor & justitiæ soror
Incorrupta fides, nudaque veritas.

TABLEAU
CHRONOLOGIQUE
Des Ouvrages imprimés de M^e. ANTOINE LE CAMUS.

AMPHITHEATRUM MEDICUM, Poema. *Pro Solemni Restaurati Amphitheatri Medici inauguratione. Parisiis* : Quillau, 1745. *in*-4°.

QUÆSTIO MEDICA. *An pulsationis defectus in venis ab æquabilitate motus sanguinis? Typis* Quillau, 1745. *in*-4°.

QUÆSTIO MEDICO-CHIRURGICA. *An inter Apostemata, pauca sint ferro aperienda? Typis* Quillau, 1746, 1750, 1766, *in*-4°.

SUR LA Constitution du climat de Paris. Journal Œconomique. Janvier 1753. & suivans. Paris. Boudet, *in*-12.

ANTOINE LE CAMUS a donné dans ce Journal le détail des maladies regnantes à Paris, & l'analyse des Théses soutenues aux Écoles de la Faculté de la même Ville, depuis 1750 jusqu'en 1763 inclusivement, outre plusieurs autres morceaux dont il va être fait mention.

SUR LES MALADIES du Collége de Sainte Barbe. J. Œcon. Juillet, 1753. *Sous le nom de M. l'Abbé* GENET.

Cette Lettre fut attaquée par M. CANTWELL. J. Œcon. Mars, 1754...... Le même Abbé GENET y répliqua en Avril, 1754...... M. CANTWELL répondit à cette Réplique dans le Journal de Médecine, par M. MISSA, Juillet, 1754.

MÉMOIRE où l'on explique comment on peut guérir différentes maladies avec l'eau simple. J. Œcon. Août, Septembre & Octobre 1753.

LA MÉDECINE DE L'ESPRIT. Paris. Ganeau, 1753, *in*-12. 2 vol.

ABDEKER, ou L'ART DE CONSERVER LA BEAUTÉ. Paris. 1754, *in*-12. 4 vol. *Chez le même.*

MÉMOIRE sur la Rage. J. Œcon. Octobre, 1754.

TRADUCTION du *PRÆDIUM RUSTICUM* du Pere VANIERE. J. Œcon. 1755 & 1756; *un Chant par mois.*

OBSERVATIONS sur l'abus de la saignée. J. Œcon. Mai & Juin, 1755.

MÉMOIRE contre les huiles. Journ. Œconom. Août, 1755.

DISSERTATION sur l'Eternuement. J. Œcon. Septembre, 1755.

SUR l'INOCULATION Chinoise. Journ. Œcon. Octobre, 1755.

LETTRE de M. LE CAMUS à l'Auteur du Journ. Œconomique, J. Œcon. Octobre, 1756.

ANTOINE LE CAMUS y repousse avec force une critique que M. FRERON avoit faite dans ses Feuilles de la *Bibliographie Médicinale* de M. DUMONCHAUX.

OBSERVATIONS sur les Dragées du sieur Keyser. J. Œcon. Janv. 1757.

PROJET pour conserver l'espece des hommes bien faits. J. Œcon. Fév. 1757.

Mémoire contre l'usage de faire bouillir les plantes. J. Œcon. Avril, 1757.

Mémoire sur la formation de la pierre dans le corps humain. J. Œcon. Mai, 1757.

Nouvelle Traduction des Amours pastorales de Daphis & Chloé, par Amyot & par un *Anonyme*, *in*-4°.

Mémoires sur différens sujets de Médecine. Paris. Ganeau, 1760, *in*-12.

L'Amour et l'Amitié; Comédie allégorique, 1763. *in*-4°.

Mémoire sur la Pharmacie. J. Œcon. Janv. Février & Mars, 1765. Paris. Boudet, 1765. *in*-8°.

Cette Piece a aussi été imprimée à part, in-12.

Projet pour anéantir la petite vérole. Paris. Ganeau. 1767. *in*-4°.

La Médecine de l'Esprit; où l'on cherche 1°. le Méchanisme du corps qui influe sur les fonctions de l'ame. 2°. Les Causes chymiques qui rendent le méchanisme ou défectueux, ou plus parfait. 3°. Les Moyens qui peuvent l'entretenir dans son état libre, & le rectifier lorsqu'il est gêné. Seconde édition, revue, corrigée & augmentée. Paris. Ganeau, 1769. *in*-4°. & *in*-12. 2 vol.

La Médecine Pratique, rendue plus simple, plus sûre, & plus méthodique. On commence par le traité des maladies de la tête, pour servir de suite à la Médecine de l'Esprit. Paris. Ganeau. 1769, *in*-4°. & *in*-8°.

Plan proposé pour l'exécution du projet d'anéantir la petite vérole. J. Œcon. Août 1769.

Ce Plan a encore été imprimé à part in-4°.

Quæstio Medica. *An fructuum horæorum usus & esus sit salubris? Typis* Quillau, 1771. *in*-4°.

CATALOGUE

CATALOGUE.

Des Ouvrages manuscrits de Me. ANTOINE LE CAMUS.

QUELQUES Additions & Corrections au Poëme imprimé sous le titre d'*AMPHITHEATRUM MEDICUM*.

UN POEME intitulé : *BIBLIOTHECÆ POEMA AB ANTONIO* LE CAMUS, *D. M. 1744*.

CE POEME est de 1113 vers, divisé en quatre Chants : chaque Chant est précédé d'un argument & suivi de Notes instructives.

ACTIONES PARANYMPHÆ HABITÆ die Lunæ 20 Augusti 1744 ab ANTONIO LE CAMUS.

PLUSIEURS Contatilles, Epitres, Epigrammes, Chansons, &c. *MEDICUS PHILOSOPHUS, Oratio pro-Doctoratu ; die 5 Octobris 1744*.

MÉMOIRE où lon explique comment se fait la transmission des maladies héréditaires.

CE MÉMOIRE a été fait pour concourir à un prix proposé par l'Académie de Dijon sur ce sujet.

DE MODO MEDICINAM FELICITER AGENDI PARISIIS, oratio habita die 21 Novembris 1762. . . . . . . TRADUCTION de ce Discours sous le titre de MOYENS de faire la Médecine à Paris avec succès.

QUELQUES Additions au Mémoire sur l'état actuel de la Pharmacie.

LA PRÉEMINENCE de la Pharmacie sur la Chirurgie, démontrée par la nature de ces deux professions & par le bien public.

LA CHIRURGIE N'EST POINT UN ART DIFFICILE ; discours prononcé aux Ecoles de Médecine le 23 Novembre 1766.

MÉMOIRE sur le Thymus, lu à l'Académie Royale des Sciences le 29 Avril 1769.

MÉMOIRE sur les Testicules, lu à la même Académie le 24 Mai 1769.

DEUX MÉMOIRES sur la Pierre & ses dissolvans, lus à la même Académie, le premier le 3 Juin, & le second le 10 suivant 1769.

RECHERCHES sur l'Histoire de l'Isle de Cos.

QUELQUES Additions & Corrections pour l'Ouvrage intitulé ABDEKER, &c.

PLUSIEURS Additions & Corrections pour le dremier volume de LA MÉDECINE PRATIQUE.

CE SONT ces additions qui sont à la suite de cet Eloge.

LA PREMIERE division du second Tome de LA MÉDECINE PRATIQUE, &c.

C'EST CETTE premiere division qui constitue les deux Volumes qu'on donne maintenant au Public. L'Auteur avoit vraisemblablement tout cet Ouvrage dans sa tête : car on n'a trouvé dans ses papiers aucuns matériaux propres à sa continuation, & ce qui surprendra sans doute encore plus, on n'en en pas même trouvé le plan.

APPROBATION.

J'AI lû par ordre de Monseigneur le Chancelier l'*Éloge historique de M. Antoine le Camus*, Docteur-Régent de la Faculté de Médecine de Paris, ancien Professeur des Écoles, & Aggrégé de plusieurs Académies de Médecine ; je n'y ai rien trouvé qui en puisse empêcher l'impression. Ce 26 Mai 1772.

VERNAGE.

ADDITIONS

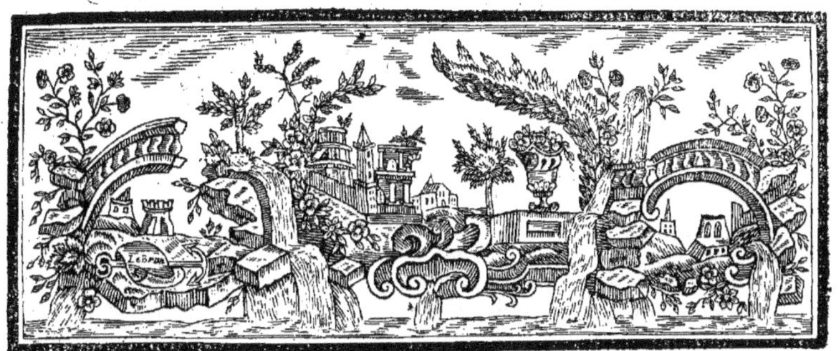

ADDITIONS,

NOTES ET CORRECTIONS

Pour le premier Volume de la Médecine Pratique.

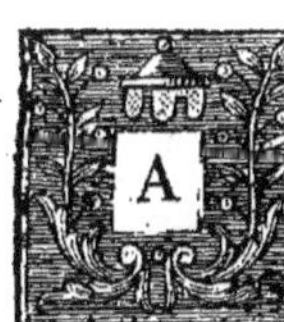JOUTEZ à la fin de la Préface : Ce n'eſt qu'après la publication de notre Ouvrage, en 1769, que nous avons lu le Traité des Maladies de la tête, par M. *Lazerme* (*a*). Cet Ouvrage eſt fait avec beaucoup de ſoin ; mais on n'y trouve pas de plan pour le traitement des maladies qui ſont du même genre ; on n'y voit pas cet ordre dans la diſtribution des parties, qui plaît tant à la raiſon & à la mémoire; chaques maladies y ſont traitées ſans aucune liaiſon entr'elles. Les explications phyſiologiques des ſymptômes ſont ingénieuſes, mais elles ſont longues, ſouvent repétées, & toujours hypothétiques. C'eſt toujours l'action des fibres du cerveau, le flux & le reflux des eſprits animaux, qui produiſent tous les phénoménes de ces maladies. La curation eſt établie ſur ces principes ; ce qui la rend peu ſûre, peu variée, & peu accommodée aux circonſtances. En cela, il n'a fait que ſuivre le goût dominant de l'École de Montpellier, dans l'explication d'une matiere auſſi difficile. Pour nous, nous avons été plus ſimples & plus modeſtes ; nous nous ſommes arrêtés à des faits, & nous ne nous ſommes pas amuſés à expliquer des phénoménes, ſur leſquels la phyſique & l'anatomie ne nous ont pas encore aſſez éclairés.

Page 10, *ligne* 21, au lieu du mot circonférence, *liſez* face concave.

(*a*) *Tractatus de morbis internis Capitis. A* Jacobo Lazerme D. M. *Monſpel. cui acceſſere ſelectiores quædam circà eoſd. affectus conſultationes.* Lugduni, 1756.

Page 11, à la fin de la derniere *ligne*, après le mot ſentiment, ajoutez: les teſticules deviennent paralitiques, & l'animal, &c.

Page 12, *ligne* 8, après le mot de l'épine, mettez au bas de la page, en notte:

Cerebrum eſt principium & radix medullæ, in eoque etiam eſt animæ principatus. Ab hoc autem diffuſio quædam manat per dorſi vertebras, quaſi prono alveo, ut inde ad ſemen generationemque materia ſufficiatur. Platonis Timæus Locrus *de animâ mundi, verſùs medium.*

Page 14, *ligne* 34, après ces mots, l'un & l'autre, ajoutez: Je ferois voir que la laitance, ou laite des poiſſons, qui eſt leur partie mâle, eſt une pulpe ſemblable à la moëlle du cerveau; qu'après la copulation, cette laitance diſparoit, parce qu'elle s'eſt vuidée de la matiere ſéminale qu'elle contenoit, & qui la gonfloit; & qu'il ne reſte plus que quelques follicules, qui, s'affaiſſant les unes ſur les autres, ſemblent ne plus laiſſer de traces de la laitance, & la font croire oblitérée.

Page 23, *ligne* premiere, après le mot de l'enfance, ajoutez: parce que dans cet âge la tête eſt beaucoup plus groſſe proportionnellement que toutes les autres parties du corps, & que ſa puiſſance par conſéquent l'emporte de beaucoup ſur celle de tous les autres diſtricts, parce que c'eſt, &c.

Même page, *ligne* 11, après le mot eſſentielle, ajoutez: lorſqu'elles dépendent de la tenſion, de l'irritabilité, de l'inflammation des ſolides. Il n'en eſt pas de même, lorſqu'elles naiſſent du vice des humeurs, rarement la fiévre s'y joint.

Même page, *ligne* 37, après le mot porter, ajoutez: Ils ſont ſujets aux maladies de la veſſie & des extrêmités.

Page 25, *ligne* 3, après le mot nature, ajoutez: ou ſi l'on veut, parce que le grand mobile de ce département, c'eſt la tranſpiration.

Page 27, *ligne* 42, après le mot chroniques, ajoutez: & périodiques.

Page 33, *ligne* 22 de la premiere note, après le mot ſueur, ajoutez:

Une autre fille, âgée de 19 ans, dormit pendant 14 ſemaines ſans s'éveiller, malgré les ſaignées, les véſicatoires, & les autres remedes. Pendant tout ce tems, elle ne prit aucune nourriture. Son réveil ne s'eſt fait que par degrés. (*Journal économique*, Avril 1754, *pag.* 138).

Même page, à la fin de la premiere note, ajoutez:

On trouvera dans le Journal économique, *Décembre*, 1764, *pag.* 757, une lettre de M. *Brady*, Médecin du Prince *Charles* de Lorraine, ſur une dormeuſe extraordinaire, aſſez reſſemblante à l'hiſtoire que nous venons de rapporter.

Page 35, *ligne* 2, ajoutez: *Lazerme*, dans ſon traité des maladies de la tête, dit de même que la léthargie eſt un aſſoupiſſement contre nature & profond, joint à une fiévre continue (*b*). Comment cela peut-il s'accorder avec la cauſe générale, qu'il aſſigne à cette maladie, qui eſt le

(*b*) *Lethargus, latinis veternus, eſt ſopor præternaturalis & profondus, cum febre continuâ.* Tractatus de morbis internis capitis à *Jacobo Lazerme* in alma Facultate Monſpelienſi Medicinæ Profeſſore regio, *Lugduni*, 1756, *cap.* 5... *oritur à laxitate fibrarum emporii.... Pulſus eſt mollis, undoſus, intermittens & tardus, ſi cum pulſu aliarum febrium comparetur. Ibid.*

relâchement de l'origine des nerfs, & avec les ſymptômes principaux de cette même maladie, qui ſont, dit-il, le pouls ſouple, ondoyant, intermittent & lent ? Nous croyons qu'il falloit mieux dire de bonne foi qu'il n'y avoit pas de fiévre, plutôt que de prétendre en impoſer, en diſant que le pouls n'étoit tardif & lent que relativement & en comparaiſon des autres fiévres.

Page 37, *ligne* 3, ajoutez en note :

Confert etiam aliquid ad ſommum ſilanus juxtà cadens; geſtatio poſt cibum, & noctu; maximèque lecti ſuſpenſi motus. Celſ. *lib.* 3, *cap.* 18.

Page 41, *ligne* 32, après le mot pituiteux, ajoutez : De plus, quand le tems eſt nébuleux, on eſt privé de cet éclat de la lumiere, qui donne tant de reſſort à tout le département du cerveau.

Même page, à la fin de la deuxieme *ligne* de la premiere note, ajoutez :

Cela n'eſt pas difficile à croire. Il en doit être de ces ſemences, comme de celles du pavot. Les graines du pavot ne ſont pas narcotiques, elles ſont ſeulement émulſives.

Page 42, à la premiere note, ajoutez :

Si cui verò dolere nervi ſolent. . . . Venus ſemper inimica eſt.

Page 45, *ligne* 27, après le mot pieds, ajoutez : & arrachent des cheveux.

Page 47, *ligne* 29, ajoutez : Entre les uſages de routine, l'un des plus univerſels, & en même tems, l'un des plus mauvais, eſt celui de remuer de côté & d'autre un enfant, ſoit ſur les genoux, ſoit dans ſon lit pour le provoquer au ſommeil. Il a paru d'une utilité ſi eſſentielle, que le petit lit, dans lequel on fait repoſer les enfans, a pris une forme propice à ce mouvement, & un nom qui en exprime l'action. Mais cette méthode de bercer eſt abſolument abuſive. Ce balotement n'endort les enfans, que parce qu'il les étourdit, il fatigue inutilement le cerveau ; & comme les fibres en ſont extrêmement délicates, il peut y cauſer de fâcheux effets. C'eſt à lui qu'on peut quelquefois imputer les vertiges, les affections comateuſes, les mouvemens convulſifs dont ſont attaqués les enfans ; d'ailleurs, ce mouvement nuit à la digeſtion & occaſionne ſouvent des vomiſſemens. C'eſt ainſi qu'il arrive a de jeunes écoliers, qui, après avoir tourné longtems ſur un pied, comme ſur un pivot, ſont étourdis, tombent par terre, & rendent les alimens qu'ils venoient de prendre.

Pourquoi ne pas laiſſer un enfant tranquille dans ſon berceau ? Il n'y a pas d'inconveniens de le laiſſer en repos. L'inaction de ſes ſens le portera toujours aſſez au ſommeil. Une nourrice s'ennuie d'entendre crier un enfant ; elle le dandine pour être plus promptement débarraſſée de ſes pleurs ; mais qu'elle voie plutôt ſi, ſuivant ſa pernicieuſe coutume, elle ne l'a pas trop ſerré dans ſon maillot, s'il n'y a pas quelque épingle qui le bleſſe, &c. Il peut néanmoins y avoir des circonſtances, ou un ébranlement lent & doux du berceau pourroit ſoulager les maux d'un enfant, en le diſtrayant un peu de ses souffrances, & en l'invitant ainsi peu-à-peu au sommeil. Mais le commun des femmes, auxquelles on a la mauvaise habitude de confier le soin des enfans dans les premieres années de leur vie, a l'esprit trop borné pour distinguer les momens où ce balancement ne porteroit pas préjudice au nouveau né ; d'ailleurs, l'abus qu'on en fait est si odieux, qu'il vaudroit beaucoup mieux l'empêcher tout-à-fait.

Page 49, *ligne* 30, ajoutez : On nous a rapporté qu'un Physicien avoit cherché un moyen méchanique, pour empêcher le sang de se porter avec trop d'effort vers le cerveau. Pour y réussir, il imagina qu'il falloit augmenter sa force centrifuge vers les pieds. En conséquence il fit l'expérience suivante, pour atteindre à la démonstration de ce qu'il pensoit sur la force centrifuge d'un liquide mis en mouvement. Il prit un chien par les pattes de derriere, & le tourna rapidement. Après quelques instans de ce mouvement de rotation, il posa par terre ce chien qui étoit endormi, & comme apoplectique ; delà, il conclut que la force centrifuge du sang avoit été déterminée vers la tête. Il reprit par les oreilles ce même chien engourdi, & le tourna de même qu'il avoit fait en le tenant par les pattes de derriere : il le lâcha ensuite, & le chien étoit très-éveillé ; delà, il tira cette seconde conséquence, que la force centrifuge du sang avoit été dirigée vers les parties inférieures. Il ne s'agissoit plus que d'appliquer ces principes sur quelqu'un attaqué d'affection comateuse. Pour lors, il fit construire une roue horisontale placée sur un pivot très-mobile : il plaça dessus cette roue un apoplectique, ayant la tête posée vers l'axe, & les pieds dirigés vers la circonférence. On fit tourner la roue avec rapidité, & l'affection soporeuse, qui duroit depuis quelque tems, fut entiérement dissipée, si nous en devons croire celui qui nous a fait le récit de cette histoire ; une pareille expérience mériteroit bien d'être répétée. Ce ne seroit gueres que dans les Hôpitaux qu'on pourroit construire une pareille machine, où l'on trouveroit à l'instant un secours prompt, contre une maladie qui enleve en peu de tems le sujet qu'elle attaque.

Page 53, *ligne* 34, ajoutez : Les malades ne sont en sûreté, que lorsqu'il se fait une crise. Entre plusieurs observations, nous en choisirons deux qui sont frappantes. Un Président de.... âgé de soixante-six ans, adonné à la bonne chere, un peu goutteux, eut à l'entrée de l'hiver une forte attaque d'apoplexie. Après plusieurs saignées, l'émétique réitéré, & des lavemens très-actifs, il reprit l'usage de ses sens ; mais la tête resta foible & peu susceptible d'occupations. La fiévre qui parut, dura plus de six mois : le pouls étoit dur & serré, la peau étoit séche, & le malade se plaignoit d'une douleur vive vers le ligament sciatique. Ces symptômes faisoient soupçonner une suppuration, vraisemblablement dans l'endroit où se faisoit sentir la douleur. On appliqua en conséquence beaucoup d'émolliens, beaucoup de cataplasmes sur l'endroit douloureux, sans procurer le moindre soulagement ; ce qui devoit être, puisque l'on mettoit la piece à côté du trou, comme nous l'apprit ensuite l'expérience. Qu'on nous passe cette expression populaire, elle peint exactement ce que nous avions à dire, & ce que nous avons fait. Un matin, lorſqu'on s'y attendoit le moins, on trouva le malade inondé de pus dans ſon lit. Il s'étoit fait naturellement une ouverture à l'abdomen, vers la crête des os des iſles : on élargit l'ouverture, on fonda, on traita méthodiquement, & le malade guérit ſans avoir eu depuis la moindre rechute (*c*). Il eſt vraiſemblable que la grande quantité de pus, qui s'étoit amaſſée entre le péritoine & les muſcles abdominaux, en peſant ſur les nerfs cruraux, occaſionnoit la douleur à la partie latérale externe de la cuiſſe, puiſqu'elle ceſſa lorſque le pus eut un écoulement : obſervation qui fait voir premiérement qu'il y a des apoplexies qui ſont ſuivies de criſes ; mais ces apoplexies ne ſont pas à proprement parler idiopathiques ; ſecondement, que le ſiege de la douleur n'indique pas toujours la ſource du mal ; ce qui doit jetter beaucoup d'incertitude ſur pluſieurs cas chirurgicaux.

Un homme d'un tempérament ſanguin, âgé de cinquante-cinq ans, ayant voyagé long-tems dans les pays chauds, étoit ſujet à des éruptions dartreuſes. Il eut une forte attaque d'apoplexie, qui fut diſſipée par les ſaignées, & autres remedes appropriés ; cependant la tête étoit attaquée de vertiges & de vapeurs. Le malade ſe plaignoit d'un apathie, d'un anéantiſſement, d'un défaut d'exiſtence, qui faiſoit craindre la rechute. On ſe tint en garde contre l'ennemi ; on ſaigna de tems-en-tems, on purgea lorſque l'indication s'en préſentoit ; enfin, au bout de deux ans, la jambe droite enfla beaucoup, & l'enflure fut accompagnée d'une démangeaiſon inſupportable. Il s'y établit une éréſipele dartreux, qui ſuintoit beaucoup. L'humeur en ſe déſſechant formoit des croûtes très-épaiſſes, qui tomboient de tems-en-tems. On entretint par des émolliens cet écoulement ſalutaire, & depuis plus de dix ans la tête eſt à l'abri des rechutes qu'on appréhendoit avec tant de fondement.

Page 54, à la fin de la page, ajoutez : Enfin il arrive ſouvent qu'après la guériſon d'une maladie ſoporeuſe, la mémoire reſte affoiblie, & que les fonctions de l'entendement languiſſent. On a eu raiſon de ne pas employer juſqu'à préſent beaucoup de remedes, pour donner dans ce cas plus de jeu aux fonctions animales : on a eu raiſon d'attendre que les organes ſe fortifiaſſent par le tems, par le bon régime, par l'exercice, par l'air de la campagne, par les voyages. L'Éditeur du traité des maladies de la tête, par M. *de Lazerme*, propoſe d'employer alors de l'hellébore (*d*). Nous ne ſommes pas éloignés de ſon avis ; nous dirons ſeulement que c'eſt un remede à employer avec beaucoup de circonſpection. En traitant de la folie, nous dirons le danger de ce remede, & les précautions qu'il faut prendre dans ſon adminiſtration.

(*c*) Nous avons rapporté cette obſervation dans le Journal économique, Novembre 1762, *pag.* 514.

(*d*) *Nos in tali caſu ſæpè purgationes cum helleboro nigro infuſo aut extracto feliciter adhibuimus, nihil enim lympham tenacem & viſcidam nervorum origini adhærentem potentius reſolvit & evacuat, quod plures quoque teſtantur practici.* Tract. de morbis int. cap. à Jacobo Lazerme, *pag.* 87.

Page 66, après la deuxieme *ligne* de la premiere note, ajoutez :

Neque ignorare oportet leviorem eſſe morbum cum riſu, cum ſerio inſanantium. Celſ. lib. 3, cap. 18.

Page 66, *ligne* 34, ajoutez : Les épileptiques finiſſent quelquefois par être fous. Il y a déja dans l'épilepſie un engorgement du cerveau, qui doit diſpoſer au dérangement de la raiſon ; & nous verrons plus d'une fois dans ce traité la facilité qu'une affection du cerveau a à ſe changer en un autre affection qui lui eſt congénére.

Page 67, *ligne* 35, après le mot folie, ajoutez en note :

Ex vigiliâ convulſio aut deſipientia, malum. Aphor. 18, ſect. 7.

Page 68, *ligne* 6, ajoutez : De même que nous avons recommandé d'expoſer à l'impreſſion du jour ou de la lumiere les perſonnes attaquées d'affections ſoporeuſes, de même nous recommandons de tenir dans les ténébres les perſonnes dont la raiſon eſt égarée, ſoit pour faciliter la pente au ſommeil, ſoit pour diminuer l'irritabilité des nerfs. L'expérience avoit déja inſtruit nos peres ſur cet article. Le ſeul *Aſclepiade* rejettoit cette pratique, parce qu'il craignoit que l'horreur des ténébres n'effrayât les malades, & n'augmentât le mal (*e*).

Page 74, *ligne* 5, ajoutez : En ſuppoſant qu'on ne réuſſiſſe pas à faire reparoître la gale par tous ces moyens, pourquoi ne l'inoculeroit-on pas, ainſi que la petite vérole ? Y a-t-il plus de difficulté, y a-t-il plus de dangers ? Nous ne le penſons pas.

Même page, *ligne* 37, après le mot cœur, ajoutez : Voyez ce que nous en diſons, *Liv.* II, *ſect.* I, *chap.* I, *art.* I, *paragr.* I, *membr.* I.

Page 75, *ligne* 5, ajoutez : C'eſt encore à la mélancolie qu'on doit rapporter la lycantropie qui a deux variétés ; la premiere, lorſque les malades ſe croient transformés en loups, & en font toutes les fonctions, ſans cependant méconnoître les autres hommes ; la ſeconde, lorſque les malades, non-ſeulement ſe croient transformés en loups, mais encore regardent comme des loups tous ceux qui les environnent ; c'eſt vraiſemblablement ce que le vulgaire appelle des *loups garoux*, mélancoliques fous & furieux qui courent les nuits ſur les routes, qui battent & qui outragent ceux qu'ils rencontrent. En bien des endroits le peuple a cru que ceux qui ne faiſoient pas leur pâques, & qui étoient excommuniés, devenoient des loups garoux. Depuis que la ſaine phyſique a un peu plus éclairé les eſprits, on ne donne plus dans cette croyance ; & l'on eſt aſſez bien fondé à penſer que certains loups garoux ſont des coquins ou des malfaiteurs, qui en impoſent à la crédulité de quelques villageois ignorans, pour mieux les vexer ſans ſe faire connoître. Il eſt bon que les Médecins ſoient un peu inſtruits des ſubterfuges de la méchanceté humaine, pour ne pas s'en laiſſer impoſer pas des abſurdités ridicules.

Page 80, *ligne* 25, après ces mots la vie, ajoutez : Auſſi voit-on très-ſouvent des filles vaporeuſes être guéries par le mariage. Combien de femmes ont trouvé le vrai remede à leurs maux entre les bras d'un amant.

(*e*) *Fere verò antiqui tales ægros* (inſanientes) *in tenebris habebant ; eo quod eis contrarium eſſet exterreri ; & ad quietem animi tenebras ipſas conferre aliquid judicabant. At* Aſclepiades, *tanquam tenebris ipſis terrentibus, in lumina habendos eſſe dixit.* Celſ. *lib.* 3, *cap.* 18.

Page 92, *ligne* 40, après le mot diſtillée, ajoutez en note :

Richardi Mead *opera. De venenis, tentam.* 5, *de opio*, *pag.* 149. Il ajoute : *A ſumpto pharmaco omnes ſtatim canes in tremores & membrorum ſpaſmodicas contractiones incidebant, quas ſubitò univerſa excipiebat paralyſis, ut nullus vel minimus punctis vel ſectis partibus motus, aut ſenſus excitaretur.*

Page 95, *ligne* 33, après le mot orties, ajoutez en note :

Prodeſt etiam torpentis membri ſummam cutem exaſperaſſe, vel urticis cæſam, vel impoſito ſinapi, ſic, ut ubi rubere cæperit corpus, hæc removeantur. Celſus, *libr.* 3, *cap.* 27.

Page 69, à la fin du chapitre, ajoutez : Nous nous arrêterons quelques inſtans ſur ce phenoméne, ainſi que ſur celui qui eſt produit par l'anguille de Cayenne. Il y a pluſieurs années que le célebre *De Réaumur* communiqua à l'Académie Royale des Sciences de Paris, un Mémoire, dans lequel il entreprenoit de démontrer que l'engourdiſſement que produit la torpille, eſt l'effet d'un coup qu'elle fait reſſentir violemment à la perſonne qui la touche. Toute l'Europe donna un conſentement implicite à cette hypothèſe, & M. *De Réaumur* a joui juſqu'à préſent de l'honneur d'avoir développé la cauſe cachée de cet effet myſtérieux. Cependant ſi l'on veut bien nous permettre de ſuppoſer ce qui eſt certainement vrai, que le choc de la torpille, & celui de l'anguille de Cayenne, ſont communiqués de la même maniere, & dépendent de la même cauſe, il ne ſera pas difficile de démontrer que la prétendue découverte de l'Académicien ſi renommé dans l'Hiſtoire Naturelle des inſectes, n'eſt qu'une fauſſe hypothèſe. On penſera peut-être que c'eſt un acte de préſomption de ma part de diſputer contre l'autorité d'un homme dont le mérite littéraire eſt univerſellement reconnu : mais je ſuis convaincu que toutes les fois qu'on s'en eſt rapporté tout-à-fait à l'autorité d'un grand nom, cela a toujours été la ſource d'une infinité d'erreurs dans les recherches philoſophiques. C'eſt pourquoi, tant que j'aurai en moi la jouiſſance de mes ſens & de mes facultés, je ſuis décidé à m'en ſervir avec cette liberté pour laquelle ils m'ont été donnés. Les charmes de la nouveauté ont peut-être précipité M. de Réaumur dans une erreur. Mais pour démontrer d'une maniere qui ne laiſſe aucun doute, que le choc que fait reſſentir l'anguille de Cayenne, n'eſt pas l'effet immédiat du mouvement muſculaire, il ſuffit de faire attention aux particularités ſuivantes.

1. Si une perſonne prend à l'hameçon l'anguille de Cayenne, elle eſt violemment frappée.

2. Si pluſieurs perſonnes en ſe tenant par la main forment une chaîne, & que la derniere perſonne de cette chaîne touche l'anguille de Cayenne avec une verge de fer, la commotion que fait reſſentir l'animal, ſe communique à dix ou douze d'une maniere exactement ſemblable à celle dont ſe communique le coup électrique dans l'expérience de Leyde.

3. Si une perſonne met ſon doigt dans l'eau, à la diſtance de huit ou dix pieds du poiſſon, elle recevra une commotion violente au même inſtant qu'une autre perſonne la touchera.

4. Lorſque cette anguille eſt en colere & éleve ſa tête au-deſſus de la ſurface de l'eau, ſi une perſonne en tient la main à cinq ou ſix pouces de diſtance, elle reçoit ſouvent un choc inattendu, ſans avoir été touchée par le poiſſon.

5. On ne reçoit aucun coup en tenant ſa main dans l'eau près le poiſſon, pourvu qu'il ne ſoit pas en colere.

6. Les Indiens mangent cette anguille lorſqu'elle eſt morte.

7. Plus le poiſſon eſt en furie, & plus la commotion qu'on en reçoit eſt violente.

De ces particularités on peut conclure que cette commotion eſt produite par une emiſſion de particules électriques; que cette emiſſion eſt volontaire, & dépend entiérement de l'idée de l'animal, qui s'en ſert pour ſa défenſe lorſqu'on le touche ou qu'on le pourſuit, que l'exiſtence de ces particules dépend de la vie de l'animal, & que cette vertu ſe perd à ſa mort; enfin, que toutes les parties de ſon corps peuvent également en fournir. Delà il eſt clair que, ou le méchaniſme & les propriétés de la torpille différent de ceux de l'anguille de Cayenne, ou que M. de Réaumur s'eſt trompé. Le dernier ſentiment nous paroît le plus vraiſemblable.

Parmi les végétaux, on trouve le napel, qui engourdit non-ſeulement le poignet, mais même le bras de ceux qui le ceuillent, ou qui le tiennent ſerré pendant quelques momens dans la main.

Page 99 ajoutez: Cette maladie étant fort longue, on a eu le tems deſſayer beaucoup de médicamens, c'eſt ce qui fait qu'il n'y a guères de maladie pour laquelle on ait propoſé autant de recettes. Afin d'éviter la confuſion dans une compilation auſſi nombreuſe, il eſt néceſſaire de garder un certain ordre. Nous examinerons d'abord les remédes tirés du regne animal, enſuite nous paſſerons au regne végetal; enfin, nous chercherons quels ſont les ſecours qu'on a pu obtenir du regne minéral.

Page 100, *ligne* 31, après le mot grenouille, ajoutez de crâne humain.

Même page, *ligne* 32, après le &c. ajoutez: La poudre de *Guttete* contient les poudres de crâne humain & de pied d'élan (*f*), eſt-ce à elles qu'elle doit ſa principale vertu antiépileptique? Nous voudrions ſeulement qu'on ſupprimât de cette compoſition l'or battu, qui ne ſert qu'à en augmenter le prix, ſans en augmenter la qualité. Elle a eu ſouvent du ſuccès dans l'épilepſie des enfans, & quelquefois dans la vraie épilepſie des adultes. L'uſage eſt de l'ordonner depuis quinze juſqu'à vingt grains pour une priſe. Nous croyons cette doſe trop foible pour en obtenir un bon effet. On doit la preſcrire à une doſe beaucoup plus forte ſans faire courir le moindre riſque aux malades.

Page 101, *ligne* 8, ajoutez: Ce n'eſt qu'avec horreur que nous faiſons ici mention d'un remède quelquefois employé avec ſuccès par les

(*f*) *Quamplurima paſſim circumferuntur ſpecifica antiepileptica, ſed ac meliora ac certiora ſuppetunt pulveres lumbricorum terreſtrium, cinabari, pulvere ſecundinæ humanæ, raſurâ cranii humani, ungula Alcis, & conio humano, ego quidem vix crediderim.* Hoffmanus, *de ſpecificâ quorumdam remediorum in certis morbis efficaciâ*, tom. 3, in-fol. ſect. 2, cap. 8, §. 12.

Anciens. *Celſe* dit que quelques épileptiques ont été guéris en buvant le ſang encore chaud d'un gladiateur qui venoit d'être égorgé ; & il ajoute que cette maniere terrible de guérir rendoit plus ſupportable un mal encore plus terrible (*g*). On nous a rapporté qu'à Strasbourg on mettoit encore en œuvre une pratique à peu près ſemblable. Le bourreau après avoir tranché la tête d'un homme condamné à être décapité, en fait boire le ſang jailliſſant, à un malheureux épileptique, qui eſt fortement lié entre deux chevaux vigoureux. A peine cet infortuné malade a-t-il retiré les lévres de la coupe enſanglantée, qu'on fait courir les chevaux à toute bride. On ne les arrête que lorſque le malade eſt harraſſé, & couvert de ſueur & de pouſſiere. Enſuite on le met dans ſon lit, où il attend ſa guériſon, que nous croyons fort incertaine. Seroit-ce à la juſte répugnance d'un pareil breuvage, & à l'effroi du malade qu'on doit attribuer la guériſon, ou à une efficacité propre du ſang humain ? Si on l'attribue à la derniere cauſe, le ſang qu'on tire du bras par une ſaignée, & qu'on feroit boire à un épileptique, pourroit procurer le même effet. Nous pourrions prouver cette opinion par une obſervation qu'on nous a communiquée. On aſſure que l'épilepſie eſt aſſez commune parmi les négres ; un riche particulier qui en faiſoit le commerce pour nos colonies, traitoit ainſi, & ſouvent avec ſuccès, ceux qui étoient attaqués de ce mal formidable. Il leur faiſoit tirer une palette de ſang du bras, & y jettoit une poignée de ſel avant qu'il fût refroidi. Auſſitôt il la faiſoit boire au malade, qui attendoit patiemment la guériſon. Je ſais que ce reméde a été répété à Paris ſur un épileptique qui avoit déja éprouvé beaucoup de remédes inutilement. Il ne fut pas plus heureux après cette tentative & conſerva ſon mal.

Même page, *ligne* 22 après la lettre (*k*), ajoutez : M. *Petit*, Médecin de la Faculté de Paris, a employé avec grand ſuccès la racine de valériane à forte doſe. En même tems il faiſoit prendre tous les matins un bol compoſé de douze grains d'antimoine crud, & douze grains de cinabre.

Même page, après la *ligne* 28 ajoutez : La racine de Fraxinelle récente, a une odeur de bouquin, qu'elle perd en vieilliſſant. Elle eſt emmenagogue, cordiale, ſudorifique & anthelmintique. Réuniſſant d'auſſi beaux titres, c'eſt avec ſuccès qu'on l'a employée ſouvent dans l'épilepſie & d'autres affections de la tête, à la doſe d'un gros en ſubſtance, & davantage en infuſion. Nous ne croyons pas que ce ſoit un reméde à négliger dans les épilepſies produites par le retard, ou la ſuppreſſion des régles, par la diminution ou la ſuppreſſion de la tranſpiration, par les vers nichés dans l'eſtomac ou les inteſtins.

Page 102, *ligne* 6, ajoutez : Telle eſt encore la maniere d'agir du reméde ſuivant ; Prenez quatre onces de ſuc de garence ſauvage pilées,

(*g*) *Quidam, jugulati gladiatoris calido ſanguine epoto, tali morbo ſe liberarunt. Apud quos miſerum auxilium tolerabile miſerius malum fecit.* A. Corn. Celſ. *medicina*, *lib.* 3, *cap.* 23. Ce que dit *Pline* à ce ſujet, *lib.* 28, *cap.* 1, mérite d'être lu. Voyez *Langius*, *epiſt.* 14, *lib.* 1 ; *Minucius Felix*, *pag.* 34 ; *Tulpius*, *obſerv. lib.* 4, *cap.* 4.

délayez-y un gros de crâne humain pulvérisé. Faites courir le malade jusqu'à ce qu'il sue fortement ; ensuite laissez-le se reposer. Répétez pendant trois jours consécutifs. Plusieurs malades ont été guéris de cette maniere. Ce reméde n'est praticable que depuis le mois de Mai jusqu'au mois d'Octobre, lorsque la garence est encore verte. On a fait de cette recette un secret dans une famille très-noble. On nous l'a confié, & nous ne croyons pas manquer à la confiance qu'on a eue en nous, en rendant publique cette recette. On doit plutôt se méfier des Médecins qui ont des secrets.

Même page, *ligne* 16, ajoutez : Le regne minéral ne fournit pas beaucoup de spécifiques pour l'épilepsie. *Hoffman* vante beaucoup sa liqueur anodine minérale, qui n'est qu'une espéce d'æther vitriolique. *Liquor noster anodinus mineralis epilepticos egregiè componit insultus* (*h*). Nous ne croyons pas qu'il ait opéré beaucoup de guérisons avec ce reméde dont il vouloit établir la réputation.

Hartman loue beaucoup un esprit qu'il nomme anti-épileptique, lequel il compose avec égales parties de vitriol d'Hongrie bien purifié, & d'urine d'enfans bien sains, digérées quelques tems ensemble au Bain-marie, puis distillées au même bain, &c. (*i*). Si on l'en croit, cet esprit est un reméde immanquable pour la guérison entiere de l'épilepsie des enfans, si on en mêle un scrupule avec une once d'eau distillée de racines de pivoine & de fleurs de tilleul, si on en donne une demi-cuillerée dans le paroxisme, & si l'on en continue l'usage par intervalles, suivant le besoin.

Le succin, sa teinture, son sel volatil, ne sont que de bons calmans qu'on prescrit dans les vapeurs, qui diminuent la violence des mouvemens convulsifs, mais qui ne guérissent pas l'épilepsie. Le sel sédatif de *Homberg*, en appaisant l'ardeur du sang, peut calmer quelquefois pour un tems les affections des hystériques, ou des hypocondriaques, qui aiment beaucoup le changement de remédes, & dont l'imagination frappée par une nouvelle ressource qu'on lui offre, devient plus tranquille ; mais nous doutons fort qu'on puisse l'employer avec quelque utilité dans l'épilepsie. Le cinabre a la réputation d'être un calmant, en a-t-il la réalité ? Nous ne le croyons pas, & nous ne voyons pas sur quel principe seroit fondée cette prétention. Il fait, il est vrai, la base de la poudre tempérante. La propriété qu'a cette poudre de tempérer, ne seroit-elle pas due plutôt au nitre qui entre dans sa composition ?

Ce n'est pas l'envie de critiquer qui nous a fait dire ici notre sentiment sur la valeur de chacun de ces remédes ; nous nous sommes seulement expliqués de bonne-foi afin que chacun pût statuer quel degré de confiance il doit mettre aux différens remédes qu'on propose souvent avec trop d'emphase.

Après l'exposition d'un aussi grand nombre de médicamens pour la cure de l'épilepsie, il est facile de juger que cette maladie a été souvent traitée par un Empirisme aveugle, & que si souvent elle a résisté aux efforts

(*h*) *De specificâ quorumd. remedi.* &c. *n.* 12.

(*i*) Voyez-en le procédé dans la *Pharmacopée royale & chymique de* Charas, *édition de* 1753, *tom.* 2, *pag.* 710.

qu'on faisoit pour la combattre, c'est qu'on a presque toujours négligé de détruire la cause qui la produisoit : cause souvent très-cachée, il est vrai, mais qu'il est important de découvrir pour assurer le succès. On a vu que les parties génitales, &c.

Page 103, après la *ligne* 7, ajoutez : Avant de finir ce paragraphe, nous placerons ici une observation qui peut donner lieu à des réflexions utiles. Un jeune garçon âgé de douze ans, né d'une mere qui avoit eu auparavant, & pendant la grossesse quelques accès d'épilepsie, en eut lui-même quelques attaques. Il fut entiérement délivré de cette maladie formidable, après une fiévre maligne, guérie par les seules forces de la nature. Cette fiévre enleva vraisemblablement les embarras qui étoient à l'origine des nerfs, & où les remédes auroient eu bien de la peine à atteindre. Les fiévres de toute espéce pourroient-elles opérer un pareil prodige ? En suivant l'opinion de quelques Praticiens, faut-il changer les maladies chroniques en maladies aiguës pour venir à bout de les guérir ?

Page 104, *ligne* 34, après le mot vermifuges, ajoutez : La bouillie qu'on donne aux enfans, & qui est une vraie colle, est bien propre à entretenir une saburre continuelle dans le entrailles, dont il doit résulter les plus cruels accidens. On ne peut admettre cette bouillie que quand elle est préparée avec de la mie de pain, ou de la farine de *malt* (*k*), farine qui a été déja divisée par un principe de fermentation. Il feroit encore facile de lui substituer les panades. Mais c'est en vain que nous traçons ici ces réflexions utiles, puisque les meilleurs Citoyens ont déja écrit avec force contre cet abus, sans pouvoir le corriger ni même le diminuer. On n'en viendra peut-être à bout, que quand les meres écoutant le cri de la nature & de la raison, on ne livrera plus leurs enfans à des mains étrangeres. En attendant cette heureuse révolution dans l'esprit des femmes, que leurs héritiers, qui ouvrent à peine les yeux à la lumiere, périssent par les convulsions, & qu'on les enterre dans des cercueils bien fermés pour cacher la honte & la cruauté de leurs meres.

(*k*) On appelle *Malt* le grain germé avec lequel on brasse les différentes sortes de bierre. Voyez la thèse de M. *Lattier*, soutenue aux Ecoles de Médecine, le 13 Mai 1751. *Ergò ablactandis pulticula potior è medullâ panis aut* Malti *farinâ.*

Page 106, *ligne* 25, après ces mots miel blanc, *lisez*, d'une couenne de lard, de cervelle de liévre, du sang tiré de la crête d'un coq, de placer, &c. Même page, *ligne* 27, après le mot jaune, ajoutez : ou de morceaux de racine de lierre arrondis en forme de grains de chapelet.

Page 115, *ligne* 22, après le mot voyage, ajoutez en note :

Cur sternutamentis salutamur? Quod etiam Tiberium Cæsarem, tristissimum (ut constat) hominum, exegisse tradunt. Et aliqui nomine consalutare religiosius putant .... sternatumento revocari ferculum, mensamve, si non postea gustetur aliquid, inter diras habetur, aut omninò non esse. Plinius, *lib.* 28, *cap.* 2.

Page 116, *ligne* 24, après le mot éternue, *lisez* en note :

M. l'Abbé *Velly*, dans son Histoire de France, *tom.* 1, *pag.* 215, article de *Clotaire II*, refute également cette opinion, & rapporte à ce sujet les fables inventées par les Mythologues & les Rabins.

Page 117, *ligne* 35, après le mot, *Ariſtote*, ajoutez, & *Hippocrate* ont.

Même page, *ligne* 40, ajoutez : Dans le banquet de *Platon*, *Ariſtophane* a le hoquet en préſence du Médecin *Eryximachus*. Ce Médecin lui conſeille de retenir ſon haleine pendant quelque tems ; ce conſeil ne réuſſit pas. Il lui ordonne de boire un verre d'eau froide. Le hoquet revint encore. Enfin il fit éternuer *Ariſtophane*, & le hoquet ceſſa.

Page 118, *ligne* 4, ajoutez : Nous liſons dans la Gazette d'Epidaure (*l*), qu'une Demoiſelle étant incommodée depuis pluſieurs années d'un hoquet violent & fréquent, qui avoit réſiſté à un grand nombre de remédes, indiqués tantôt par des Médecins, tantôt par des amis, a été enfin radicalement guérie dans l'eſpace de cinq ou ſix jours, en reſpirant fortement de l'eau de Méliſſe ſpiritueuſe.

Page 119, après la *ligne* 24, effacez & mettez en place : Lorſque l'âge commence à blanchir nos têtes, & que nous entrons dans l'hiver de notre vie, nos membres moins ſûrs nous avertiſſent par leurs tremblemens, de la chûte prochaine de tout notre édifice. Quelques perſonnes qui n'entroient encore que dans la premiere vieilleſſe, ſe ſont préſervées, & même guéries de ce tremblement, en faiſant uſage le matin d'une infuſion de petite ſauge. Mais lorſqu'on eſt parvenu à une extrême vieilleſſe, il eſt inutile, &c.

Page 120, *ligne* 7, *liſez* : précédées du vertige & la folie de l'inſomnie.

Page 123 *ligne* 38, ajoutez : On a appellé ce ris convulſif *ſardonique*, parce qu'il eſt ſemblable à celui qu'excite une herbe vénimeuſe, qui croît en Sardaigne ſous le nom d'*Apium riſûs dictum*. Elle cauſe une telle contraction dans les muſcles du viſage, que ceux qui en ſont empoiſonnés, ſemblent rire en mourant. Cette ſorte de rire arrive auſſi fort ſouvent dans les bleſſures & l'inflammation du diaphragme.

Même page, après l'article, ajoutez : Le *ſtrabiſme* eſt encore un ſpaſme particulier des muſcles du globe de l'œil, qui fait loucher la perſonne, ou la fait regarder de travers. Ce n'eſt pas toujours une maladie, c'eſt ſouvent un vice de naiſſance. Il y a des familles entieres dans leſquelles ce défaut eſt remarquable. Quelques enfans ſont louches par la faute de leurs nourrices, qui leur mettent toujours du même côté, la lumiere ou quelque corps remarquable, qui les accoutume à tourner les yeux de ce côté. Pour y remédier, on fait placer la lumiere ou les corps remarquables, du côté oppoſé. Ou bien, on met à ces enfans un maſque, dont les trous qui répondent aux yeux, ſont ſitués d'une telle maniere, que les enfans, pour y voir, ſont obligés de tourner la prunelle du côté oppoſé à celui où elle ſe portoit par la mauvaiſe habitude. D'autres conſeillent de faire ſouvent jouer au volant pour corriger ce défaut. Dans cet exercice l'œil eſt ſans ceſſe obligé de ſuivre le volant, qui change continuellement de direction, ce qui fait faire toutes ſortes de mouvemens aux muſcles du globe de l'œil, & peut donner autant de force aux muſcles foibles qu'à leurs antagoniſtes qui tiroient trop fort.

(*l*) *Année* 1761, *tom.* 1, *pag.* 351.

Page 129, *ligne* 9, après le mot ſpaſme, mettez en note:

M. *Baudot*, Médecin de la Charité ſur Loire, regarde auſſi l'hydrophobie comme une maladie purement ſpaſmodique; en décrivant le pouls d'un hydrophobe, il dit qu'il étoit dur, mais régulier, & de la plus grande lenteur. *Eſſais antihydrophobiques*, 1770, *de l'Imprimerie Royale, in-4°. pag.* 8.

Même page, & même *ligne*, à la fin, après ces mots la met, ajoutez: également.

Même page, *ligne* 30, après le mot fiévre, ajoutez: Dès le commencement de ce ſiécle, *Mead* la plaçoit au rang des fiévres ſpaſmodiques & nerveuſes (*m*).

Page 135, *ligne* 14, ſucez-la, effacez ces mots.

Même page, avant l'*alinea*, après avoir, &c. *liſez*: La maladie eſt ſi grave, & le traitement ſi peu aſſuré encore, qu'on nous permettra de haſarder nos conjectures. Nous demandons, ſi dans les maladies qui proviennent de quelque poiſon introduit immédiatement dans les veines, tel que celui du chien enragé & de la vipère, le ſpécifique ne ſe trouveroit pas dans un médicament qui ſeroit lui-même introduit immédiatement dans les routes de la circulation (*n*). *Ettmuller* rapporte différentes expériences par leſquelles on a injecté divers remédes dans les veines des animaux vivans ſans leur nuire & ſans les faire périr. En effet, le reméde ne devroit-il pas s'introduire par la même route qu'a pénétré le mal. Les remédes en paſſant par l'eſtomac, ſouffrent de ſi grands changemens par la digeſtion, que peu de leurs parties intégrantes entrent dans les vaiſſeaux lactés, au lieu que s'ils étoient mis tout-à-coup dans le torrent de la circulation, ils y entreroient avec toute leur énergie, & ſans être altérés. Il eſt démontré, que ſi le levain de la rage ou de la vipère paſſoit par l'eſtomac, il ne produiroit aucun effet; ce que l'on peut aſſurer par l'expérience de ceux qui ont mangé des animaux péris par la rage, ou des têtes de vipères. La puiſſance de ces levains n'eſt ſi grande, que parce qu'ils ſont introduits ſans altération dans le ſang par la morſure, ou par la piquûre. On nous demandera ſans doute quel eſt le reméde qu'on doit employer dans le cas préſent? Nous répondrons que nous penſons que c'eſt l'opium, ou ſes préparations que l'on doit mettre dans la bleſſure encore fraîche, ou faire une plaie à l'endroit mordu pour y introduire de l'opium. Nous ſommes fondés à choiſir ce médicament préférablement aux autres, parce que nous avons prouvé que le levain hydrophobique agiſſoit ſur les nerfs: & que la rage étoit une maladie ſpaſmodique.

Ne ſeroit-ce pas à cette maniere d'introduire dans la maſſe du ſang le reméde, que doit ſon efficacité la recette ſuivante, qu'on vante comme infaillible contre la morſure des vipères, des ſerpens, des autres bêtes vénimeuſes, & de celles qui ſont attaquées de la rage. Faites une petite ſcarification dans l'endroit où la perſonne a été mordue, aſſez profonde,

(*m*) *Febris hæc ad ſpaſmodicorum ſive nervoſorum genus referenda eſt.* Richardi Mead *opera. tentamen* 3, *de cane rabioſo*, pag. 86.

(*n*) Voyez ce que dit *Ettmuller*, *de Chirurgiâ infuſoriâ*, tom. 1, in-fol. part. 2, pag. 477.

cependant, pour qu'il en ſorte du ſang, verſez-y du ſuc de ciguë. Enſuite mettez du marc de ciguë pilée ſur la ſcarification. Couvrez toute la partie avec des feuilles de Nénuphar. Au défaut de ces feuilles, prenez celles de poirée : il faut panſer trois fois par jour, pendant neuf jours (*o*).

(*o*) Journ. écon. mois de Décembre 1770, *pag.* 542.

Même page, après la premiere note, mettez la note ſuivante :

Quidam poſt rabioſi canis morſum protinus in balneum mittunt ; ibique patiuntur deſudare, dum vires corporis ſinunt, vulnere adaperto ; quo magis ex eo quoque virus diſtillet : deinde multo meracoque vino excipiunt. Quod omnibus venenis contrarium eſt. Idque cum ita per triduum factum eſt, tutus eſſe homo à periculo videtur. A. Corn. Celſi *medicina*, lib. 5, cap. 27.

Page 136, *ligne* 13, après ces mots les paquerettes, mettez, l'Alyſſon, (*p*).

(*p*) *Ex* ἀλύω *rabie afficior.* Les Grecs s'en ſervoient beaucoup contre la rage, & toutes les maladies malignes ; mais nous ne connoiſſons pas aujourd'hui bien ſûrement l'eſpece qu'ils emploioient, qui eſt ſi vantée par *Dioſcoride*, & par *Galien*. On croit que *Cluſius* (*de l'Ecluſe*) la découvrit dans un cimetiere du Village d'Elda, au Royaume de Valence. Du moins répond-elle à la deſcription qu'*Actuarius* a laiſſée du véritable *Alyſſon Galeni. Tournefort* l'appelle *Marrubium hiſpanicum ſupinum, calice ſtellato & aculeato.* Il ſeroit à ſouhaiter qu'on éprouvât ſi elle rempli bien l'attente des Anciens. Les Alyſſons ſont des plantes cruciferes ; comme la plupart d'entr'elles, ils contiennent un ſel volatil âcre, & nous ne doutons pas qu'ils ne ſoient de bons antiſcorbutiques, & qu'ils ne ſoutiennent la tranſpiration.

Même page, *ligne* 8, après le mot *Antiliſſus*, mettez : en 1721, à la ſolicitation de M. *Mead* (*q*).

Page 137, *ligne* 9, après le mot antiſpaſmodique, ajoutez : Nous liſons encore dans les éphémérides (*r*), que les hannetons ſont un remede curatif de la rage. Prenez cinq hannetons pour un adulte, & trois pour un enfant ; étouffez-les dans du miel ; ôtez-en la tête, & pilez le reſte pour faire prendre au malade dans une cuillerée de miel, le matin à jeun, pendant ſept jours de ſuite, en donnant la premiere doſe à l'inſtant. Les hannetons contienent beaucoup de ſel volatil.

(*q*) Voyez ſa diſſertation de *cane rabioſo*, pag. 97.

(*r*) *Vol.* 6, *année* 1742, *obſerv.* 92, *pag.* 325.

Même page, à la fin de la note, ajoutez :

Ce préſervatif avoit été déja annoncé par M. *Deſault*, Docteur aggrégé au College des Médecins de Bordeaux, & par le Docteur *James*, Médecin Anglois ; le premier, dans une diſſertation ſur la rage, imprimée à Paris en 1734, & inſerrée en extrait dans le Journal des Savans de 1736 ; & l'autre, dans les traſactions philoſophiques de la Société Royale de Londres, pour l'an 1736, de la traduction de M. *de Bremond*. M. *Baudot* rejette les pilules mercurielles du frere *de Choiſel*, 1°. comme inutiles, ainſi que tous les remedes intérieurs, puiſque le virus eſt iſolé, & n'a pas paſſé dans le ſang ; 2°. parce que la coloquinte, & la gomme gutte entrent dans leur compoſition, & que ces remedes incendiaires ſont plus capables d'augmenter la tenſion ſpaſmodique des nerfs, que d'en procurer le relâchement.

Page 138, *ligne* 2, après le mot confirmée, ajoutez : C'eſt auſſi la maniere dont l'a employé M. *Baudot*, qui en a préſervé pluſieurs par ce traitement, comme nous le liſons dans ſon mémoire poſtérieur à la premiere édition de cet ouvrage.

Page 139, *ligne* 39, après le mot convulſives, ajoutez : M. *Baudot* procura une grande tranquillité à un homme, dont la rage étoit confirmée, par le moyen de deux bols, compoſés de deux grains de laudanum, & de quatre grains de camphre : il y avoit même lieu d'en attendre le plus grand ſuccès, ſans des circonſtances inopinées qui renverſerent les eſpérances les plus flatteuſes. Ainſi, quoique notre théorie differe en quelques points de celle de cet habile Praticien, nous nous rapprochons beaucoup dans la pratique, & nous ne nous répentons pas encore d'avoir indiqué, il y a vingt-cinq ans, le camphre, comme le ſpécifique de la rage confirmée.

Après la page 140, ajoutez :

PARAGRAPHE IV.

Du Tarentiſme.

CE qui intéreſſe la ſanté des hommes en quelque pays que ce ſoit, forme toujours un objet néceſſaire de l'étude du Médecin ; c'eſt pourquoi, quoique la maladie connue ſous le nom de *Tarentiſme*, n'appartienne qu'à certains cantons de l'Italie, & que la France ſemble n'avoir rien à en redouter, nous eſtimons qu'on ne nous ſaura pas mauvais gré d'avoir inſéré ici les obſervations ſuivantes, qui nous obligent de ranger cette maladie parmi les affections nerveuſes.

On eſt déja ſuffiſamment inſtruit que la Tarentule eſt un inſecte qui n'eſt gueres connu qu'en Italie, & qui tire ſon nom de la Ville de Tarente, dans les environs de laquelle il eſt le plus commun : c'eſt une ſorte d'araignée marquetée de petites taches rouges & vertes, ou blanches & noires. On eſt perſuadé, dans ce pays, que la piquûre de cette araignée eſt accompagnée d'un poiſon, qui produit des effets ſinguliers & ſurprenans, mais de diverſes ſortes ; en effet, parmi ceux qui ont, dit-on, le malheur d'en reſſentir les atteintes, les uns rient & chantent, les autres crient, pleurent, tremblent, & tous s'agitent comme dans une véritable phrénéſie. On a éprouvé que le remede le plus prompt & le plus efficace contre ce mal, eſt la muſique inſtrumentale ; on joue de certains airs, pendant leſquels le malade ſaute & danſe, juſqu'à ce qu'au moyen d'une ſi vive action, qui occaſionne des ſueurs abondantes, le venin ſuppoſé vienne à ſe diſſiper.

Voilà ce qui ſe rapporte d'ordinaire du Tarentiſme, ſorte de maladie qu'on attribue, comme on vient de le dire, à la piquûre de la Tarentule : mais ce dernier point eſt-il bien conſtant ? Cette morſure & ſes fâcheux effets ne peuvent-ils pas ſe révoquer en doute ? En un mot, cette maladie ne tire-t-elle pas d'une autre cauſe ſon principe ; & cette piquûre n'eſt-elle pas une erreur, uniquement appuyée ſur un préjugé qui n'a aucun fondement ? En effet, il faudroit que le venin, qui diſtilleroit de la morſure de la Tarentule, eût bien de l'activité pour produire des effets auſſi ſinguliers.

Le doute que nous formons ici est entierement fondé en raison, & même n'est déja plus un problême parmi les personnes curieuses & instruites de l'Histoire Naturelle combinée avec l'économie animale. Il est vrai que ce n'est que depuis fort peu de tems que l'on a commencé à ouvrir les yeux sur une chose aussi surprenante ; les premieres connoissances qu'on a acquises à ce sujet, sont dues au Docteur *Koëkler*, savant Suédois, qui a étudié le Tarentisme en Physicien éclairé, & dont le témoignage doit être par conséquent du plus grand poids : or, cet ingénieux Naturaliste, se trouvant dans la Pouille en 1756, touché de la plus vive compassion pour les malheureux à qui il arrivoit, selon le dire ordinaire, d'etre piqués par la Tarentule, crut devoir s'attacher particulierement à connoître la nature de cette maladie. Il se livra d'autant plus volontiers à cette étude, qu'il étoit difficile de se garantir du venin auquel on attribuoit le Tarentisme, puisque l'on devoit être incessamment exposé aux attaques d'un insecte aussi redoutable.

Ce Savant s'accorde avec les autres Ecrivains, dans la description qu'il donne de cette maladie, dans le mémoire qu'il présenta à l'Académie des Sciences de Suéde, sur un point aussi curieux d'Histoire Naturelle. Mais il est bien éloigné de croire que ce mal, & les effets qui les caractérisent, soient une suite de la piquûre de la Tarentule. Il le regarde plutôt comme une sorte d'affection mélancolique du genre de la consomption des Anglois ; mais différent dans les effets qu'il occasionne. Après un mûr examen, il estime que la malignité supposée de la Tarentule, n'est qu'une erreur vulgaire, sans existence ; & que si l'on attribue le mal à la piquûre de cet insecte, ce n'est précisément que par ignorance de la véritable cause. Les Habitans de ces cantons du Royaume de Naples, ne pensant gueres à cette maladie, que lorsqu'elle s'est déclarée, ils n'ont pas même formé encore le moindre soupçon, qui put les engager à remonter à un autre principe que celui qui est proclamé par le vulgaire, & consacré par l'usage, M. *Koëkler* fonde sa conjecture sur ce qu'il s'est assuré qu'aucun malade ne peut dire avoir senti la piquûre de la Tarentule, & d'ailleurs sur ce que cet animal ne se trouve que dans les champs ; & cependant que très-peu d'Habitans de la campagne sont affectés de Tarentisme. Au contraire, ce n'est que dans les villes, & sur-tout à Tarente, qu'on trouve des exemples de cette maladie : or, les villes ne furent jamais le séjour de cet insecte. On ne peut donc, sans s'écarter de la raison, attribuer cette maladie à une cause aussi étrangere que la piquûre de la Tarentule. Il est plus vraisemblable qu'elle a son principe, soit dans la constitution de l'air qu'on respire à Tarente, soit dans le genre de vie de ses Habitans. En général, ce n'est qu'une sorte d'affection vaporeuse produite par le défaut d'action du sang qui se trouve gêné dans sa circulation, à cause de l'épaississement de la limphe ; en effet, on remarque communément que cette maladie n'attaque que les personnes d'une profession sédentaire, & presque uniquement que les femmes ; en sorte, que sur mille malades, à peine se trouve-t-il un homme.

C'est

C'eſt donc du défaut d'exercice que cette maladie tire ſon origine ; l'air du pays peut encore beaucoup y contribuer. Les vapeurs qui s'élévent de la terre ſont volatiliſées par l'action du ſoleil aſſez forte dans tout le Royaume de Naples, & attaquent le genre nerveux ; effet qu'on peut éviter par l'exercice. Au lieu que les femmes qui ont le genre nerveux plus délicat que les hommes, & qui, par leur premiere éducation, ſont accoutumées à une vie ſédentaire, molle, oiſive, donnent ainſi plus de priſe ſur elles, & ſont conſéquemment plus en butte aux intempéries de l'air, & à la malignité des exhalaiſons qui y circulent.

On peut trouver beaucoup d'affinité entre le Tarentiſme & la conſomption des Anglois. On eſt aſſez fondé à croire aujourd'hui que la maladie angloiſe tire ſa ſource, principalement des vapeurs occaſionnées par la fumée & les exhalaiſons ſulfureuſes du charbon de terre. Ces exhalaiſons ſe raſſemblent dans l'air, affectent la reſpiration, ſe portent au cerveau, & y jettent les plus grands déſordres : or, ces mêmes cauſes peuvent bien auſſi ſe rencontrer à Tarente. Cette Ville eſt ſituée ſur le bord de la mer ; preſque tout le Royaume de Naples en eſt environné. Le Mont-Veſuve fait partie de ce Royaume ; & quoiqu'il ſoit dans un aſſez grand éloignement de Tarente, il ne ſeroit pas impoſſible que les matieres ſulfureuſes, qui ſervent d'aliment aux flammes de ce volcan, ne lui ſoient fournies par quelques mines placées ſous le Tarentin. Dans cette hypotheſe, qui n'a rien d'inſoutenable en elle même, l'air qu'on reſpireroit à Tarente, auroit encore plus d'affinité avec celui d'Angleterre, d'où le Tarentiſme rentreroit davantage dans le genre de la conſomption. Comme les vapeurs, qui produiſent l'une & l'autre maladie, ſeroient de différentes natures, il ne ſeroit pas extraordinaire que les effets fuſſent différens. Au ſurplus, l'exercice & le changement d'air étant, comme l'on ſçait, les préſervatifs de la conſomption, & même les curatifs, lorſqu'ils ſont employés a tems ; le Tarentiſme ſe rapporte encore d'autant plus avec cette maladie, qu'on le prévient, & qu'il ſe guérit par cette même voie.

Nous ſommes du même avis que M. *Koëkler*, ſur la claſſe des maladies où il faut rapporter le Tarentiſme ; mais en rapportant ſon ſentiment, nous ne ſommes pas garans de l'explication qu'il en donne.

Page 141, *ligne* 4, après le mot eſt, mettez invétrée, profonde, vive ; *ligne* 5, après le mot occupe, *liſez* ſeulement la partie intérieure & poſtérieure, on la nomme céphalalgie.

Même page, *ligne* 27, après le mot frénéſie, ajoutez : La fiévre n'eſt pas eſſentielle à la céphalée, quoique ſouvent le mal de tête profond & violent ſoit un ſymptôme de la fiévre, & ſur-tout des fiévres aiguës (*s*).

(*s*) Les ſentimens des Auteurs ſont partagés ſur la propriété de ces dénominations : voici ce qu'en penſe M. *de Lazerme*, dans ſon Traité *de Morbis internis capitis*. cap. 1, *diſtinguitur rurſus dolor capitis in veterem & recentem. Qui vetus eſt & confirmatus per diuturnum temporis ſpatium*, *dicitur* Cephalea, *recens verò* Cephalalgia. Cette doctrine ne nous paroît pas fondée, & nous ne croyons pas que les Anciens ayent changé les noms des maladies, par rapport à leur durée.

Page 143, *ligne* 11, ôtez le mot plusieurs, & substituez quelques-uns.

Page 144, *ligne* 20, après le mot glacée (*a*), & au bas de la page en note :

(*a*) *Capiti nihil æquè prodest atque aqua frigida, itaque is, cui hoc infirmum est, per æstatem id bene largo canali quotidie debet aliquandiu subjicere.* Celsus, *lib.* 1, *cap.* 4.

Page 145, *ligne* 3, après le mot bilaire, ajoutez : Souvent la nature prévient les Médecins dans ces circonstances, par les vomissemens d'une bile ærugineuse qu'elle procure dans le tems des paroxismes : mais la nature ne se suffit pas toujours a elle-même ; il faut quelquefois qu'elle soit aidée par l'art. Ainsi, malgré ces vomissemens spontanés : on aura encore recours aux vomissemens artificiels, si les malades ne sont pas trop fatigués, & ont assez de force pour les supporter.

Même page, *ligne* 41, dans les chûtes, *lisez* dans les accidens occasionnés par les chûtes.

A la fin de la page 147, ajoutez après le mot tempes : Le Docteur *Langelot* rapporte dans les Ephémérides d'Allemagne, avoir connu deux personnes attaquées de si violens maux de tête, qu'elles en perdoient même la raison. Tous les remedes qu'on put prescrire à ces malades leur furent inutiles ; elles ne furent guéries que par les sangsuës, qu'on leur appliqua aux artères temporables.

Page 154, *ligne* 27, après le mot produisent, ajoutez : C'est la raison pour laquelle les vertiges précédent si souvent ces deux maladies.

Page 155, *ligne* 20, après le mot *Bates*, ajoutez : Il ne faut pas toujours se presser de faire des remedes décisifs, quoique l'on ait quelquefois des étourdissemens violens. Le saignement de nez est souvent annoncé quelques jours auparavant par des vertiges dans les jeunes gens sanguins, & dont le visage est fort haut en couleur, & la cornée fort rouges. Le saignement de nez n'a pas plutôt paru, que les vertiges disparoissent. Les jeunes filles pléthoriques, & qui approchent de l'état nubile, sont aussi sujettes aux étourdissemens. A peine l'éruption des regles se fait elle, que le mal s'évanouit. En pareille circonstance, il ne faut pas détourner l'intention & l'opération de la nature par des saignées précipitées & multipliées ; il suffit de prescrire un régime humectant & rafraîchissant, des boissons aigrelettes ou mucilagineuses, des bains des jambes & des cuisses dans l'eau tiéde, pour détourner l'impétuosité du sang vers la tête ; & faciliter la circulation vers les parties inférieures. On doit plus attendre de succès de ces remedes simples, que des antispasmodiques, des emmenagogues, & d'un fratras de médicamens qu'on propose journellement en pareil cas. Souvent quelques petites attentions, & une réforme dans le régime, dissipent les vertiges. Mademoiselle de P***, âgée de seize ans, & très-vive, avoit des étourdissemens fréquens, pour lesquels elle avoit été saignée & purgée plusieurs fois. Elle avoit aussi pris le bains, & beaucoup de lavemens sans succès. Elle quitta l'usage du café, & n'eut plus d'étourdissemens.

Page 158, après la *ligne* 34, ajoutez : Le 4 Janvier 1770, je fus appellé pour Madame de la Goile, âgée de 30 ans environ. Elle étoit au sept d'une fiévre maligne ; elle avoit été déja saignée six fois. La tête étoit toujours prise & égarée, la langue étoit seche & dure ; le pouls étoit fretillant. Malgré la rigueur de la saison, je conseillai les bains tiédes ; ce qui fut exécuté. La malade y resta une heure. Après qu'elle fut recouchée, elle dormit trois heures d'un très-bon sommeil. On continua les bains deux fois par jour, & la maladie se termina par plusieurs dépôts au coccyx & aux fesses. M. *Thiery de Bussy*, qui avoit commencé à voir la malade, fut du même avis que moi pour les bains, & il en a vu le succès.

En fait d'observations, il faut tout mettre à profit. La suivante prouvera combien la fiévre maligne est nerveuse. Une Demoiselle, âgée de vingt-ans, eut une fiévre caractérisée maligne par un célèbre Praticien. Cette Demoiselle avoit un amant qui, touché des risques que couroit sa maîtresse, voulut les partager avec elle : il étoit très-assidu auprès de son lit, & la veilloit mieux que la garde la plus attentive. Chaque fois que la tête paroissoit menacer de quelque délire, il lui donnoit une dose d'un remede qu'on ne délivre qu'à cithère. Tout-à-coup la tête se rassuroit, & le Médecin, qui venoit ensuite rendre sa visite, trouvoit le plus grand calme, & songeoit à différer & les saignées & les vomitifs qu'il méditoit de placer. La malade guérit vers le vingt-unieme jour sans qu'on ait fait beaucoup d'autres médicamens ; nous sommes sûrs de cette observation.

Additions pour la Table des Matieres.

F I N.

PRÉFACE.

PRÉFACE.

L'APPROBATION presque générale que nous avons reçue en publiant le premier Livre de notre Ouvrage, où nous nous sommes appliqués à rendre raison des différens phénomènes des Maladies de la Tête, entreprise hardie & difficile, nous encourage à tracer le reste de notre dessein, qui est susceptible de si grands détails, qu'il n'y a que l'utilité publique & l'estime des honnêtes gens qui puissent nous empêcher de reculer à l'aspect d'un travail aussi immense & aussi épineux (*). Il ne faut pas manquer de courage au milieu de la carriere : c'est à celui qui atteint le but qu'on doit donner le prix. En parlant des Maladies du District du Cœur, nous ne nous restraignons pas à parler seulement des maladies propres de ce viscère. Notre plan est plus étendu que celui qu'a exécuté avec tant de gloire M. *de Senac*. Son objet étoit de décrire les affections propres du cœur, affections le plus souvent incurables, comme on peut le conclure des nombreuses recherches de ce savant Médecin. Notre objet embrasse toutes les maladies qui sont du domaine du Cœur, c'est-à-dire, non-seulement du viscère qui met le sang en mouvement, mais encore de tous les viscères où le sang parvient dans sa route ; de sorte que tous les instrumens qui per-

(*) Nous croirions manquer à la reconnoissance, si, par un aveu public, nous ne témoignions pas combien nous avons été sensibles au jugement favorable qu'ont porté de notre Ouvrage M. *Roux*, Docteur-Régent de la Faculté de Médecine de Paris, & M. l'Abbé *Ameilhon* de l'Académie Royale des Belles-Lettres ; le premier dans le Journal de Médecine, premier cahier, qui sert de supplément à l'année 1770 ; le second dans le Journal de Verdun du mois d'Octobre 1769. Les éloges des personnes d'un mérite aussi rare, dédommagent bien de ses fatigues un Auteur qui en connoît tout le prix.

fectionnent le ſang, ou qui lui ſervent démonctoires, ſe trouvent de ce diſtrict.

Il nous ſemble que nous avons rempli notre tâche avec quelque ſuccès, & que nous avons trouvé le bout du fil d'Ariane pour nous conduire dans un labirinte tortueux, & y guider les autres. Au reſte, nous n'engageons perſonne à adopter notre façon de penſer; nous déſirons ſeulement qu'on faſſe mieux. Nous défrichons les premiers le terrein; d'autres viendront plus aiſément à bout du reſte. Il eſt certain que par l'eſquiſſe que nous avons préſenté des différens départemens de l'Economie Animale, la Médecine Pratique forme un enſemble que beaucoup de gens ne lui connoiſſent pas. Elle étoit pour eux éparſe, ſans liaiſon; ſes membres étoient pour ainſi dire diſperſés. Quelle autre opinion pouvoient en avoir les Praticiens mêmes du ſiecle dernier ? Riches en formules, ils cherchoient à les adapter à des cas particuliers; ils penſoient que la nature n'avoit qu'une voie ouverte pour terraſſer l'ennemi qui s'oppoſoit à ſes efforts. Toujours attentifs aux déjections, ils ne ſeroient pas ſortis d'auprès du lit des malades ſans avoir jetté quelques regards ſur leurs excrémens; ces malades n'euſſent-ils eu qu'un mal de dents, ou une ſimple fluxion. Vieille habitude qu'ils avoient conſervée de leurs ancêtres: car c'étoit auſſi vraiſemblablement la mode du tems d'*Ariſtophane*, qui appelloit les Médecins d'Athenes Σκατοφάγης. Comme ſi toutes les maladies partoient du diſtrict de l'eſtomac, & ſe jugeoient par les excrétions du bas ventre: c'eſt ainſi que nous avons vu exercer la Médecine dans notre bas âge par les Maîtres les plus renommés. Leur autorité nous en impoſoit, nous nous taiſions; mais nous nous réſervions le droit de nous demander à nous même la raiſon de ce qu'ils cherchoient au fond d'un vaſe fait pour recevoir la décharge du bas ventre, dans le tems que la maladie occupoit la poitrine, & ſe jugeoit par l'expectoration. On a pu comprendre combien cet uſage étoit abſurde par ce que nous avons dit des Maladies de la Tête, on jugera également par ce que nous avons à dire des Maladies du Diſtrict du Cœur, dont la plupart des criſes ne ſe font pas par les émonctoires du bas ventre.

Nous avons été obligés de faire un grand nombre de diviſions & de ſous-diviſions pour aſſurer l'ordre qui doit guider la marche du Médecin qui veut parcourir toute l'étendue du département dont il eſt ici queſtion. Cette façon d'analyſer les idées qui nous a paru néceſſaire, dans une matiere auſſi compliquée, auroit ſans doute fatigué la mémoire. Pour la ſoulager nous avons formé le tableau de ces diviſions, afin que d'un ſeul coup d'œil on vît toute l'étendue du ſujet, ſes diverſes branches, & ſes points de réunion. A l'aſpect de ce tableau, quelques perſonnes auroient peut-être penſé autrement que nous. Nous les prions de ne nous condamner qu'après qu'elles auront lu l'Ouvrage: alors elles verront ſi nous nous ſommes déterminés ſur des motifs ſuffiſans.

TABLEAU DU CŒUR.

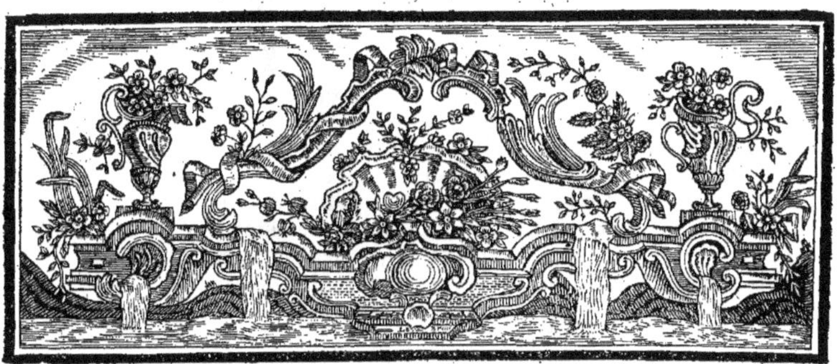

LA MÉDECINE PRATIQUE, RENDUE PLUS SIMPLE.

MALADIES DU DISTRICT DU CŒUR.

INTRODUCTION.

DE même que le cerveau est le centre de la puissance de tout son département, de même le cœur est le premier moteur qui distribue la vie & les sources de la vie à tous les visceres qui sont les sujets immédiats de son vaste empire.

Le cœur est un gros muscle creux suspendu au milieu de la poitrine, comme le soleil au milieu des planettes. Il a un mouvement de dilatation & de resserrement qu'on appelle *sistole* & *diastole* : c'est par ce mouvement qu'il lance, sans jamais se reposer, & sans jamais se lasser, le sang jusqu'aux extrêmités les plus reculées du corps. D'abord, il le pousse dans les artères pulmonaires, & le poumon le reçoit avec toute l'impétuosité que doit avoir un fluide qui s'échappe immédiatement de la force qui le comprime. Le sang revenu au ventricule gauche, & chassé dans la courbure de l'aorte, d'un côté, il monte par les carotides & les vertébrales jusqu'au cerveau; de l'autre, il descend par le tronc de l'aorte, enfile ses différentes branches collatérales, & parvient à tous les viscères contenus dans le bas ventre, où doivent se faire diverses séparations des humeurs qu'il contient. Les artères remplies & distendues, se resserrent par une action qui leur est propre, & poussent le sang jusqu'aux extrêmités de leurs branches: de ces extrêmités, ce liquide passe dans les racines des veines, pendant que la limphe se sépare par des vaisseaux collatéraux plus déliés, qu'on appelle artères limphatiques. Le sang introduit dans les racines des veines, gagne leurs rameaux, ensuite leurs troncs; c'est-à-dire, la veine cave tant supérieure qu'inférieure; & ces deux troncs se réunissant près du cœur, le versent avec le chile dans l'oreillette droite; qui par sa force contractile, le jette dans le ventricule droit, terme doù il est parti. Voilà toute l'étendue du département du cœur, & de la route que nous avons à parcourir.

Tant que le mouvement du cœur sera libre, égal, régulier, & que la nature & la masse du liquide qu'il doit mouvoir seront proportionnées à ses forces, l'homme jouira d'une bonne santé; mais pour peu que les choses s'écartent de ce type, pendant quelque tems, la santé sera dérangée. On jugera de cet état sain par la vîtesse, par la force, & par la régularalité du pouls: s'il manque au pouls quelqu'une de ces trois qualités, on prononcera, avec certitude, que le mouvement du cœur s'écarte du type naturel, & que l'individu est malade, ou dans un état prochain de la maladie.

En prenant pour regle l'état naturel du pouls, on jugera des diverses manieres dont le cœur peut s'en écarter. En effet, le mouvement du cœur peut être trop vif ou trop lent, trop fort ou trop foible; enfin il peut être irrégulier: différences qu'entraîne avec elle la nature du mouvement. Quelle est la cause de ces différences? c'est ce que doit connoître un Praticien éclairé. Elles naissent ou de la force propre du Cœur, ou de la masse qu'il a à mouvoir. Notre tâche se reduit donc à examiner ces deux points essentiels, & nous engageons nos Lecteurs à bien retenir notre division, afin qu'ils puissent se retourner dans une matiere aussi compliquée.

1°. Nous parlerons d'abord du sang dont la qualité & la quantité font varier la force du cœur. En effet, si le sang est séreux, la fibre sera lâche, & la circulation sera lente; tandis que s'il est âcre, le cœur sera sans cesse irrité par un pareil aiguillon. Plus le sang sera en grande quantité, plus la masse sera difficile à mouvoir, & plus le mouvement sera lent: mais si la force du cœur est supérieure aux résistances, il fera de nouveaux efforts, & le mouvement sera rapide; d'un autre côté, si la quantité du sang est moindre, le cœur sera dans l'inaction, & la circulation languira.

De cette considération il en résulte deux regles générales pour la pratique. *La premiere*, c'est que lorsque les désordres arrivent par la qualité du sang, il faut les corriger ; *la seconde*, c'est que lorsque les maladies naissent de la quantité du sang, il faut la diminuer, si elle est trop grande, ou l'augmenter, si elle est trop petite. Ce n'est que par l'attention à ces regles qu'on saura quand il faut employer les altérans, ou les évacuans, & qu'on terminera un grand nombre de disputes, qui reviennent sans cesse à leur sujet. Les altérans regardent la qualité du sang, les évacuans regardent sa quantité trop grande.

Vous satisferez à la *premiere regle*, en observant la qualité dominante dans le sang ; & suivant l'indication, après avoir prescrit la diéte convenable, vous employerez les fondans ou les incrassans, les sudorifiques ou les diurétiques, les adoucissans ou les stimulans, & les antiscrophuleux, les antivénériens, les antiscorbutiques ; en un mot, les remédes appellés spécifiques pour des crases particulieres du sang.

Quant à la *seconde regle* générale, il ne sera pas difficile d'y satisfaire. La saignée enleve promptement la surabondance du sang dans les occasions urgentes. Une diéte sévére, & l'exercice suppléent à la saignée dans les occasions où l'on peut différer ; un régime nourrissant, des alimens qui fournissent beaucoup de mucilage & un bon chile, le repos, réparent en peu de tems les pertes qu'on a pu faire, & de sang & de la matiere nourriciere, soit par les hémorragies, soit par un long jeûne.

2°. Nous traiterons de la réaction du cœur sur le sang ; de maniere que, par l'action du sistême vasculaire, le mouvement du sang subira diverses modifications, comme il les a subies par sa propre nature & sa masse. S'il y a trop de roideur dans le sistême vasculaire, la circulation sera trop rapide, & donnera naissance aux fievres, aux inflammations, aux maladies aiguës ; si les fibres sont trop lâches, le mouvement du sang sera trop lent, & il en naîtra des enflures, des leucophlegmaties, des obstructions, des maladies chroniques ; s'il y a des embarras dans la suite des vaisseaux, & dans les cavités du cœur même, tels que des concrétions polypeuses, le mouvement du sang sera irrégulier, & il en naîtra des palpitations, des lipothymies & autres maladies rebelles à l'art du Médecin. On aura peut-être lieu de s'étonner que nous attribuions la fievre plutôt au vice des solides, qu'à la qualité du sang même ; c'est que nous ne voyons pas que la seule crase du sang produise toujours cet effet. Le scorbut, la vérole, les écrouelles sont certainement des états où le sang & la limphe sont viciés, & l'on ne remarque pas que la fiévre soit essentielle à ces états.

Par cet exposé, on verra que nous n'accordons pas tout aux fluides exclusivement aux solides, & que nous n'accordons pas tout aux solides en donnant l'exclusion aux fluides : ce qui a formé pendant long-tems deux sistêmes, qui ont eu chacun des partisans célebres. L'économie animale est composée de fluides & de solides ; il est juste qu'elle participe aux vices des uns & des autres. Nous nous expliquerons encore plus formellement ſur cet article dans divers endroits de cet ouvrage.

3°. Enfin, nous examinerons les maladies propres du cœur, & de tout le ſiſtême vaſculaire. Lorſque cet agent principal eſt léſé dans ſes fonctions, il doit en réſulter beaucoup de déſordre dans tout ſon diſtrict : il n'en réſulte pas moins, lorſque les canaux, qui diſtribuent la liqueur, dont il eſt la ſource, n'obéiſſent plus, ou obéiſſent mal à ſes ordres.

SECTION PREMIERE.

Nature du Sang & son action sur le sistême vasculaire.

LA masse que le cœur doit mouvoir, c'est le sang, ce fluide rouge & colant qui coule dans les artères & les veines, & qui est la source de toutes les humeurs. Ce sang est à peu près le même dans tous les animaux, quoiqu'il présente quelques différences à la vue. Le sang d'un bœuf ne différe pas de celui de l'homme, & celui de l'homme différe peu de celui de la grenouille. Envain argumenteroit-on que les organes ne sont pas les mêmes; que le régime est dissemblable; que les mœurs & les passions sont d'un autre genre: toutes ces raisons sont plausibles; mais l'expérience est contraire. Toutes les choses que vous pourrez mettre en usage changent peu la constitution du sang, tant que la force de la vie existe, & qu'elle peut assimiler ce qui paroîtroit le plus nuisible. Jettez un simple coup d'œil sur vous même, ou si vous voulez, suivez par gradation l'emploi que vous pouvez faire des substances livrées à votre appétit, & même à votre gourmandise, & vous verrez que nous n'annonçons pas un paradoxe. Si cet examen vous paroît difficile, suivez-nous dans l'exemple que nous allons donner. Un peu de pain & d'eau que mangera l'homme sobre, ou un animal quelconque, produit le sang & toutes les humeurs qui en dérivent: ce sang soutient leur vie sans infirmités, & les conduit à une extrême vieillesse. Que ce même homme sobre mange de la viande avec ce pain, mêle du vin avec son eau, il en résultera à peu près le même sang & les mêmes humeurs, il n'en sera pas plus sujet aux maladies, & le terme de sa vie sera aussi long; que ce même homme ajoute encore à ce régime l'usage des légumes, des fruits, du poisson, du lait, du beurre, du sel, en un mot, de tout ce que la nature a destiné pour sa nourriture, son sang n'en est pas altéré, ses humeurs sont presque les mêmes, sa santé n'en est pas diminuée, & sa vie n'en est pas racourcie. Quel phenoméne! quelle sublime question à résoudre! L'animal, qui ne mange que du foin, fait le même sang que l'homme, qui suit les loix de la tempérance, & que celui qui fait la meilleure chere. Une simple digestion, le mouvement, & quelques philtres peu compliqués, produisent cette merveille, que nous n'entreprendrons pas d'expliquer.

De ce sang, qui est le produit d'un chile tiré d'une nourriture simple ou composée, il en sort également une matiere spermatique, qui doit regénérer l'efpece ; il en naît un principe de toutes les paffions qui doivent mouvoir & fubjuguer les hommes, aggrandir, foutenir ou éteindre les empires. Un grain de blé, qui a pourri dans la terre, eft la fource de ce chile, & l'origine féconde de tous ces miracles ; & les hommes vains le foulent aux pieds, ainfi que ceux qui le fement. O ignorance de ce que nous fommes, & de ce qui entretient la vie !

Pour qu'on ne donne pas à notre affertion plus d'étendue qu'elle ne doit en avoir, nous nous expliquerons. Le fang de tous les animaux qui jouiffent de la fanté, ne différe pas effentiellement, puifque par l'analyfe chymique, on en tire les mêmes principes ; cependant comme tous les animaux fubiffent chaque jour l'action de plufieurs caufes phyfiques & néceffaires, il arrive à leur fang des différences fenfibles, que chaque homme peut voir dans les poëlettes remplies du fang tiré de divers individus : ces différences fenfibles n'altérent ni la fanté, ni la conftitution intrinféque du fang, comme l'a obfervé *van Helmont.* (*a*) Au refte, il ne faut pas s'imaginer que le fang qui roule dans les vaiffeaux, foit tel que celui qui eft dans les poëlettes. Tant qu'il jouit de fon mouvement & de fa chaleur, il eft fluide, & toutes fes parties font exactement mêlées ; lorfqu'expofé à l'air, il eft en repos, ou frappé du froid, il devient folide, & fes parties fe féparent.

C'eft par la féparation de fes parties qu'on peut connoître la conftitution du fang. Semblable au lait, il fe caille fans aucun intermède, & laiffe échapper fa férofité. Il devoit en effet lui reffembler, puifqu'il eft le produit du chile, & que le chile eft une véritable émulfion tirée des alimens pris, foit dans le regne végétal, foit dans la famille des animaux. De même que le lait fe fépare en trois parties très-diftinctes, c'eft-à-dire, en férofité, en beurre & en fromage, de même on diftingue trois fortes de parties dans le fang, qui répondent exactement aux fubftances, dont la réunion compofe un tout homogéne, qu'on appelle le lait. On y trouve la férofité, la partie gélatineufe & le caillot ; la quantité de chacune de ces fubftances doit être proportionnée, dans un fang bien conftitué, fuivant l'âge, le fexe, le tempérament. Si l'une des trois domine, il doit en réfulter un vice dans l'économie animale ; c'eft ce que nous examinerons.

Sur fept parties de fang, il y en a cinq ou fix de féreufes : cette férofité contient la plus grande partie des fels du fang, & entretient la fluidité de toute la maffe ; elle n'eft pas, comme l'on voit, une eau pure. Les fels qu'elle contient en diffolution ne peuvent être prouvés ni acides ni alcalis ; ce que l'on fait, c'eft qu'ils tendent à s'alcalifer. Dans cette férofité nage une matiere muqueufe, qui doit nourrir les parties molles du

(a) *Aft declaro, fub pœnâ convicti mendacii, fi quis velit experiri, quod ducentorum petulantium rufticorum, & fanorum cruores, unico die examinaverim : erantque multi illorum valdè diffimilares colore, materiâ & confiftentiâ, quorum plures diftillavi, & reperi, medendo æquè utiles. Solent namque noftrates ruftici, altera pentecoftes mittere fanguinem, quò largiùs potitarent. Etenim quamquam plures viderentur putridi, alii æruginofi vel atrabilarii, imprimis tamen ruftici undè effluxerant, erant admodum fani.* Helmontius *de febribus. cap.* 2, §. 25.

corps des animaux : car les parties molles qu'on fait cuire dans l'eau, se résolvent absolument en gelée, & ne peuvent avoir été nourries que par cette matierre muqueuse, qui est soluble dans l'eau.

La limphe, que nous nommons partie gélatineuse du sang, ne se dissout pas dans l'eau ; elle y surnage en forme de floccons, comme on le voit, lorsqu'on a ouvert la saphéne dans l'eau chaude : quand l'eau en est évaporée, elle donne une gelée qui se durcit & se blanchit. Nous la croyons la partie nutritive des parties fermes & solides des animaux, telles que sont les os. Cette limphe en se condensant forme le caillot : elle est huileuse, mais elle ne s'enflamme pas aisément ; faites-la secher, exposez-la au feu, l'air en sort à grands bruit ; c'est une espece de crépitation semblable à celle du sel marin. L'odeur qu'elle répand n'est ni forte ni désagréable ; elle résiste assez long-tems à la putréfaction. Les matieres putrides, ou celles qui aident la putréfaction, en sont les vrais dissolvans. Il y a des eaux minerales qui hâtent cette putréfaction dissolvante. La couenne du sang des pleurétiques se dissout entierement dans les eaux de la Mothe (*b*). Aussi dans la phthisie la limphe n'a-t-elle plus de corps ; presque tout le sang est séreux.

Le caillot, dont le corps est composé de la limphe coagulée, renferme dans sa masse les molécules rouges du sang, quelques particules graisseuses, & la portion la plus tenue de la sérosité. Etant lavé dans l'eau tiéde, il la teint d'un beau rouge, qui ne perd rien de sa vivacité en passant par le philtre. Les molécules qui forment cette substance rouge sont, suivant les observations microscopiques de *Leuwenhoëk*, autant de petites sphéres, composées de six ou sept globules liés les uns aux autres (*c*) : ces observations ont été contredites, & peuvent être mises en doute. *Lancisi*, *Miles* (*d*), *Muys* (*e*) donnent à ces molécules une figure oblongue, ou elliptique. *Senac*, par ses expériences, les prouve lenticulaires, simples, & non un assemblage de petits globules (*f*). Ce qu'il y a de certain, c'est que cette matiere est très-sulfureuse. Si on la sépare, elle brûle très-promptement. Elle donne plus d'huile & de sel volatil que la limphe ; elle se corrompt plus facilelement, & sa putréfaction est plus fétide. Elle est plus douce, plus pésante & plus élastique, comme on peut le voir clairement dans le sang des pleurétiques ; car tandis que la partie rouge se précipite, la partie blanche occupe la surface, se condense & forme cette couenne, qui est quelquefois dure comme un cuir. Autre preuve de la grande force de cohésion des parties limphatiques.

Outre les parties qui sont sensibles, le sang a encore d'autres parties qui échappent à la vue la plus perçante, parce qu'elles sont très-tenues, & très-volatiles. Nous ne les supposons pas ; elles sont démontrées par des faits. Le sang exposé en plein air, laissée vaporer une grande quantité de parties

(*b*) *Senac*, traité de la structure du cœur. *Paris*. 1749, *in 4.*, *tom.* 2, *pag.* 95.

(*c*) *Expert. & contemp.* tom. 2, pag. 73.

(*d*) Transact. philosoph. n°. 460.

(*e*) *Fabric. muscul.* pag. 300.

(*f*) Supplément au traité de la structure du cœur. *tom.* 2, *pag.* 646 & 659.

ſubtiles, qui lui ſont perdre conſidérablement de ſon poids ; ce qui n'arrive pas au corps les plus odorans. Le ſang contient encore beaucoup d'air fixe, comme on peut le voir par les bulles qui en ſortent, lorſqu'il eſt expoſé ſous le récipient de la machine pneumatique. C'eſt cet air qui contrebalance dans les vaiſſeaux l'effort du poids de l'air extérieur ; ſans cela les vaiſſeaux s'affaiſſeroient, & toutes les cavités ſeroient oblitérées : c'eſt encore lui qui eſt la cauſe de la raréfaction du ſang, ou de la fauſſe pléthore. Nous le regardons comme dans un état d'inertie ; parce que s'il jouiſſoit de toute ſa force élaſtique, l'homme ſeroit ſujet à des engorgemens aëriens mortels.

Dans l'état ſain, le ſang à une ſaveur qui lui eſt particuliere, & qu'on ne peut définir. Ceux qui crachent le ſang, ou ceux qui en expriment de leurs gencives, le diſtinguent aiſément de tout autre corps ſapide. Son goût eſt douceâtre, mêlé de quelque choſe qui tient de la nature d'un ſel ammoniacal. Tant que ſes principes ne ſont pas altérés par la maladie, par la putréfaction, ou par la chaleur, il a ſi peu d'âcreté, & il eſt ſi doux, qu'il ne fait pas d'impreſſion irritante ſur la cornée, lorſqu'on en fait entrer une goutte dans l'œil ; on pourroit même l'employer pour un collire propre à appaiſer la douleur des yeux.

La couleur du ſang varie ſuivant les ſujets. Le ſang du fétus eſt noirâtre ; celui de l'enfant eſt plus vermeil ; celui des jeunes gens eſt d'un rouge très-vif ; celui d'un homme robuſte eſt d'un rouge brun foncé, il eſt colant, forme promptement le caillot quand il eſt hors de ſes vaiſſeaux ; celui des vieillards eſt noirâtre. Nous ne parlerons ici que de l'état de ſanté. Ces différences ne viennent que de l'action des vaiſſeaux, de la multiplicité des globules, & de la ſéparation de la limphe : différences auxquelles il faut faire attention dans la pratique, ſi l'on ne veut pas tomber dans l'erreur. Ce ne ſera qu'en les combinant qu'on jugera de la bonne ou mauvaiſe qualité du ſang : car ce qui ſeroit une perfection pour un individu, devient un défaut pour un autre. C'eſt en réfléchiſſant ſur cette vérité qu'on pourra rendre raiſon pourquoi un grand nombre d'individus vivent en bonne ſanté, avec un ſang dont les qualités ſenſibles ſont ſi diſſemblables.

Le ſexe, le tempérament, & le régime, donnent auſſi des variétés au ſang. Le jet qui ſort des veines d'une femme eſt plus fluide & plus fleuri que celui qui ſort d'un homme ; & ſi cet homme eſt exercé, ce ſang eſt plus noir & plus compact que celui d'un homme du même âge & de la même conſtitution qui vit dans l'oiſiveté. Le ſang d'un tempérament ſanguin eſt d'une bonne conſiſtance & riche en couleur ; celui du mélancolique eſt noir & épais ; celui du bilieux eſt jaunâtre ; celui du pituiteux eſt pâle & ſéreux.

Sans doute que les ſaiſons & les climats apportent encore des différences au ſang des mêmes individus : une ſimple obſervation doit en faire convenir. On voit la partie rouge du ſang être ſurabondante au printems, la pituite dominer en hiver, & la bile en automne ; ce qui ne peut arriver ſans

ſans que la craſe du ſang ſoit différente. Par la même raiſon, elle doit être différente dans les pays brûlans de l'Afrique, où la tranſpiration eſt ſi abondante, & où tous les ſels ſont ſi exaltés, & dans les pays froids du nord, où la tranſpiration eſt rallentie, & toutes les parties volatiles fixées par la glace.

Obſervez encore que le ſang n'eſt pas le même dans toutes les parties du même individu. Le ſang artériel eſt plus rouge, plus vif & plus ſéreux que celui des veines, qui eſt plus noir, plus obſcur, plus épais, excepté le ſang des veines & des artères pulmonaires : le ſang que le cœur envoie aux poumons ne differe pas du ſang veineux ; mais ce même ſang revient des poumons au cœur avec tous les attributs du ſang artériel : ce qui doit être attribué à l'élaboration qu'il a reçue par l'air, comme nous allons bientôt le remarquer. Celui qui eſt lancé par les poumons, & qui ſort par la trachée artère, eſt écumeux & d'une couleur très-vive : c'eſt ce qui ſert à le diſtinguer du ſang qu'on tire de l'éſophage, ou de l'arriere-bouche. C'eſt dans la veine porte ſur-tout, dans la veine cave & le ventricule droit, que le ſang perd ſa couleur brillante ; avant que d'y arriver, il a paſſé par toutes ſortes de philtres, & a été dépouillé de ſa ſérоſité, d'une portion de ſon air & de ſes parties les plus actives. Il n'eſt donc pas ſurprenant, que dans les mélancoliques & dans les vieillards, le ſang des veines méſaraïques reſſemble à la poix ; c'eſt-là *l'atrabile* des Anciens. Ils ont pris pour une matiere *atrabilaire* le ſang qui s'échappe de ſes vaiſſeaux, & ſe verſe dans l'eſtomac & dans les inteſtins. Conſultez ſur ces divers phénomenes les expériences de *J. B. Cigna* (*g*).

Il en réſulte évidemment que le contact de l'air donne la rougeur au ſang d'une poëlette ; puiſque la ſurface ſupérieure du ſang eſt rouge, lorſque l'air la touche immédiatement, noire lorſque l'air n'y a pas d'accès ; qu'au contraire, la ſuperficie inférieure, qui eſt ordinairement noire, rougit à l'approche de l'air ; que toute la maſſe peut devenir vermeille, ſi on l'expoſe toute enſemble ou ſucceſſivement à l'air ; que ces teintes rouges ou noires n'augmentent ni ne diminuent par degrés à proportion de la hauteur du ſang, mais que la maſſe en eſt par-tout d'une même teinte noire ou rouge ; & qu'enfin le ſang noircit lorſqu'il eſt purgé d'air.

Si c'eſt au mêlange de l'air qu'il faut attribuer la rougeur du ſang, on conçoit avec *Lower* pourquoi le ſang de la veine pulmonaire eſt auſſi vermeil que le ſang artériel, & au contraire, pourquoi celui de l'artère pulmonaire eſt auſſi noir que le ſang veineux. On voit également pourquoi cette différence de couleur diſparoît au bout de quelques minutes, lorſque le ſang, tant artériel que veineux, a été expoſé à l'air (*h*).

Pourquoi cette différence diſparoît encore lorſque la trachée eſt bouchée, & que l'air ne peut pas parvenir au poumon ? Pourquoi cette

(*g*) Elles ſe trouvent dans le premier volume des *actes de l'Académie de Turin*, ſous ce titre : *De colore Sanguinis experimenta non nulla.*

(*h*) *Hammer Schmidt*, in diſputatione cui titulus : *Notabile diſcrimen inter ſanguinem arterioſum & venoſum*, paragraphe 22.

différence redevient sensible dans un cadavre dont on souffle le poumon ? (*i*) Pourquoi le sang en sortant du poumon paroît écumeux ordinairement & haut en couleur ? Pourquoi dans le fétus, qui ne fait point usage du poumon, le sang se trouve toujours aqueux & teint d'une couleur brune tirant sur la rouille ? Pourquoi dans l'érésipele, & les autres maladies qu'accompagne un commencement de putréfaction, le sang paroît vermeil & éclatant (*k*), à cause de l'air que la putréfaction commencée développe ; & pourquoi, lorsque la putréfaction est consommée, le sang devient noir & livide par l'absence de l'air qui en a été chassé ? Pourquoi dans la gangrene les parties sont affectées d'emphisême par l'effet de la putréfaction qui en exprime l'air ; & pourquoi alors les scarifications donnent issue à un sang noirâtre ? Pourquoi le sang se fige moins promptement & devient plus vermeil, lorsqu'en l'agitant on y introduit de l'air ? Pourquoi enfin, les mêmes choses, qui entretiennent la fluidité du sang, conservent aussi sa rougeur, & au contraire, celles qui lui font perdre sa fluidité le rendent d'une couleur plus foncée ?

Quoique toutes ces choses soient des faits sur lesquels il n'y a rien à répliquer, nous avertissons le Médecin de ne pas s'en rapporter à la seule inspection, de crainte de se laisser séduire par les apparences. Il ne doit porter son jugement qu'après s'être bien informé des circonstances qui ont accompagné la saignée : car le sang du même individu, qui sort par une large ouverture, & qui vient à plein jet, est bien différent de celui qui passe par une petite ouverture, & qui ne tombe que goutte à goutte dans les poëlettes. Plus l'ouverture de la veine est large, plus la couleur du sang est foncée ; ainsi, plus le jet sera gros, plus le rouge tirera sur le noir. Quand l'ouverture est moyenne, le sang est d'un beau rouge ; si elle est tres-petite, le rouge est très-clair. Le sang qui tombe sur une superficie plate, présente un autre coup d'œil que celui qui est reçu dans un vase profond : il paroîtra brun, & quelquefois noir dans le vase profond, tandis qu'on l'auroit apperçu vermeil, s'il n'eût formé qu'une couche légere sur une surface plane. Le sang d'un homme que l'on saigne dans un air froid, ne ressemble plus à ce même sang qui a été tiré dans une chambre bien close & bien chaude. Pour peu que l'on soit physicien, on ne sera pas étonné de ces différences. L'air agit promptement sur un fluide qui a de la disposition à s'épaissir, & ce fluide sera diversement modifié selon qu'il présentera plus ou moins de surface à l'air ; selon que ce passage, à travers ce milieu, sera plus ou moins prompt ; selon que ce milieu aura des degrés de chaleur ou de froid plus ou moins considérables. Qu'on ne s'en laisse pas imposer non plus par l'écume qui se forme sur le sang en sortant de la veine ; elle n'annonce pas un excès de chaleur interne, comme le pensent certaines gens mal instruits, elle vient presque toujours de la hauteur de la chûte que fait le sang dans les poëlettes. Il suit delà que la hauteur de la chûte, la largeur de l'ouver-

(*i*) *Lower, de motu Cordis, pag.* 159. *Bohn* & *Duverney*, cités par *Haller* n°. 11, *ad paragr.* 200.

(*k*) *Gorter, Chirur. paragr.* 14, 29 & ailleurs.

ture, & la forme des poëlettes peuvent occasionner des méprises dangereuses : il étoit donc juste que nous en avertissions ceux qui n'arrivent chez leurs malades que long-tems après que le sang a été tiré.

Si l'on consulte la Chymie pour mieux connoître la nature du sang, & en tirer des conséquences pour la pratique, elle nous apprendra qu'il en sort d'abord du phlegme, ensuite un esprit volatil. En augmentant le feu, il donne avec l'esprit volatil une huile jaune, un sel volatil en forme concrete, une liqueur rousse qui a une forte odeur d'alcali volatil; enfin, une huile fétide fort épaisse. Le *caput mortuum*, qui reste dans la cornue, étant brûlé à feu ouvert, ne laisse pas appercevoir d'alcali fixe dans les cendres.

Plusieurs Chymistes célebres prétendent que l'alcali volatil est ici l'ouvrage du feu ; mais sans soumettre le sang à l'épreuve du feu, on trouvera dans le sang putréfié l'alcali volatil tout formé. Chacun sait que ce principe est le produit de la putréfaction, ou, ce qui est la même chose, du dernier degré de fermentation. Le sang, de même que toutes les autres matieres animales, n'est, à proprement parler, susceptible que de putréfaction. Il commence cependant par s'aigrir un peu avant de se putréfier. Cette espece de petite fermentation acide est encore plus sensible dans la chair, sur-tout dans celles des jeunes animaux, tels que les veaux, les agneaux, ou autres qui ne vivent encore que de lait ou de végétaux.

Boerrhaave, & quelques autres Chymistes, ne font aucune mention d'acide dans l'analyse du sang. M. *Homberg*, au contraire, dit expressément (*l*) avoir retiré constamment un acide du sang & de la chair de différentes sortes d'animaux, dans un grand nombre d'analyses qu'il en a faites. L'autorité de *Boerrhaave* est respectable & d'un grand poids; d'un autre côté, les expériences de M. *Homberg* sont bien suivies, paroissent faites avec grand soin, & sont positives. Cette diversité apparente dans les mêmes analyses, rapportées par deux grands hommes, a déterminé M. *Macquer*, célebre chymiste, à faire lui-même l'analyse du sang, & à examiner scrupuleusement tous les principes qu'il fournit (*m*).

C'est dans cette liqueur rousse, qui passe à la fin de la distillation, que M. *Homberg* assuroit qu'étoit contenu l'acide animal, séparé de l'alcali volatil, & non pas uni avec lui sous la forme d'un sel ammoniacal. M. *Macquer* a vu que cette liqueur contenoit effectivement un acide, & que ce qui l'empêchoit de se manifester d'abord, étoit la grande quantité d'alcali volatil dont étoit chargée la liqueur. C'est apparemment ce qui a empêché plusieurs Chymistes, qui vraisemblablement ne le soupçonnoient pas, ou ne le cherchoient pas, de l'appercevoir.

Cette analyse du sang, qui est la même pour tous les animaux, soit herbivores & frugivores, soit carnaciers, nous éclairera sur la cause de plusieurs maladies, & sur l'efficacité de quelques remedes. Ce n'est pas

(*l*) Mémoires de l'Académie des Sciences, année 1712.

(*m*) Elémens de Chymie pratique, par M. *Macquer* D. M. P. de l'Académie des Sciences. *Paris* 1751, *tom.* 2, *pag.* 466 & *suiv.*

là le ſeul ſervice que nous rend la Chymie; elle peut nous mettre ſur la voie des médicamens qui ſont à employer, en nous montrant, par diverſes expériences, ce qui réſulte du mêlange de certaines ſubſtances avec le ſang. Elle nous apprend, par exemple, que tous les acides minéraux coagulent le ſang; mais chaque acide lui donne une couleur particuliere. L'acide marin le rend brun; le nitreux le teint en gris, & le vitriolique en noir, excepté cependant l'eſprit de ſoufre, qui eſt le ſeul parmi les acides minéraux, qui s'oppoſe à la concrétion des parties ſanguines. Les acides végétaux rendent ſeulement la couleur du ſang moins vive en rapprochant ſes parties conſtitutives. Le ſang imprégné de l'acide du vinaigre, ne ſe coagule pas comme le ſang abandonné à lui-même; il ſe forme ſeulement au fond quelques grumeaux tendres, dont les parties ont peu de cohéſion. Beaucoup de ſels & de plantes le coagulent: les expériences que l'on feroit à ce ſujet, ſeroient de la plus grande utilité. Les alcalis fixes & volatils le diſſolvent au contraire, & entretiennent ſa fluidité au ſortir de la veine; les huiles légeres eſſentielles le rendent fluide, & lui donnent une belle couleur. Le ſel volatil oléagineux diſſout ſes globules en moins d'une minutte; ce qui peut faire rendre raiſon pourquoi l'eſprit de corne de cerf, pris en grande doſe, cauſe des hémorragies.

Le ſel végétal, la terre foliée, le nitre, le ſel marin, les ſels alcalis, les aromates, l'opium donnent au ſang une couleur brillante; c'eſt-à-dire, que ces matieres empêchent les globules de ſe réunir; c'eſt ce qui eſt prouvé par la fluidité qu'ils lui conſervent. Les Turcs, qui uſent beaucoup d'opium, ont le ſang encore fluide trois ou quatre jours après leur mort.

La décoction de ſabine, de marrube, de quinquina, les ſucs de ſauge, de lavande, d'impératoire, d'abſinte, les eaux tirées de ces mêmes herbes conſervent au ſang la conſiſtance qu'il a dans les vaiſſeaux.

Quant à la limphe, les ſels volatils, qui ſont les productions du feu & de la putréfaction, la diſſolvent. Le ſel de tartre, & le ſavon, n'agiſſent pas auſſi efficacement que ces ſels; cependant ils diſſolvent peu-à-peu la limphe coagulée. Le menſtrue, qui a le plus d'activité, eſt l'eau de chaux; elle diſſout les polypes, & la couenne du ſang des pleurétiques.

Si les alcalis fixes, ou volatils diviſent le tiſſu de la limphe coagulée, les agens contraires rendent plus fermes ſes concrétions: auſſi les acides minéraux, le vinaigre, les matieres aſtringentes & auſtères durciſſent les caillots de la limphe. Ils deviennent même plus fermes ſi l'on jette deſſus du ſel ammoniac: mais de l'action de ces matieres ſur les concrétions limphatiques, il ne faut pas conclure qu'elle ſoit la même ſur la limphe fluide; car les acides végétaux, tels que celui du vinaigre, la tiennent en diſſolution.

Si on verſe de l'eſprit de vitriol ſur la ſéroſité, les parties globuleuſes, ou lenticulaires qui peuvent reſter dans cette liqueur, ſe rapprochent, ſe condenſent, ſe noirciſſent. La ſéroſité reſte la même; l'acide nitreux, verſé ſur la ſéroſité, la rend plus fluide, les globules blanchiſſent dans l'inſtant; l'eprit de ſel produit à-peu-près le même effet; l'eſprit-de-vin, & les huiles eſſentielles, coagulent la ſéroſité, & font l'effet du feu.

CHAPITRE I.

De la qualité du Sang.

ON eſtime le ſang d'une bonne qualité, lorſqu'il coule librement dans les veines; que les humeurs excrémenticielles, qui en ſont ſéparées, ſont elles-mêmes d'une bonne nature; qu'il a la conſiſtance deſtinée à chaque âge, à chaque conſtitution; que la peau eſt brillante, d'un beau coloris; que toutes les fonctions s'exécutent ſans gêne & ſans douleur.

Ses dépravations ſont peu connues dans nos livres. Il eſt des qualités ſenſibles ſur leſquelles on a porté peu de jugemens, ou des jugemens équivoques; il en eſt d'autres qui ne tombent pas ſous les ſens, & ſur leſquelles on n'a pas encore prononcé. L'épaiſſiſſement, la diſſolution, la couleur, l'odeur, la ſaveur ſont ces qualités ſenſibles ſur leſquelles on a encore peu de notions certaines. On n'eſt pas plus inſtruit ſur les qualités inſenſibles; le type particulier du ſang, tel que le ſcrophuleux, ou le vénérien, ne nous eſt connu que par ſes effets.

Cependant, ce n'eſt que par les qualités ſenſibles qu'en juge un Médecin, lorſqu'il eſt auprès du lit des malades. Il ne pourroit ſuffire à ſon travail, s'il falloit qu'il fît l'analyſe chymique du ſang de chaque individu qu'il traite; & la maladie qui feroit toujours ſes progrès, ſeroit arrivée à ſon terme avant qu'il eût fini ſes expériences. Au reſte, après les différentes tentatives qu'on a faites juſqu'à préſent, nous ſommes bien fondés à croire qu'il n'en ſeroit pas beaucoup plus avancé : après diverſes analyſes pluſieurs fois répétées, il trouveroit toujours les mêmes produits & les mêmes réſultats du ſang de l'homme agoniſant, & d'un homme qui jouit d'une ſanté athlétique. Raſſemblons néanmoins le peu de connoiſſances que nous avons ſur cet article. Ne dédaignons pas de jetter un coup d'œil ſur le ſang qui eſt dans les poëlettes; les qualités ſenſibles que nous y remarquerons, pourront, par l'habitude, ſervir à ſtatuer avec moins d'incertitude la nature de quelques maladies.

Le ſang, dont la ſurface eſt blanchâtre & laiteuſe, marque ordinairement que la ſanguification n'étoit pas encore faite lorſqu'il a été tiré. C'eſt une portion de chile qui n'a pas été encore aſſimilée, & qui ſurnage. On peut faire cette remarque ſur les Oies bien nourries, qu'on égorge après leur avoir donné bien à manger (*n*).

Le ſang qu'on tire dans les maladies inflammatoires, eſt couenneux; il

(*n*) *Anſeres ſani bene ſaginati, ſanguinem mittunt ſemilacteum, è contra verò qui non adeò ſunt bene ſaginati rubicundum.* Ettmullerus, *in fol. tom.* 2, *part.* 2, *pag.* 94, de Chirurgiâ tranſfuſoriâ.

l'eſt auſſi dans les affections rhumatiſantes, dans tous les cas de tranſpiration arrêtée, lorſque le vent du Nord a ſouflé pendant long-tems. Quelquefois, quand l'inflammation eſt vive, il eſt vermeil & couleur de feu; nous l'avons remarqué ainſi dans pluſieurs états inflammatoires ſourds, où les accidens étoient plus conſidérables que la fievre qui les accompagnoit. *Baillou* nous en avertit en parlant de la conſtitution automnale de l'année 1570. *In malignis temporum conſtitutionibus præſertim cum febres ἀσπώδεες vexant & ægri uruntur, ſæpiſſimè detrahitur laudabilis ſanguis magno ægrorum & virium detrimento, ſerum nullum aut paucum, floridus ſanguis.* Nous en avons dit plus haut la raiſon.

Celui qu'on tire dans les affections catharrales, eſt couvert d'une gelée ſouvent verdâtre; celui qu'on tire à un goutteux, encore dans la vigueur de l'âge, & d'un bon tempéramment, n'offre que l'aſpect d'un ſang inflammatoire, ſemblable à celui que l'on tire à un homme actuellement attaqué d'une pleuréſie; il y a ſeulement cette différence, que celui des goutteux nage dans une plus grande quantité de ſéroſité, & contient beaucoup moins de parties rouges; ſa ſurface forme une pellicule coriace & fort élaſtique. Si au contraire le goutteux eſt foible, & s'eſt trop livré dans ſa jeuneſſe aux excès du libertinage, ſon ſang contient encore moins de parties globuleuſes rouges, dont la maſſe tire un peu ſur le noir. Il nage dans une très-grande quantité de ſéroſité verdâtre, & un peu ſalée au goût; ce ſang devient puant immédiatement après avoir été refroidi. Ce ſont là les caractères de l'appauvriſſement & de la cauſticité des fluides qui annoncent la goutte ſcorbutique & rhumatiſante. (*o*)

Dans les cachectiques le ſang eſt pâle: celui des pulmoniques ſe réſout preſque tout en eau; il forme dans les poëlettes une petite iſle, ou une eſpece de champignon au milieu d'une ſéroſité abondante.

Dans toutes les maladies où les ſolides manquent d'action, il eſt pâle, dans l'état d'atonie, dans les pâles couleurs, il eſt décoloré; ce n'eſt qu'une eau teinte dans la leucophlegmatie & l'hydropiſie. Dans la diſſolution réelle, qui accompagne les maladies putrides, dans le ſcorbut avancé, où la ſaignée eſt mortelle, le ſang n'eſt qu'une liqueur jaune & âcre, dans laquelle flottent quelques globules déſunis (*p*).

Dans les fièvres peſtilentielles & pétéchiales, le ſang qui ſort par les hémorragies ne ſe coagule pas. Le ſang tiré des veines des ſcorbutiques ne compoſe qu'une maſſe à demi-figée, laquelle eſt ordinairement d'une couleur livide, ou plus foncée que dans l'état naturel (*q*).

Quelques Praticiens ont obſervé que le ſang marbré à ſa ſuperficie, lorſqu'il eſt refroidi, dénotoit qu'il viſoit à la pourriture; d'autres ont obſervé que le ſang & ſa ſéroſité donnoient une mauvaiſe odeur; ce qui arrive rarement, & ce qui annonce une mort prochaine, avec ſoupçon de contagion (*r*). *Fernel* aſſure que le ſang que l'on tiroit dans quelques

(*o*) Traité pratique de la goutte, par M. Coſte, *in-12, Paris* 1768, 3e. *édit. pag.* 32.

(*p*) Hiſt. nat. de l'homme malade, *tom.* 1, *pag.* 387.

(*q*) *Huxham*, eſſai ſur différentes eſpeces de fièvres, *pag.* 50.

(*r*) *Schenckius, in obſe* 3. pag. 418.

fiévres putrides, étoit non-seulement d'une odeur fétide, mais putride & dissous. *Morton* a observé que le sang tiré à une femme qui avoit une fiévre maligne, avoit été si puant, que le Chirurgien, & ceux qui étoient présens, manquerent de tomber en sincope. *Huxham* rapporte que, dans des fiévres pétéchiales, le sang puoit aussi-tôt qu'il étoit tiré.

Il seroit à souhaiter que nous eussions un plus grand nombre d'observations de ce genre, les Médecins cliniques auroient un degré de certitude plus grand dans leur diagnostique & leur prognostique. C'est une portion de travail que nous abandonnons à ceux qui, jeunes encore, ont le tems, la capacité & le zele, pour se livrer à de longues expériences utiles à leur art. En attendant, nous proposerons nos réflexions, appuyées sur la nature du sang même. Nous avons admis dans le sang trois parties différentes ; la partie rouge, la limphe & la sérosité : ces trois parties peuvent pécher par leur quantité & par leur qualité.

La partie rouge péche par sa quantité trop grande ou trop petite. La masse du sang est d'autant plus dense, que le rapport de la partie rouge à la partie séreuse est plus grand, & d'autant moins dense que la sérosité domine davantage. La chaleur est aussi d'autant plus grande, que les globules rouges sont plus multipliés, non-seulement parce qu'ils sont sulphureux & très-inflammables, mais aussi parce que les frottemens sont plus considérables, à raison de la densité qu'ils occasionnent au fluide où ils dominent. Il reste encore beaucoup de recherches à faire sur cet article. Il y a lieu de présumer que cette partie globuleuse domine dans les sanguins, les bilieux & les colériques, & qu'elle est la cause principale des maladies particulieres auxquelles ces tempéramens sont enclins. Elle est au contraire en très-petite quantité dans les constitutions séreuses, dans les femmes qui ont les pâles couleurs, & dans ceux qui viennent d'éprouver quelque hémorragie.

Elle péche par sa qualité, lorsqu'étant trop attenuée, elle passe dans des extrêmités capillaires, qui n'étoient pas faites pour la recevoir, alors elle y forme des stases, qui sont des vraies marques de corruption ou déja faite, ou prête à se faire : on en a des exemples dans le scorbut & les fiévres pétéchiales.

Il en est de même de la limphe, sa quantité est trop grande ou trop petite ; la quantité trop grande occasionne des catharres, qui prennent leur écoulement par les narines, la trachée, l'ésophage & le bas ventre. Quelquefois elle se porte vers les articulations, & produit la noueure & la goutte. Cette quantité est trop foible dans le marasme, où le corps cesse de prendre nourriture.

Lorsqu'elle péche par sa qualité, elle est d'autant plus âcre que la partie gélatineuse & la muqueuse ont été plus attenuées, plus animalisées, & que le sel ammoniacal est plus développé, plus à nud, & la sérosité moins abondante. Elle est d'autant plus douce, qu'elle contient plus de parties aqueuses, & que les muqueuses & les gélatineuses sont rapprochées de l'état mucilagineux, de l'état végétal. (*s*) Nous obſerverons ſeulement que, dans ce cas, la limphe prend différens degrés de conſiſtance, & nous en donnerons un exemple en parlant des écrouelles. C'eſt elle auſſi qui eſt infectée dans la vérole, & qui, par ſon épaiſſiſſement, produit mille ſymptômes honteux.

Si c'eſt la ſéroſité qui péche par ſa quantité trop grande, le ſang paroît diſſout; c'eſt ce que l'on remarque dans la leucophlegmatie, & quelques eſpeces d'hydropiſies. Lorſqu'elle péche par ſa quantité trop petite, le ſang eſt ſec & inflammatoire; c'eſt ce que l'on remarque dans les maladies qui arrivent à la ſuite de ſueurs trop abondantes, ou de l'abus des diurétiques chauds. Sa qualité, bonne ou mauvaiſe, ſe manifeſte par la tranſpiration ou par les urines.

Tels doivent être les vices du ſang en le conſidérant ſous cet aſpect; mais il peut encore en contracter d'autres ſi on le conſidere comme ſource de toutes les humeurs. Il doit ſans ceſſe ſe décharger d'une certaine portion de parties récrémenticielles, qui, après avoir ſervi à des uſages particuliers, ſont expulſées hors du corps. Lorſqu'elles n'en ont pas été ſéparées dans une proportion déterminée, il en réſulte une ſurabondance dans la maſſe; ſi au contraire il s'en ſépare trop, elles manquent à la maſſe, l'appauvriſſent, & l'empêchent de former cet enſemble pour l'entretien de toutes les fonctions & de la vie: c'eſt ce que l'on obſervera dans les maladies des organes ſécrétoires. Dans l'ictère, par exemple, la bile, qui ne ſe ſépare pas dans le foie, ſéjourne dans la maſſe, & donne des preuves manifeſtes de ſa ſurabondance, par la couleur ſaffranée qu'elle laiſſe ſous la peau; dans les dévoiemens bilieux, au contraire, la peau eſt pâle, le viſage eſt défait, le corps maigrit. Il en eſt de même de toutes les autres humeurs excrémenticielles; elles ne peuvent être arrêtées, ou couler avec trop d'abondance, ſans occaſionner quelque déſordre. Comme pour décharger le ſang de ces parties, qui lui deviennent étrangeres, il faut rétablir dans leurs droits les viſcères deſtinés à ces ſéparations, nous renvoyons le traitement de ces vices du ſang aux articles qui concernent les maladies des organes mêmes.

Si pluſieurs de ces excrétions ſont retenues en même tems, elles diſpoſent le ſang à la pourriture. Ces débris du ſang, qui ne peuvent pas s'échapper par leurs couloirs, ſéjournent dans la maſſe, & corrompent en peu de tems le reſte: c'eſt ce qui donne lieu aux fiévres putrides. En effet, lorſque les urines ne ſe ſéparent pas dans les reins, tout ſe corrompt, le cerveau s'affecte, il y a de la pente au ſommeil. Admettez encore quelque engorgement vers le foie, une ſuppreſſion de tranſpiration, & des matieres fermentantes, qui croupiſſent dans les premieres voies, & vous en déduirez toute la théorie des fiévres putrides de différens genres: car, par le terme de fiévre putride, il ne faut pas entendre une pourriture réelle & complette dans les vaiſſeaux; elle ne peut y exiſter tant

(*s*) Voyez ce que *Boerrhaave* a dit ſur les différentes eſpeces d'acrimonies.

que

que la vie subsiste. Il faut entendre seulement une disposition à l'alcalescence; disposition dont la réalité se montre plus ou moins promptement après la mort.

Outre ces vices, qui sont inhérens à la nature du sang, il en est d'autres qu'il peut contracter par sa communication avec des causes externes. Tels sont les vices qu'il contracte par le mêlange des parties étrangeres qui s'y insinuent, comme le virus vénérien & le mercure qu'on emploie pour le détruire : tous ces vices doivent être traités sous le titre de qualités du sang, & nous les rangerons dans la classe qui leur convient.

Qu'on ne s'effraie pas de la multiplicité de toutes ces divisions & subdivisions ; il falloit nécessairement analyser ainsi une matiere aussi compliquée, pour la mettre dans un beau jour. Il en coûtera bien moins au Lecteur pour se l'inculquer dans la mémoire, qu'il n'en a coûté à l'Auteur pour débrouiller ce chaos. Sans cette analyse, il auroit suivi les mêmes plans adoptés jusqu'à présent, qui sont tous défectueux, & ne jettent que peu de lumiere dans l'esprit d'un Praticien. Qu'on ne nous dise pas qu'à force de pulvériser la matiere, nous l'avons rendue impalpable. Si nous avons divisé notre sujet, pour éviter la confusion, nous avons su également mettre un terme à nos divisions; si nous avons été un peu au-delà des bornes connues jusqu'alors, c'est que nous avons fait réflexion que l'on ne fait rien, ou que l'on fait mal, quand l'on fait sans ordre; que l'on n'enseigne rien, ou que l'on enseigne mal, quand l'on enseigne sans méthode. On a traité jusqu'à présent un peu trop confusément divers sujets de Médecine pratique, pour que les jeunes éléves ne soient pas embarrassés le plus souvent auprès du lit des malades, & pour déterminer avec sûreté la cause des maladies. Mais ne retardons pas notre marche par des discussions qui nous feroient sortir hors de notre sujet; entrons en matiere.

ARTICLE I.

Vices de la partie rouge du Sang.

CES vices roulent sur la quantité & la qualité, comme nous l'avons déja dit. La quantité est trop grande ou trop petite. Par sa qualité, la partie globuleuse rouge peut être trop compacte ou trop dissoute. Nous donnerons des exemples de chacun de ces vices, afin que l'on puisse en classer par la suite les maladies qui y auront quelque rapport.

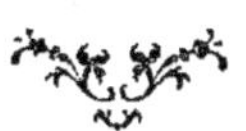

PARAGRAPHE I.

Quantité trop grande de la partie rouge du Sang.

LA partie rouge du sang peut être trop abondante, soit dans toute la masse, soit dans quelque organe particulier où elle s'est rassemblée ; c'est ce que nous allons examiner.

MEMBRE I.

Quantité trop grande de la partie rouge du Sang dans toute la masse.

M. *Senac* a remarqué clairement, après bien des tentatives, que dans les corps où cette partie rouge est très-abondante, elle ne forme pas plus d'un cinquieme des fluides qui sont renfermés dans les vaisseaux sanguins. S'il arrive donc que cette partie rouge fasse le quart de la masse, il en doit résulter quelque inconvénient, & cet excès dérange la véritable crase du sang, ainsi que la nature des secrétions.

Mais comment connoître si la partie rouge domine dans toute la masse? ce n'est qu'à la couleur du sang même qu'on peut s'en appercevoir. Plus les globules sont multipliés, plus ils sont pressés & rapprochés les uns des autres, plus aussi ils produisent une couleur noire & foncée ; dès qu'ils sont éloignés, dès que l'eau les écarte, en s'introduisant dans leurs interstices, ils reprennent la couleur rouge. Si lorsque le sang est noir & coagulé au fond des poëlettes, on le délaie dans l'eau, les globules, en s'écartant les uns des autres, reprennent leur couleur pourprée & brillante.

Il est des tempéramens où le sang est très-épais, d'un rouge très-foncé ; tels sont les tempéramens mélancoliques & atrabilaires. Les personnes robustes, ou sans cesse fatiguées, & les vieillards ont le sang noir & épais. Il y a donc lieu de présumer que la partie globuleuse du sang domine dans ces sortes de constitutions. Les maladies auxquelles ces constitutions sont le plus sujettes, indiquent en même-tems les accidens qui doivent naître de la surabondance de la partie rouge dans la masse ; c'est-à-dire, les maladies qui pullulent de la partie la plus dense, la plus pésante, la plus sulfureuse du sang. Or ces maladies sont différens arrêts qui se font dans les organes, tels que les obstructions du foie, de la rate, des sinus de la dure-mere ; delà naissent la mélancolie, l'hypocondriacisme & la folie. Toutes ces maladies sont chroniques & sans fiévre, parce que c'est la partie dense du sang qui les produit, qu'elle est difficile par conséquent à remuer, & qu'il faut du tems pour la mouvoir & l'atténuer.

Lorsque les maladies que nous venons de nommer reconnoîtront cette surabondance de la partie rouge, on ne pourra les dompter qu'en combattant cette cause. Pour y parvenir, on employera le régime & les remedes.

Le régime doit être simple, délayant, rafraîchissant ; il faut user plutôt des végétaux que des animaux : & parmi les végétaux, choisir les aqueux, tels que les laitues, les bettes, &c ; les chicoracées, tels que les pissenlits, la chicorée, &c ; les cucurbitacées, tels que les concombres, les melons, les potirons, &c. Le chile que fourniront ces plantes, sera moins fécond en parties rouges. Les végétaux donnent un suc moins nourrissant que les animaux ; delà vient que ceux qui ne sont pas accoutumés au régime maigre, supportent plus difficilement le jeûne, que lorsqu'ils usent d'alimens gras. Ceux qui sont carnaciers sont plus sujets à la pléthore, & ne sont pas obligés, pour entretenir leurs forces, de prendre aussi souvent des alimens, ni d'en prendre un volume aussi considérable. Les acides végétaux doivent fondre la partie rouge, & diminuer le nombre des globules. Si vous mêlez du vinaigre distillé avec le sang, les globules disparoissent au milieu de ce fluide. Il y a des poissons qui ne fournissent qu'un suc aqueux & très-peu de mucilage ; ce sont ceux-là qu'il faut choisir & préférer à la viande. Evitez les farineux non fermentés, les aromates, les stimulans, les vins forts & épais ; faites un exercice modéré, & long-tems continué ; fuyez l'oisiveté & les études trop sérieuses ; livrez-vous à la gaieté, & fuyez toutes les occasions qui vous porteroient à la tristesse.

Les remedes doivent être tempérans, atténuans, émolliens, aqueux : les bains tiédes seront aussi utiles ; car tout ce qui tendra à fournir beaucoup de sérosité au sang, étendra sa partie rouge, & empêchera les globules de se rapprocher. Ajoutez qu'en ramollissant les fibres, vous diminuez la pression que le sang souffre dans les vaisseaux, & qu'il doit être par conséquent moins dense : c'est par cette derniere raison que la saignée est souvent utile. Ce traitement conviendra également aux mélancoliques, comme aux hypocondriaques, aux fous, comme atrabilaires ; parce que ces affections, dans ces circonstances, procedent de la même cause, & qu'en détruisant la cause, vous détruisez l'effet. Nous proposerions encore, dans ces circonstances, une infusion *d'Arnica*. Quoique l'expérience ne nous ait rien appris à ce sujet, l'analogie nous conduit à croire qu'elle pourroit être le spécifique des maladies produites par une pareille cause. On sait que, prise intérieurement, elle attaque les globules du sang, & qu'elle dissipe en peu de tems le sang épanché & coagulé dans les meurtrissures. C'est pour cette raison que nous proposerions aussi le suc de *cerfeuil*, ou son infusion. L'expérience fait voir que cette plante, pilée & appliquée sur les contusions, les dissipe en peu de tems. On donne encore avec succès son suc, tiré par expression, aux personnes qui, après de grandes chûtes, courent risque de perdre la vie à cause du sang épanché & caillé. C'est sans doute à cause de cette qualité attenuante, que le *cerfeuil* est regardé depuis long-tems comme propre à purifier le sang, à lever les obstructions des viscères, & à guérir les engorgemens du foie. Le suc de la racine de sceau de *Salomon*, pilée toute fraîche, guérit également les meurtrissures, & mérite par conséquent d'être employée aussi dans les occasions où il faut fondre la partie rouge du sang. Nous préférerions volontiers ces remedes, pris dans nos contrées, aux racines de *polygala* & de *serpentaire de Virginie*, tant vantées pour dissoudre le sang trop épais & même couenneux.

Un Abbé gras, robuste, âgé de 35 ans, si replet que sa peau en étoit violette, devint triste, inquiet, craintif, & perdit le sommeil & la raison. On le saigna à plusieurs reprises, & son sang étoit très-riche en parties rouges; sa raison sembloit revenir en proportion qu'on faisoit couleur son sang; ensuite il fut baigné & mis à une diéte rafraîchissante. Il rentra tout-à-fait dans son bon sens. Comme il n'avoit aucun vice dans les organes de la digestion, & qu'il avoit bon appétit, il prit beaucoup de nourriture, sans faire beaucoup d'exercice; & sa raison s'égara une seconde fois au bout de trois mois. Il fallut repandre de nouveau beaucoup de sang: on le mit à une diéte sévere, & peu nourrissante; & depuis plusieurs années, nous n'avons pas entendu parler qu'il ait eu quelque rechûte.

Un homme, âgé de 60 ans, hypocondre, dormant beaucoup, ne sortant pas de sa chambre, & usant d'une nourriture fort succulente, est accablé tous les six mois par le poids de son sang très-riche en parties rouges. Son visage devient pourpre, ses mains & ses jambes sont d'un violet livide; les accidens vaporeux augmentent, le pouls s'éleve, les forces sont abbattues, & une saignée ou deux ne tardent pas à rétablir tout dans l'équilibre, jusqu'a ce qu'il survienne une nouvelle rechûte.

Un homme de 45 ans, bien constitué, bien nourri, un peu borné du côté de l'imagination, livré à la bonne chere, ne pouvoit boire deux verres de vin sans être yvre. Ses vaisseaux étoient si pleins, que son visage étoit d'un violet brun. Je le fis saigner deux fois, son sang étoit épais & d'un rouge foncé; bientôt il put boire comme les autres, sans craindre l'yvresse.

Ces observations nous menent à une conséquence qui nous paroît juste; c'est que le sang qui est le plus riche en parties globuleuses, est celui qui produit les maladies qui intéressent le plus l'ame; delà, nous concluons encore que les anciens Philosophes n'avoient pas tort d'attribuer au sang la folie, la bêtise & l'imbécillité. *Fatui à sanguine.*

MEMBRE II.

Quantité trop grande de la partie rouge du Sang rassemblée dans un organe particulier.

LORSQUE le sang a parcouru toutes les parties du corps, & qu'il s'est débarrassé dans différens philtres de ses parties, tant récrémenticielles, qu'excrémenticielles, il arrive enfin aux racines de la veine cave, à la veine cave elle même, pour être reporté au ventricule droit du cœur, & recommencer son cours comme il l'avoit déja fait. Ce sang arrivé à la veine porte est noir, grossier, compact, pésant; on imagineroit que ce n'est plus que la lie du sang dont toutes les parties les plus déliées sont reſtées dans les philtres par où il a paſſé ; mais le ſang ſi noir n'en eſt pas moins bon. Il n'eſt ſi noir, que parce qu'il eſt dépouillé de ſa ſéroſité, & que parce que les parties rouges ſont fort rapprochées, comme nous l'avons déja prouvé. Cependant ſi ces parties rouges ſont tellement rapprochées, qu'elles ne remontent que très - difficilement vers le foie, alors elles forment des gonflemens dans les vaiſſeaux & des varices. Comme ces ſtaſes particulieres ſe font dans la veine porte & ſes racines, elles donnent lieu aux hémorroïdes. Quelquefois, mais plus rarement, ces ſtaſes ſe font vers l'eſtomac, & produiſent cette maladie, qu'*Hippocrate* a nommée *maladie noire*.

Avant de traiter de ces dernieres maladies, nous ferons une réflexion qui peut être intéreſſante dans le cours de la pratique. Suivant l'expoſé que nous venons de faire, on a vu combien le ſang étoit, pour ainſi dire, appauvri en rentrant dans le ventricule droit du cœur ; ce ne ſera qu'en repaſſant dans le ventricule gauche, qu'il pourra s'enrichir en ſe mêlant avec une certaine portion de chile, chile qui le rafraîchira & lui rendra ſa premiere fluidité. La néceſſité de prendre de la nourriture ne vient donc pas tout-à-fait de la néceſſité de réparer les pertes qu'on a faites par la tranſpiration, les excrétions & le mouvement. La néceſſité de réparer le ſang, qui s'altère par des circulations & de frottemens continuels, eſt une cauſe conjointe. On conclura delà que les diétes trop ſéveres, & les jeûnes trop auſtères ſont très - blâmables ; qu'ils ſont d'autant plus dangereux, que les circulations ſont plus rapides, comme il arrive dans l'enfance & la jeuneſſe ; que dans le traitement des maladies, même les aiguës, il faut avoir égard à ce renouvellement du ſang, & ne point porter la rigueur de la diéte juſqu'à l'excès. Lorſque les jours les plus critiques ſont paſſés, que l'éréthiſme du pouls eſt ceſſé, qu'il n'y a plus qu'un peu trop de vivacité dans les battemens de l'artère, que la langue ſe nettoie, que le goût commence à ſe manifeſter, il eſt tems de ſonger à accorder un peu de nourriture au malade. La tempête n'eſt pas encore finie, il eſt vrai, les flots viennent encore battre le rivage ; mais les momens du naufrage ſont paſſés, & il y auroit plus de riſques à courir en laiſſant le ſang s'alcaliſer par le défaut de parties alimentaires, qu'en lui fourniſſant un peu trop vîte un rafraîchiſſement, dont il ne tardera pas d'avoir beſoin. Combien de fois a-t-on vu une ſoupe légere tranquilliſer les malades, leur procurer un ſommeil qu'ils cherchoient depuis long-tems ? c'étoit le meilleur ſomnifere qu'on pouvoit leur preſcrire. Ce calme ne vient ſans doute que de ce qu'un nouveau chile adoucit l'acrimonie que les liqueurs ont contractée par la circulation trop rapide, & tempére l'agacement des nerfs.

TITRE I.

Des Hémorroïdes.

Les hémorroïdes font des tumeurs variqueufes des veines appellées hémorroïdales. Elles font internes ou externes ; elles font *ouvertes*, c'eft-à-dire, avec écoulement de fang; ou bien elles font *fermées* ou *aveugles*, c'eft-à-dire, fans perte de fang, & font alors fimplement tuméfiées & fort douloureufes. La maladie eft fimple, quand les veines feules font tuméfiées; elle eft compliquée, quand les parties voifines font affectées ou enflammées, ou lorfqu'il y a des excroiffances, qui leur font adhérentes ou pendantes aux environs, & que l'on nomme, à caufe de leur reffemblance, *fics*, *crêtes*, *condilomes*. Elles différent encore par leur nombre, leur groffeur & leur forme. Les unes ont une bafe large, les autres ont une bafe plus étroite; delà vient que quelques unes font ridées, & reffemblent à des mûres, & que d'autres, dont les facs font plus unis, reffemblent à des grains de raifin. Différentes varices qui furviennent aux veines des parties génitales des femmes, ont reçu également le nom d'hémorroïdes par quelques Médecins, à caufe de la reffemblance qu'elles ont avec ces tumeurs, qui viennent à la marge de l'anus; mais il n'eft pas queftion ici de ces fortes de tumeurs.

Nous venons de rappeller à la mémoire les diftinctions reçues jufqu'à préfent ; mais elles ne font pas auffi effentielles pour le traitement que celles que nous allons rapporter. Nous diftinguerons les hémorroïdes en *accidentelles* & en *habituelles*, en *critiques* & en *périodiques*. Ces efpeces doivent fe foudivifer encore en celles qui fourniffent une médiocre, ou une trop grande quantité du fang, & en celles dont le cours eft fupprimé. Les *hémorroïdes accidentelles*, font celles qui arrivent à des perfonnes bien conftituées, qui n'y étoient pas fujettes. Les *hémorroïdes habituelles*, font celles qu'entraînent avec elles certaines conftitutions. Les *hémorroïdes critiques*, font celles qui furviennent à une maladie, & qui annoncent fon jugement. Les *hémorroïdes périodiques*, font celles qui ont coutume de revenir au bout d'un certain efpace de tems déterminé. Lorfque ces différentes efpeces d'hémorroïdes ne fourniffent pas de fang au-delà des forces du patient, il n'y a rien à en craindre ; mais lorfque le flux hémorroïdal eft trop abondant, ou dure trop longt-tems, il expofe la vie, & exige des fecours de la part de l'art & de l'artifte; enfin le flux hémorroïdal peut être fupprimé dans le tems qu'il devroit avoir un libre cours, ce qui occafionne de grands accidens auxquels le Médecin doit remédier. Nous allons entrer dans un plus grand détail fur chacune de ces efpeces, afin que l'on fache quand & comment il faut agir, & quand il faut s'abftenir de prefcrire des remedes.

I. *Des hémorroïdes accidentelles.* On convient généralement aujourd'hui que ce font les embarras de la veine porte qui font la caufe des hémorroïdes; ainfi tout ce qui tendra à produire cet embarras, fera la caufe prochaine de cette maladie. Un régime échauffant, ou un exercice violent qui deffeche le fang, les boiffons de liqueurs fpiritueufes, l'ufage immodéré du café, ou des mets trop épicés, toutes les caufes phyfiques qui occafionnent une pléthore vraie ou fauffe, produiront des hémorroïdes. Lorfque ces hémorroïdes fluent, c'eft un bien. Lorfqu'elles font aveugles, elles font beaucoup de mal, & elles font d'autant plus douloureufes, que la veine réfifte plus à fa dilacération, & par conféquent à l'impulfion du fang, qui fait effort pour diftendre ou brifer fes parois; ce qui attire fouvent une phlogofe dans les parties adjacentes. Dans ce cas, il faut avoir recours à la faignée, pour obtenir du foulagement; mais dans l'un & l'autre cas, il faut s'aftreindre à une diéte rafraîchiffante, au repos & aux boiffons délayantes, chicoracées, nitrées, émulfionnées. Il faut tenir le ventre libre, par le moyen du petit-lait, des pommes cuites, de la caffe, des tamarins, des fruits aqueux & aîgrelets, des légumes rafraîchiffans, des falades, des bouillons avec les plantes potageres, des viandes relâchantes; en un mot, il faut tellement approprier le régime à la caufe du mal, que l'effet en foit détruit. Tels font les moyens qu'il eft néceffaire d'employer avant que d'adminiftrer les topiques, ou dans le tems qu'on les adminiftre.

Ces topiques ne doivent être que des émolliens qui relâchent les tuniques des veines, ou qui calment la douleur. Telles font les fomentations avec le lait, avec les décoctions de cerfeuil, de poirée, de bouillon-blanc, de morelle, de pariétaire, de graine de lin, le fuc de joubarbe, de petite linaire, dite *cimbalaire*. Les oignons, ou les porreaux cuits fous la cendre, & dont on fait un cataplafme avec l'huile rofat, & un peu de faffran, font des remedes très-vantés. L'onguent populeum eft fort eftimé. Rien n'eft meilleur, dit *Chefneau*, pour appaifer les douleurs, que l'onguent de *linaire*. Nous favons que plufieurs perfonnes fe font fervi avec fuccès de la *cimbalaire*, qui eft une efpece de *linaire* (*t*), après avoir affayé inutilement de plufieurs autres remedes. On écrafe cette plante, & on l'applique fur l'anus: elle réfout en peu de tems l'inflammation. L'huile de buis eft préférable à tous les autres remedes, felon *Riviere*, pour calmer les douleurs. On applique une feule goutte de cette huile, ou bien on la mêle avec l'huile de lin. D'autres prétendent que l'huile de fuccin, employée feule, diffipe les tourmens les plus aigus. Le fucre de faturne diffout dans l'eau rofe, & appliqué en fomentation, ne tarde pas à en éteindre le feu infupportable. *Boyle* prefcrit de le fondre dans de bon vinaigre. Quelques perfonnes ont été guéries en appliquant une pommade faite avec de l'ardoife bien pilée, & lavée dans du vinaigre. Pilez des écreviffes, réduifez-les en pulpe, appliquez-les en cataplafme fur la partie fouffrante, on ne tarde pas à être foulagé; quelquefois ce remede guérit radicalement: d'autres recommandent la coquille d'huître calcinée, & réduite en poudre fine, dont on fait une pommade avec le fain-doux.

(*t*) *Linaria hederaceo folio glabro*, *feu* cimbalaria *vulgaris*. inft. R. i Herb.

Si nous avons décrit ici quelque médicament répercussif, c'est que nous ne croyons pas qu'il soit dangereux de supprimer les hémorroïdes dont il est question ; ce n'est qu'un symptôme d'un sang échauffé qu'il ne faut pas rendre inhérent à l'individu. On pourra donc employer encore utilement le remede suivant. On dit que l'Empereur *Charles Quint*, après avoir éprouvé un grand nombre de recettes, fut enfin guéri par le vernis dont se servent les peintres. Ce vernis se prépare avec douze onces d'huile de lin, quatre onces de thérébentine de Venise, & trois onces de sandaraque, ou de gomme de génievre : on fait fondre le tout à petit feu. Nous passons sous silence un grand nombre d'autres recettes. Ce sera au malade à les appliquer suivant la commodité, les circonstances, ou le degré de confiance. Nous exhortons seulement à éviter une grande quantité de pommades & de corps gras qui, souvent vantés pour un soulagement momentané qu'ils procurent, augmentent réellement ensuite l'inflammation & les tourmens.

Lorsque les hémorroïdes sont internes, on sent un poids sur le siege, on a de la difficulté à aller à la selle, & à prendre des lavemens : alors il n'est pas aisé d'y porter quelques topiques qui adoucissent le mal. Les suppositoires, faits avec le beurre de cacao, & introduits dans le rectum, procurent du soulagement. Un des meilleurs moyens est de s'asseoir au-dessus de la vapeur de l'eau chaude ; cela les fait paroître souvent en-dehors, diminue la phlogose, & met plus à portée d'y placer quelque liniment ; mais astreignez vous sur-tout à un régime adoucissant, relâchant & rafraîchissant. Tenez-vous toujours le ventre libre par les moyens indiqués. Vous empêcherez que les excrémens, par leur dureté, ne blessent ou ne fatiguent le rectum ; vous éviterez le séjour des matieres âcres qui, par leur action & leur fermentation gonflent, irritent, picotent & tiraillent les gros intestins ; vous rendrez la circulation plus libre dans tous les vaisseaux qui rampent dans le bas-ventre ; en un mot, par cette conduite, vous obtiendrez une guérison plus prompte, & un soulagement plus notable, que par l'application de tous les topiques imaginés jusqu'à présent, & colportés par tous les charlatans.

II. *Des hémorroïdes habituelles.* Les personnes qui y sont le plus sujettes, sont les mélancoliques ; celles qui sont toujours assises, étant appliquées à l'étude ; celles qui, après avoir vécu dans un certain exercice, se retirent de leur profession pour vivre dans le repos ; celles qui ayant mené une vie frugale & exercée, passent dans une condition meilleure, adoptent un régime plus nourrissant & plus succulent, prolongent leur sommeil & évitent le travail ; celles qui vivent d'alimens propres à engendrer un sang grossier, ou qui se livrent sans reserve au chagrin ; celles qui cessent tout-à-coup de se faire tirer du sang après s'être accoutumées à cette évacuation pendant une certaine suite d'années ; celles qui, jeunes & vigoureuses encore, vivent dans le célibat & le veuvage, après avoir passé d'heureux jours entre les bras d'un objet chéri ; les femmes sanguines qui ne payent plus le tribut lunaire, & les hommes qui accoutumés au saignement de nez,

nez, ne l'ont plus depuis quelque tems; les personnes constipées qui vont à la selle avec beaucoup de difficulté, & qui font des efforts considérables pour chasser les excrémens durcis. Au bout d'un certain tems ces personnes ont un teint qui leur est propre, & qui annonce leur infortune; ce teint est d'une couleur citrine, tirant sur le verdâtre.

Après cet exposé, il est évident qu'un seul traitement ne peut suffire pour combattre tant de causes, & qu'il doit être varié suivant les indications. C'est au Médecin, selon sa prudence, à prescrire les saignées pour diminuer la pléthore, à changer le régime, & à en ordonner un plus convenable, à tempérer l'effervescence ou l'âcreté des humeurs, à diminuer les résistances dans les vaisseaux qui rapportent le sang au foie, à conseiller les topiques qui sont convenables; car dans les circonstances présentes, ils peuvent devenir très-dangereux.

Si ces hémorroïdes sont fluentes, & ne répandent que peu de sang, il faut les laisser couler librement. L'expérience fait voir que cet écoulement met presque toujours la tête & la poitrine à l'abri de grands accidens, & c'est toujours un bien quand les hémorroïdes fluent dans les affections de ces viscères, à moins que les malades ne soient déja épuisés par le traitement, ou la longueur du mal: ce flux est utile aux mélancoliques, & les préserve de la folie (*u*). On a vu même la folie être guérie par un flux hémorroïdal. Il est salutaire à ceux qui souffrent des reins, à ceux qui n'ont plus de saignement de nez, & aux femmes sanguines, dont les regles sont arrêtées. Sa suppression occasionne des engorgemens au foie, d'où s'ensuit l'hydropisie, ou des engorgemens aux poumons, d'où s'ensuit la phthisie (*x*).

Si ces hémorroïdes sont aveugles, & font beaucoup souffrir, il faut y appliquer les sang-sues, qui en vuideront les sacs, & procureront beaucoup de tranquillité; on peut réitérer leur application sans aucun inconvénient, & on doit la préférer à la ponction faite avec la lancette. Il est vrai qu'il reste souvent un suintement continuel à la suite de ces ouvertures; souvent aussi ces hémorroïdes aveugles le donnent par elles-mêmes, comme nous le dirons, ce qui incommode les gens propres, les jette aussi dans la crainte d'avoir une fistule, & les détermineroit volontiers à se faire faire l'opération. Qu'ils se rassurent, ce suintement muqueux n'est qu'incommode, & n'exigera, pour la propreté, que de changer plus souvent de linge. Ce seroit s'exposer, que de se soumettre à l'opération pour en guérir radicalement. Outre les risques de l'opération, la guérison radicale est incertaine & dangereuse. *Hippocrate* veut que quand on tente d'extirper les hémorroïdes, on en réserve au moins une pour suppléer par son écoulement au sang que devoient fournir les autres (*y*). Cependant, si l'on étoit tellement décidé à se débarrasser d'une pareille infirmité, qu'on ne se serve que de remedes qui, sans altérer la constitu-

(*u*) *Melancholicis & nephriticis hæmorroïdes supervenientes, bono sunt.* Hipp. *aphor.* 11, *sect.* 6.

(*x*) *Si ora venarum solita sanguinem fundere, subitò suppressa sunt, aut aqua inter cutem, aut tabes sequitur.* Celsus, liv. 1, cap. 7, pag. 67.

(*y*) *Diuturnos curanti hæmorroïdas, nisi una quæpiam servetur; periculum aquæ inter cutem vel tabis impendet.* Hipp. *aphor.* 12, *sect.* 6.

tion, donnent au sang cette fluidité nécessaire, pour ne pas s'arrêter dans les veines qui ont le moins d'action, ou qui donnent aux solides assez de ressort pour chasser les fluides qui les embarrassent. Le mars est un spécifique contre cette maladie, selon *Mayerne*. Il enleve efficacement les obstructions des viscères, fait couler la bile noire, & fortifie tout le sistême vasculaire; delà vient que les eaux minérales acidules & ferrugineuses sont fort salutaires. *Ettmuller* assure que la petite chelidoine (ʒ) surpasse tous les autres remedes dans cette occasion. On peut encore consulter *Solenander* (*a*) sur les vertus de cette plante dans la cure de cette maladie : toute la plante est émolliente & incisive. On bassine les hémorroïdes, même ulcérées, avec le suc, mêlé avec du vin ou avec de l'urine du malade. On en mange les racines. On ceuille les racines au mois de Mars, pour les mettre avec du beurre frais, & en composer un onguent pour les hémorroïdes. M. *Chomel* dit, dans son Histoire des plantes usuelles, avoir confirmé, par l'expérience, ce que tous les Auteurs en disent. Ce qu'il y a de certain, c'est qu'elle dissout très-bien le sang caillé; ce qui doit faire une présomption favorable de ses bons effets dans la cure des hémorroïdes. *Tragus* conseille la poudre, le suc & l'eau distillée de toute la plante, pour les fics & les ulcères qui viennent au fondement.

On n'a pas moins donné d'éloges à la grande scrofulaire (*b*). Toute cette plante est très-résolutive, émolliente, détersive & vulnéraire. Etant fraîche, elle guérit les écrouelles & les hémorroïdes par son usage interne continué long-tems. Si quelqu'un, dit *Sennert*, est tourmenté de vives douleurs d'hémorroïdes, qu'il use dans sa boisson, ou dans ses alimens de la racine, ou des feuilles de scrofulaire, & sa douleur sera tout aussi-tôt appaisée, soit qu'il prenne cette plante en substance seche ou verte, ou en simple décoction.

D'autres prétendent que le romarin, mangé tous les matins, guérit les hémorroïdes : c'est encore un remede à employer, & qui ne peut avoir des suites funestes. Les Médecins de ce siecle se renferment trop dans une méthode générale, & ne font pas assez de cas des remedes particuliers. Aussi ont-ils quelquefois le déplaisir de voir quelques-uns des malades qu'ils ont abandonnés, être guéris par des gens peu instruits, & qui ont trouvé quelques recettes dans de vieux livres de médecine. Nous voulons bien qu'on ait exagéré souvent les vertus médicinales des plantes, mais elles ne sont pas tout-à-fait destituées d'excellentes propriétés, & on ne doit pas regarder comme menteurs une infinité de Naturalistes qui s'accordent à les préconiser dans la curation d'une maladie déterminée.

Pour confirmer ce que j'avance, qu'on me permette de citer l'exemple suivant. Madame de M... âgée de 40 ans, étoit fort tourmentée des hémorroïdes; elle en étoit la martyre depuis très-long-tems, & avoit suivi

(ʒ) On l'appelle encore *petite éclaire à feuille ronde, petite scrophulaire, renoncule à large feuille, herbe des hémorroïdes*. En latin, *ranunculus vernus, rotundifolius, minor*, selon *Tournefort*; d'autres Auteurs la nomment *ficaria, malacocissus minor, favagello, strumea*.

(*a*) *Sect.* 4, *consil.* 20.

(*b*) *Scrophularia nodosa, fœtida*. C. B. Il y en a une autre espece qu'on appelle *scrophularia aquatica major*. C. B. *la betoine aquatique*, l'herbe du siége.

exactement les conseils des plus habiles Médecins, sans obtenir le soulagement qu'elle désiroit. Dans son désespoir, elle écouta les avis d'un homme qui étoit plus Empirique que Médecin : il lui prescrivit deux grains de laudanum, délayés dans un poisson d'eau, pour prendre en lavement dans une petite seringue. Elle fut yvre toute la journée, elle vomit beaucoup, fut souvent à la garde-robe, & dès ce jour fut guérie sans retour. Nous nous sommes demandé plusieurs fois la raison de cette guérison. Celle qui nous a paru la plus plausible, c'est que de même qu'il y a des hémorroïdes produites par le relâchement, il y en a aussi qui sont produites par le spasme, que l'opium détruit : voilà pourquoi *Fréderic Hoffman* fait un grand éloge du camphre dans la curation du flux hémorroïdal trop abondant : c'est à sa vertu sédative qu'il en attribue toute l'efficacité (c).

En me citant moi même pour exemple, je donnerai lieu peut-être à des réflexions utiles. Dès ma plus tendre enfance je fus sujet aux hémorroïdes, & je me souviens qu'ayant tout au plus sept ans, j'eus un flux hémorroïdal assez considérable pour allarmer. Quoique né d'un pere & d'une mere hémorroïdaires, j'étois encore trop jeune pour éprouver les atteintes d'un pareil mal, & pour envahir sitôt une pareille succession. J'en soupçonne une cause déterminante, qui vraisemblablement en a rendu plusieurs autres que moi, victimes malheureuses d'un aussi long tourment. Dans les années les plus prochaines de ma naissance, mon fondement étoit tombé plusieurs fois, & je ne puis attribuer cet accident qu'à l'habitude qu'on avoit de me placer sur une petite chaise percée pour satisfaire à mes besoins naturels, & de m'y laisser trop long-tems. Les nourrices & les gouvernantes ne demandent pas mieux que de se débarrasser ainsi d'un fardeau qui les gêne ; elles s'en font même un mérite, en disant que c'est pour accoutumer les enfans à être propres. Dans cette situation l'anus de l'enfant n'est pas soutenu & tombe aisément, & la chute est d'autant plus certaine que l'enfant crie, ou fait des efforts pour se relever & se retirer de cette prison à laquelle on le condamne quelquefois pour des heures entieres. Peres & meres, vous devriez veiller attentivement sur cet objet de l'éducation physique de vos enfans, il vous a paru peu important jusqu'à présent, mais il en peut résulter les inconvéniens les plus fâcheux pour la suite de la vie. Par cette chute de l'anus les vaisseaux hémorroïdaux sont nécessairement travaillés, & contractent dès ce moment la disposition au gonflement, & par conséquent à une maladie cruelle & rebelle. Depuis cette époque j'ai été tourmenté des hémorroïdes jusqu'à l'âge de quarante ans. Tantôt elles fluoient, tantôt elles n'étoient que gonflées & douloureuses ; tantôt elles m'accordoient un peu de repos ; tantôt elles étoient enflammées suivant que j'étois moins exact dans le régime ou que je prenois plus d'exercice. Persécuté par un mal qui me laissoit peu de relâche, je tentois sans succès plusieurs moyens de me guérir. Les topiques ne furent pas épargnés, & souvent ceux que l'on vantoit comme les meilleurs spéci-

(c) *Tom 4, part. 2, sect. 1, chap. 4, observ. 2,*

fiques, étoient ceux qui me donnoient le moins de soulagement. Enfin lassé de tant de tentatives infructueuses, j'imaginai de traiter la chaleur brûlante que j'éprouvois au fondement par la même méthode dont on traite les inflammations des yeux, partie également très-tendre & délicate. En conséquence j'appliquai sur mes hémorroïdes une compresse trempée dans un peu d'eau-de-vie, mitigée avec un peu d'eau. Cette application fut d'abord très-sensible, mais quelques minutes après j'éprouvai une fraîcheur agréable, qui devenoit pour moi un sûr garant de ma tranquillité. Enhardi par cette premiere épreuve, je mis le lendemain une compresse imbibée d'eau-de-vie pure. Je soutins avec fermeté l'angoisse qu'elle m'occasionna d'abord, & dans ce moment de spasme violent je sentis les sacs hémorroïdaux qui se contractoient. J'en augurai bien, & je ne fus pas trompé dans mes espérances. Le calme qui succéda à mes souffrances, m'annonçoit que je réussirois. Je reïtérai plusieurs fois dans la journée, & au bout de vingt-quatre heures je me servis d'eau-de vie camphrée. Chaque épreuve me devenoit de moins en moins douloureuse, & après cinq ou six jours de ces fomentations, je me trouvai dans un si bon état, que je discontinuai. Voici huit années qui se sont écoulées depuis ce tems, sans que j'aie essuyé aucune atteinte vive d'un mal qui avoit flétri les beaux jours de ma jeunesse. Il faut ajouter aussi que je me suis astreint à quelques loix dont je ne me suis départi que dans les cas de nécessité. Elles paroîtront peut-être minucieuses à ceux qui y ont moins d'intérêts, tandis qu'elles seront importantes pour ceux qui attendent du soulagement dans leurs maux. 1°. C'est de ne se présenter à la garderobe que quand on est aiguillonné par l'envie de soulager son ventre, afin de ne pas faire des efforts inutiles, qui poussent l'anus au dehors, & qui donnent lieu au gonflement des vaisseaux. 2°. C'est de ne pas mettre trop de délai à se présenter lorsque l'envie s'est manifestée, afin que les excrémens prêts à sortir, ne pesent pas trop long-tems sur le fondement & ne dilatent pas trop le rectum. 3°. C'est de se nettoyer avec soin après cette opération naturelle, & de se laver souvent avec de l'eau fraîche, tantôt animée avec un peu d'eau-de-vie, tantôt aromatisée avec un peu d'eau vulnéraire. Cette propreté est un point essentiel. 4°. C'est de s'asseoir après qu'on s'est acquitté de cette fonction. Alors on sent l'anus pour ainsi dire remonter, les sacs hémorroïdaux rentrer dans le rectum, & l'anus se fermer plus exactement. On est même quelquefois obligé de former un point d'appui solide sous le fondement, afin que cette opération se fasse avec plus de promptitude & de facilité. 5°. C'est d'éviter la constipation, & d'user, lorsqu'on en est menacé, d'alimens relâchans. 6°. C'est de ne boire que du vin bien trempé, de s'abstenir des boissons ardentes, spiritueuses, inflammables, échauffantes, & d'approcher le plus qu'on pourra du régime prescrit pour empêcher la coacervation des parties rouges du sang dans les organes.

Nous n'avons rien dit sur les amulettes si renommées & si nombreuses pour la cure de cette maladie, parce que nous vivons dans un siécle si éclairé, qu'il n'y a que les perſonnes peu inſtruites qui puiſſent y avoir quelque confiance. Si on en appelle à l'expérience, nous dirons que nous en avons eſſayé ſur nous-mêmes pluſieurs ſans ſuccès, ſoit pour condeſcendre aux prieres de quelques perſonnes qui s'intéreſſoient à notre ſanté, ſoit pour ne pas paroître rejetter avec un ton trop déciſif les choſes dont nous ne comprenions pas la maniere d'agir. Si on nous objecte que nous manquions de foi, nous répondrons qu'effectivement nous ne méritions pas d'être guéris. Au reſte, nous n'empêcherons perſonne de porter dans la poche au tant de marrons d'inde qu'elle peut avoir d'hémorroïdes, de porter ſur elle la racine de ſceau de Salomon, de ſuſpendre à un fil entre les deux épaules de la racine d'orpin (*Fabaria*, ou *Tulphieme*) obſervant qu'il y ait autant de nœuds au morceau de racine qu'il y a de boutons hémorroïdaux (*d*).

III. *Des hémorroïdes critiques.* Ces hémorroïdes ont cela de particulier, qu'on ne peut en tenter la cure radicale ſans porter un grand préjudice à la ſanté & à la vie. Elles ſont des voies par leſquelles la nature ſe débarraſſe d'un ſang groſſier ou ſuperflu. S'oppoſer à cette délivrance, c'eſt retenir la nature dans les chaînes & l'opprimer. On ne doit donc alors ſe ſervir que de ſimples palliatifs, modérer la douleur, & exhorter les malades à ſoutenir avec patience & courage, un choc qui doit leur épargner de plus grands maux. Il eſt donc néceſſaire de diſtinguer ces hémorroïdes de toute autre eſpéce, & cette diſtinction n'eſt pas heureuſement difficile. Il en eſt qui ſont affectées à de certains tempéramens, il en eſt d'autres qui ſurviennent à de certaines maladies. Les tempéramens mélancoliques & hypocondriaques y ſont ſujets, & le flux hémorroïdal les délivre d'un grand nombre de maux. Les perſonnes ſanguines qui menent une vie oiſive & ſédentaire, qui ont un grand appétit & qui uſent d'alimens ſucculens, y ſont ſujettes auſſi, & le flux hémorroïdal leur eſt ſalutaire. Dans les uns le ſang qui coule par les veines hémorroïdales dégorge la veine-porte, empêche les embarras du foie & de la rate, préſerve des jauniſſes rebelles, des hydropiſies incurables, de maux de tête fâcheux, de vapeurs inſoutenables, de folies biſarres, &c. Dans les autres la portion de ſang qui s'évacue par les veines du ſiége, diminue la pléthore générale du ſyſtême vaſculaire & prévient les inflammations, les hémorragies, & par conſéquent toutes ſortes de phthiſies & de fiévres. Il y auroit donc de la mal-adreſſe ou de l'imprudence de chercher à réprimer ces hémorroïdes par des topiques repercuſſifs, ou par des applications qui durciſſent les tuniques des varices éminentes à l'anus.

Les maladies dans leſquelles les hémorroïdes ſont critiques, ſont celles qui ſe termineroient par une hémorragie. Telles ſont celles qui naiſſent de la plénitude, ou de la raréfaction du ſang; telles ſont pluſieurs ſortes de fiévres. Dans ce tems le flux s'annonce avec les mêmes ſimptômes

(*d*) Voyez les éphémerides d'Allemagne, *decur.* 1, *ann.* 2, *obſerv.* 195, *pag.* 296, *Vedelius & Ettmuller.*

que ceux qui précédent les autres hémorragies. Les nuits sont plus inquiettes, le bas ventre se gonfle, il y a des borborigmes dans les intestins, on sent une tension dans les hypocondres. Le pouls a un caractére qui lui est propre, & que nous reconnoissons par un balancement semblable à celui qui fait présager les régles, ou toute autre éruption sanguine. Voici comme M. *Bordeu* décrit les marques qui caractérisent le pouls hémorroïdal. (*e*) » Ce pouls est inégal comme toutes les autres » espéces de pouls inférieur ; mais c'est d'une inégalité qui lui est par» ticuliere, ses pulsations se ressemblent peu entr'elles pour la force, » & encore moins pour les intervalles ; ces pulsations lorsqu'elles sont » moins inégales paroissent presque toujours tenir de l'état d'irritation : » il y en a néanmoins de tems en tems quelques-unes de plus dilatées, & » où le resserrement est moins sensible ; ces pulsations plus dilatées sont » bientôt suivies de pulsations où il y a du rebondissement... mais ces » diverses pulsations ont cela de commun, c'est qu'on y trouve une sorte » de tremblement assez constant, plus de fréquence & de fonds de » resserrement que dans les autres espéces de pouls inférieur. On sent, » pour ainsi dire, une sorte de profondeur de pouls, & cette profon» deur, jointe au tremblotement des pulsations, semble être le caractére le » plus distinctif entre le pouls des régles & celui des hémorroïdes, &c. » On sent qu'il est de la derniere importance de ne pas s'opposer à cet effort de la nature, & que bien loin d'y résister il faut plutôt l'aider. Dès l'instant que le sang coule, le malade est soulagé, & la fureur des simptômes s'appaise : faites-lui faire usage seulement de fomentations emollientes & de lavemens adoucissans ; évitez toute espéce de saignées, & tout ce qui peut faire une révulsion. Laissez agir la nature sans la troubler, & n'agissez vous-même que quand vous ne pourrez vous en dispenser. Si au contraire le dessein de la nature ne s'accomplit qu'imparfaitement, & que les veines hémorroïdales restent seulement tuméfiées & douloureuses, il faut y appliquer les sang-sues si le cas l'exige, ou les fomentations avec le lait & les décoctions émollientes.

IV. *Des hémorroïdes périodiques.* Le vulgaire des Médecins pense qu'il n'y a que les femmes seules qui soient obligées tous les mois de payer un tribut de leur sang. C'est une erreur dont il pourra se désabuser lorsqu'il voudra y porter son attention. La plûpart des hommes, dans les grandes villes sur-tout, sont livrés à des soins qui les empêchent de prendre un exercice proportionné à leurs forces ; d'autres accablés sous le fardeau des richesses s'imaginent qu'ils cesseroient de passer pour opulens, s'ils savoient se mouvoir. Ces hommes en mangeant autant que le comporte l'énergie de leurs organes digestifs, & ne dépensant pas autant que l'exigeroit la vigueur de leur constitution, accumulent nécessairement des sucs superflus qui leur occasionneroit des maladies graves, & la mort même, si par un effort particulier la nature ne les débarrassoit au bout d'un certain tems d'un poids qui la gêne. Aussi, cette nature prévoyante

(*e*) Recherches sur le pouls, *tom.* 1, *pag.* 131, de l'édition de 1768.

pour rétablir par-tout l'ordre & l'équilibre, accorde-t-elle aux uns tous les mois un flux plus abondant d'urine, aux autres une diarrhée salutaire ; enfin, à quelques-uns, un flux hémorroïdal qu'il seroit aussi dangereux d'arrêter que le flux menstruel des femmes.

Il est nécessaire de distinguer de la dyssenterie, ce flux hémorroïdal. Cette distinction n'est pas difficile à faire. Dans la diarrhée sanglante il y a des coliques & des tranchées très vives, tandis que le flux hémorroïdal se fait sans douleur ; il est peu mêlé avec le reste des excrémens, & presque toujours, c'est par la compression des excrémens sur les veines qu'il arrive. La distinction est un peu plus embarrassante lorsque le sujet hémorroïdaire est attaqué de tenesme en même tems, soit par rapport à la phlogose du sphincter de l'anus, soit par rapport à l'âcreté des matieres qui passent par le rectum. Alors il faut prendre garde à la qualité des déjections. Si ce sont des glaires sanglantes, c'est un flux dyssentérique ; si le sang est pur & peu mêlé avec les excrémens, c'est un flux hémorroïdal. Ces remarques peuvent s'appliquer à tous les cas possibles des hémorroïdes fluentes. Lorsqu'on veut donc se délivrer de l'incommodité des hémorroïdes, & ne pas courir en même tems le risque de perdre la santé, ou la vie, il faut absolument changer de régime & en embrasser un tout opposé ; ce qu'on ne doit faire cependant que par degrés & avec quelque ménagement : car *omnis subita mutatio mala.* Faites beaucoup d'exercice, fuyez la vie sédentaire, ne rentrez plus dans vos cabinets, montez à cheval, prenez l'air de la campagne, soyez plus sobres, accordez moins de tems au sommeil, purgez-vous quelquefois, temperez l'ardeur & l'acrimonie de votre sang, faites-vous saigner quand il y aura des indices de pléthore. Voilà la route que vous devez tenir si vous voulez vous débarrasser d'une infirmité qui vous rapproche tant du sexe pusillanime, sans en avoir les agrémens.

V. *Du flux hémorroïdal supprimé.* Quand le flux habituel ou périodique des hémorroïdes est supprimé, & que ce flux est nécessaire à la santé, ou qu'il produit des accidens graves, tels que les vapeurs, l'hypocondriacisme, la folie, les vertiges, l'épilepsie, les crachemens de sang, l'engorgement du foie, &c. on doit en exciter de nouveau l'écoulement. Pour l'obtenir on recommande beaucoup les remédes où entre l'aloës. Les purgatifs âcres produiront le même effet. Mais ne vous servez pas de ces remédes quand il y a contr'indication, comme hémophthisie, colique, douleurs & disposition inflammatoire dans les entrailles. Employez plutôt les lavemens fréquens, les fomentations, les demi-bains ; & quand les boutons hémorroïdaux se gonfleront, appliquez aussitôt les sangsuës, c'est-là le véritable reméde décisif. Vous en obtiendrez plus en une heure par ce moyen, que par l'usage des autres médicamens pendant quatre jours. Si ce moyen vous déplaît, répugne au malade, ou qu'on n'ait pas occasion d'avoir des sang-suës, servez-vous de quelques remédes indiqués par les meilleurs Auteurs. Faites, par exemple, des frictions à l'anus avec des feuilles fraîches de figuier médiocrement pilées. Comme elles sont rudes, elles usent les tuniques des veines & les disposent à s'ouvrir, d'ailleurs en les appliquant un peu fortement elles rendent un suc laiteux dont l'acrimonie corrode les vaisseaux tuméfiés. Si cela ne suffit pas, on appliquera les suppositoires faits avec l'hiera picra, la pulpe de coloquinte & le miel. Ces suppositoires âcres ont beaucoup de vertu pour exciter le flux hémorroïdal. On peut encore appliquer un cataplasme de fiente de pigeon, de semence de staphisaigre & de celle de lupin.

Ne croyez pas par la saignée remplacer ce flux hémorroïdal; l'expérience démontre le contraire, & c'est une vérité reconnue qu'une hémorragie critique, si peu abondante qu'elle puisse être, soulage plus qu'un grand nombre de saignées. Faites attention que par la saignée du bras vous diminuez bien peu les résistances qui sont à la veine-porte, & que par la saignée du pied, vous augmentez ces résistances. Attaquez donc le mal dans son siége, & rétablissez par les moyens les plus efficaces le flux hémorroïdal lorsque vous le jugerez nécessaire.

VI. *Du flux hémorroïdal excessif.* Ce flux est excessif lorsqu'il est trop abondant, qu'il dure trop longtems, & qu'il surpasse les forces de l'âge & du tempérament. Il s'annonce par les mêmes signes que le flux habituel, & jette dans le plus grand péril si l'on tarde à le réprimer. Le corps maigrit, les forces se perdent, le pouls languit, le sommeil est inquiet, la poitrine est oppressée, des borborigmes gonflent le ventre. Si la perte continue toujours, la cheville des pieds s'enfle, le visage est bouffi, les yeux sont cernés & entourés d'un cercle noirâtre, le teint est d'une couleur plombée, le malade devient cachectique ou hydropique & tombe dans une fiévre lente & hectique qui le conduisent au tombeau. Son arrêt est prononcé, s'il y a tumeur ou induration au foie, ou à la rate.

Dans cette occasion il faut encore adapter la curation à la cause, si l'on ne veut pas fatiguer le malade par des remédes inutiles & obtenir quelques succès. Si l'on a lieu de craindre que ce ne soit la trop grande raréfaction du sang qui procure cette hémorragie, ordonnez tout ce qui peut en appaiser la fougue, comme les délayans, les rafraîchissans, l'eau froide, les eaux minérales acidules, les acides végétaux, les acides minéraux dulcifiés, l'eau de Rabel, par exemple, le petit lait fait avec le jus de citron, les ptisannes nitrées. Que dans le régime on use d'alimens doux & aqueux, de fruits aigrelets, de potages à l'oseille. Soupçonne-t-on qu'une masse impure fermente dans les entrailles, ou que la bile trop âcre & trop abondante attire ce malheur? Purgez avec les minoratifs, employez sur-tout les sels neutres étendus dans beaucoup d'eau, ou les purgatifs aigrelets qui arrêtent la fermentation plutôt que de la produire. Voilà pourquoi, sans doute, *Mercurial* prétendoit que la pulpe des tamarins avoit une vertu merveilleuse pour arrêter le flux immodéré des hémorroïdes. Ensuite prescrivez une boisson avec les plantes astringentes, telles que le plantin, la renouée, la racine de grande consoude, les roses

roſes rouges, les balauſtes, &c. des lavemens avec les mêmes plantes, & dans leſquels vous ferez fondre un peu d'alun, de vitriol, de pierre hématite, de ſang dragon, &c. des fomentations avec les mêmes plantes & les mêmes drogues aſtringentes. *Dolæus* donne comme un véritable ſecret la ſciure de pierre réduite en alkool, dont on fait un liniment avec le beurre frais. D'autres citent avec emphaſe la fumigation ſuivante; recevez ſur une chaiſe percée la fumée de la râclure du ſabot d'un cheval. Envain auriez-vous recours aux topiques, ſi le vice eſt entretenu par une obſtruction du foie ou de la rate. Levez les obſtacles par des moyens qui n'agitent pas trop les humeurs. *La Foreſt*, *Solenander*, *Riviere*, & pluſieurs autres célebres Praticiens, recommandent dans ce cas les pilules de Bdellium. C'eſt une gomme-réſine très-fondante & très-apéritive, que l'on peut ordonner à la doſe d'un gros. Son effet ſera d'autant plus certain qu'on s'en ſervira auſſi en fumigation, & qu'on en recevra la vapeur par l'anus. Vous pourrez employer en même tems les eaux ferrugineuſes & vitrioliques, telles que les eaux de Paſſy, & faire obſerver le régime que vous croirez convenable à la diſpoſition du ſujet. Défendez tous les exercices trop violens, recommandez qu'on évite toutes les paſſions tumultueuſes, & ſur-tout la colère; banniſſez le vin pur, le café, les boiſſons toniques & ſpiritueuſes, les alimens échauffans, les mets poivrés & trop épicés.

Cette hémorragie étant terminée, ſongez à rétablir les forces & à réparer l'épuiſement où ſe trouve le malade; mais ne le faites que peu à peu, & avec beaucoup de ménagement, de crainte de donner lieu à une nouvelle hémorragie, qui expoſeroit encore plus la vie du convaleſcent. Vous renouvellerez la maſſe de ſes liqueurs par des panades, des ſoupes, des gruaux, des farineux, des gélées, des bouillons chargés des ſucs de jeunes animaux, tels que le veau & le poulet; par des petits repas multipliés ſuivant l'énergie de l'eſtomac; par l'uſage du lait dans une ſaiſon favorable, & ſur-tout par l'uſage du lait d'âneſſe, qui, en pareil cas, remplit toutes les indications. Enfin ſi le convaleſcent eſt d'un tempérament ſanguin, & que le flux hémorroïdal ne ſoit devenu exceſſif que par la pléthore, prévenez la rechute prochaine par la ſaignée lorſque le convaleſcent jouira de la meilleure ſanté, & qu'abandonné à lui-même il ſe ſera livré pendant quelque tems à tout ſon appétit & à tous ſes exercices.

VII. Nous avons parlé d'un ſuintement muqueux qui a plus ou moins de conſiſtance & d'âcreté, & qui ſort des vaiſſeaux hémorroïdaux tant internes qu'externes. On lui a donné le nom d'*hémorroïdes blanches* (*mucus, vel ſudor hemorroïdalis*). La matiere qui ſort des vaiſſeaux internes paroît plus épaiſſe à cauſe qu'elle ſéjourne dans le rectum; celle qui ſuinte des externes, eſt plus délayée & ſe préſente en maniere de ſueur. L'une & l'autre par ſon âcreté excite des démangeaiſons importunes, des cuiſſons, le teneſme, des excoriations & quelquefois une chaleur brûlante aux environs de l'anus. Cette incommodité très-apparente, quoique ſouvent ignorée, eſt accompagnée ordinairement de peſanteur aux lombes, d'une gêne dans la marche, de foibleſſe aux jambes, du froid aux pieds, des déjections fréquentes, & ſouvent vermineuſes.

Nous ne penſons pas que les *hémorroïdes blanches* ſoient autre choſe que les hémorroïdes ſanguines. Ce ſont les mêmes qui étant aveugles, mal guéries, ou dans un état de phlogoſe continuelle, laiſſent échapper cette mucoſité âcre & colante qui tache le linge. C'eſt ainſi que les paupierres attaquées d'une inflammation habituelle, laiſſent écouler une chaſſie ſanieuſe. Ce qui nous induit à le penſer, c'eſt qu'il n'y a que ceux qui ont déja éprouvé des hémorroïdes, qui ſoient affectés de ce flux. C'eſt pourquoi il reconnoîtra pour cauſes éloignées toutes celles qui produiſent les hémorroïdes habituelles, & pour cauſes prochaines toutes celles qui entretiennent ces hémorroïdes dans un état de phlogoſe continuelle. Le trop grand exercice, ou la vie trop ſédentaire, les veilles & la bonne-chere, le vin & l'abus des femmes peuvent y donner lieu ; de même que le flux hémorroïdal ordinaire, il peut préſerver de bien des maladies qui ne ſe manifeſtent que trop lorſque la guériſon a été précipitée. L'enflure des jambes & l'hydropiſie ſont les plus évidentes ; mais la poitrine & le bas ventre ſont alors menacés des plus grands déſordres. C'eſt une eſpéce de cautére qu'il ne faut pas ſupprimer ſans de grandes précautions.

Il eſt vrai que cette incommodité peut occaſionner la fiſtule, mais elle ne requiert pas le même traitement, comme nous en avons déja averti. Elle en a impoſé à pluſieurs, qui la ſoupçonnant fiſtule, ont pratiqué l'opération. Les malades s'y ſoumettoient aveuglément étant trompés par un écoulement fétide qu'ils préſumoient purulent. Si l'on veut donc ſe guérir des hémorroïdes blanches ſans riſque, il faut d'abord employer le même traitement que celui que nous avons indiqué pour les hémorroïdes habituelles, & joindre au traitement un régime qui y réponde. En détruiſant la cauſe, on détruira l'effet. Si l'on ne veut pas ſe ſoumettre aux ſages précautions qu'exige la cure radicale, & ne s'en tenir qu'au traitement palliatif, on uſera de lavemens adouciſſans & émolliens, aux injections & aux lotions avec l'eau de guimauve & autres ſemblables, aux pommades rafraîchiſſantes, telles que celle de concombre & le cerat. Ces moyens mitigent les ſymptômes & rendent cette incommodité plus ſupportable. Nous ne ſommes pas de l'avis de ces perſonnes qui ont attaqué cette maladie par des cautères. Egoût pour égoût, il vaut autant garder celui que la nature a placé elle-même.

TITRE II.

De la Maladie Noire.

HIPPOCRATE décrit deux espéces de maladies noires. Nous ne pouvons mieux faire que de suivre le Pere de la Médecine dans la description qu'il en donne (*f*). Dans la premiere on vomit de la bile noire, qui est comme de la lie de vin, du sang pourri, ou de cette espéce d'encre qui sort du corps des polipes. Quelquefois ce vomissement est aigre comme du vinaigre, quelquefois ce n'est qu'une simple pituite, ou une bile verdâtre. Quand la matiere du vomissement est noire & sanguinolente, elle a une odeur cadavereuse, le gosier & la bouche en sont enflammés, les dents en sont agacées, & l'endroit sur lequel elle a été rejettée en est rongé. Après le vomissement, le malade paroît un peu mieux, mais il ne peut pas se passer de nourriture, ni en supporter une grande quantité. Lorsqu'il est à jeun ses entrailles font du bruit, & sa salive est acide. Après qu'il a pris de la nourriture, il sent une pesanteur dans l'estomac, il semble qu'on lui passe des aiguilles dans le dos & dans la poitrine, il a des douleurs dans les côtés; la fiévre est cependant légere. La tête est douloureuse, la vue s'éteint, les jambes sont fatiguées, la peau devient noire, & le malade maigrit. Purgez-le souvent; faites-lui prendre le petit lait, prescrivez-lui le lait même, si la saison est convenable; défendez-lui les alimens doucereux, gras & huileux; qu'il prenne des choses rafraîchissantes & relâchantes, purgez son cerveau; faites-le vomir, & faites-le saigner du bras, s'il est encore assez fort pour supporter cette saignée. Si le ventre n'est pas assez libre, ordonnez des lavemens, qu'il s'abstienne de toute espéce de débauche, & s'il se livre à jeun au plaisir de Vénus, qu'il se fasse bien frotter; qu'il évite d'aller au soleil; qu'il ne prenne pas trop d'exercice; qu'il ne se fatigue pas à la promenade; qu'il ne prenne pas de bains trop chauds; qu'il ne mange pas d'alimens âcres ni salés. Quand toutes ces choses auront été exécutées, la maladie pourra se terminer avec le tems, quoiqu'elle se prolonge quelquefois jusqu'à la vieillesse. Si le corps devient noir, elle persévere jusqu'à la mort.

Quant à la seconde espéce de maladie noire, le malade est d'une couleur jaunâtre, ses yeux sont d'un jaune verdâtre, il est maigre & foible; & plus la maladie avance, & plus il perd de force: il vomit de tems en tems quelques goutelettes de sang jusqu'à en remplir deux petites mesures; il vomit aussi fréquemment les alimens, & avec les alimens une portion de bile & de pituite. Après le vomissement, & quelquefois auparavant, tout le corps est en souffrance, on a de légers frissons & de

(*f*) *De morbis*, lib, 2, *sub fin.*

la fiévre. On vomit principalement les alimens doux & huileux. Purgez d'abord ce malade tant par en haut que par en bas, ensuite mettez-le au lait d'ânesse. Qu'il use d'une nourriture émolliente & rafraîchissante, de poissons qui vivent sur les rivages, de poirée, de concombre & de chair hachée, qu'il boive de bon vin blanc, mais mitigé avec de l'eau; qu'il prenne un exercice assez fort en se promenant; qu'il évite de prendre des bains chauds & d'aller au soleil. Mais telle chose qu'il fasse, le trait est mortel, & il ne peut aller loin avec cette maladie.

Telle est la doctrine d'*Hippocrate*. Nous croyons devoir ajouter, qu'il ne faut pas confondre le *morbus niger* avec le vomissement de sang. Ce dernier est propre à l'estomac & vient de l'engorgement des *vaisseaux courts*. On doit le placer au nombre des hémorragies; tandis que *la maladie noire* vient de la partie rouge du sang qui s'est accumulée dans les vaisseaux mésaraïques d'où s'ensuivent les embarras de la rate ou du foie. C'est pourquoi cette maladie n'attaque que les sujets hémorroïdaires, les hypocondriaques & les femmes âgées qui ne sont plus réglées.

En effet, quelquefois la rate se gonfle & devient schirreuse; alors on sent au côté gauche vers le dos, & sous les fausses côtes, une douleur gravative qui s'étend jusque dans la poitrine: on maigrit beaucoup, on est accablé de vents, on a perdu l'appétit & la respiration est difficile. Lorsque les douleurs & le spasme augmentent par quelque affection grave de l'ame, ou par quelque cause physique, on vomit du sang noir & on en rend également par les selles, soit seul, soit mêlé avec les excrémens. Cet accident est presque toujours funeste. *Hoffman* (g) l'a souvent vu arriver dans les femmes d'un certain âge & d'une complexion sanguine qui se livroient trop à leurs chagrins, quelquefois aussi à la suite d'une paralysie du côté gauche, d'où s'ensuivoit l'atonie & l'engorgement de la rate.

Une femme âgée de soixante-dix ans, d'un tempérament sec & mélancolique, d'un teint brun, ayant les yeux jaunes, creux & mornes, décharnés, comme une personne qui souffre depuis long-tems, avoit vomi une matiere noire dont elle avoit rempli un grand vase, sans avoir senti auparavant aucune douleur à l'estomac. Elle en avoit rendu autant par les selles sans la moindre colique. On m'appella, j'eus bien de la peine à convaincre les assistans que cette matiere si noire n'étoit que du sang: ce que je démontrai en versant de l'eau dessus cette même matiere. La malade étoit très-foible, son pouls se faisoit à peine sentir. Je fis prendre à l'instant une cuillerée d'eau de mélisse étendue dans quatre cueillerées d'eau simple. Je prescrivis de la limonade légere; le pouls ne se ranima pas, les déjections continuerent, & la malade mourut dans la nuit.

Un Chanoine âgé de plus de soixante ans, singulier dans sa maniere d'agir & de penser, eut une attaque d'apoplexie dont il fut heureusement délivré. Quelque tems après toute l'habitude de son corps devint jaune, ses yeux, ses ongles mêmes étoient saffranés; ce qui annonçoit le vice

(g) *De causis morborum & quidem latentibus rectè cognoscendis*, tom. 2, sect. 1, cap. 7, §. 42.

du foie, lequel au tact paroissoit dur & schirreux. Tout cela se passoit sans fiévre. Le foie seroit-il resté paralytique à la suite de l'apoplexie, suivant l'observation d'*Hoffman* ? On employa toutes les espéces d'apéritifs connus, eaux minérales, sels, poudres, bouillons médicinaux, savoneux, martiaux, purgatifs, emplâtres fondans, rien ne fut épargné, & rien n'opéra. Au bout de six mois le foie étoit aussi dur qu'auparavant; enfin l'appétit se perdit entiérement, & la répugnance, pour les alimens, devint invincible. Tout-à-coup le malade vomit une matiere noire & compacte, & en rendit beaucoup par les selles: ce vomissement, & ces déjections durerent trois jours. Le malade conserva toujours sa présence d'esprit, & mourut assez gaiement, en chantant: *Adieu paniers, vendanges sont faites.*

Ces observations éclaircissent le texte d'*Hippocrate*, & nous font voir que le *morbus niger* n'est qu'une suite d'une autre maladie, qui a déja jetté de profondes racines. Si l'on prétend qu'*Hippocrate* a voulu désigner une maladie radicale & particuliere, alors nous ne sommes pas d'accord avec le Médecin de Cos, puisque nous ne parlons ici que d'un symptôme. Il résulte encore de ces observations, que pour prévenir le vomissement & les déjections de matieres noires, qui annoncent presque toujours la perte des malades, il faut songer long-tems auparavant à lever les obstacles des viscères, & à empêcher le séjour de la partie rouge du sang dans les vaisseaux du bas-ventre; ce que l'on ne peut obtenir, qu'en mettant en usage les moyens que nous avons détaillés jusqu'à présent dans ce paragraphe.

PARAGRAPHE II.

Quantité trop petite de la partie rouge du Sang.

SI les alimens chauds & nourrissans, les fortes digestions & l'élasticité des fibres donnent un sang bien travaillé & riche en parties rouges, une nourriture froide & aqueuse, la foiblesse des forces digestives, & l'atonie des vaisseaux donnent un sang appauvri & peu fécond en globules. Nous n'entrerons pas dans de longues preuves sur cet article; il est aisé de voir qu'une nourriture peu succulente, qu'une digestion pénible & lente, que l'inertie des vaisseaux sur un chile stérile en matiere mucilagineuse & volatile, ne sont pas faites pour donner une grande portion de la matiere la plus mobile & la plus sulfureuse du sang.

Une seule de ces trois causes ne suffit pas toujours pour rendre le sang moins riche en parties colorantes, à moins que son action ne soit long-tems continuée; mais lorsqu'elles se trouvent deux ou trois réunies, l'effet en est assez prompt, & très-manifeste, comme on peut le voir dans la maladie, qu'on appelle les *Pâles Couleurs.* De ce manque de parties actives dans le sang, naissent différens symptômes, qui en sont la suite nécessaire; comme un défaut d'activité dans toute la masse, les secrétions languissantes, les humeurs sans énergie, la stagnation de ces mêmes humeurs, la bouffiffure, la nonchalance dans toute la machine. Pour remédier à ces effets, produits par le défaut des parties actives du fang, il faut donc, fuivant notre expofition, faire attention aux caufes déja énoncées, régime, digeftions & reffort des fibres.

1°. Les alimens doivent être pris parmi les viandes les plus fucculentes. On doit préférer le mouton & le gibier, parce qu'ils contiennent plus de foufre & de fels. Les mets peuvent être affaifonnés d'épices & d'aromates. Il faut faire fa boiffon des meilleurs vins, ayant foin cependant de corriger leur feu avec de l'eau. On peut encore, après le repas, prendre un peu de café, & un peu de liqueurs reftaurantes, comme l'eau d'anis, de fleur d'orange, d'angélique, de canelle, d'œillet, l'efcubac, &c. C'eft à la prudence à mefurer la dofe de boiffons, dont l'abus eft dangereux, & qui ont été plutôt inventées pour flatter le goût, que pour foutenir la fanté

2°. En choififfant la nourriture qui eft propre au tempérament, c'eft déja beaucoup avancer l'affaire des bonnes digeftions; il ne s'agit plus que de regler la quantité de cette nourriture & les tems pour la prendre. La quantité doit être reglée fur l'appétit, les forces, l'âge du fujet, & la nature de l'aliment. Le befoin indiquera mieux cette jufte quantité que la coutume. Il peut arriver qu'il foit néceffaire de nettoyer l'eftomac avant que de lui confier de la nourriture; c'eft ce que l'on fera par un vomitif ou un purgatif tonique, fuivant l'indication. S'il n'y a que des forces à rendre à l'eftomac, on ufera le matin à jeun d'infufions de plantes ou ameres, ou aromatiques, telles que le petit chêne, l'abfinte, l'hyfope, la fauge, le pouillot, le faffran, &c, & le foir on prendra un peu de thériaque ou d'opiat de falomon, &c.

3°. Pour donner du reffort au fiftême vafculaire, on employera les bains froids, les promenades en air libre, les voyages, l'exercice du cheval, les travaux un peu fatiguans. On fera affez attentif & affez prudent pour ne confeiller dans ces occafions qu'un mouvement gradué & proportionné à la vigueur du tempérament: encore faudra-t-il ne le confeiller, qu'en faifant paffer du degré le plus foible, à celui qui demande beaucoup de vigueur; fans cette attention, il y auroit un danger évident. Il feroit donc ridicule & infenfé d'ordonner tout-à-coup à une femme délicate, & dont la main foutient à peine le poids d'une aiguille, de fcier une voie de bois, de frotter fon appartement, de tirer de l'eau au puits pour arrofer fon jardin.

Les remedes, comme nous l'avons déja fait preffentir, font les amers, les aromatiques & les ftimulans. Il y en a un qui emporte la palme fur tous les autres, c'eft le mars. Les anciens Naturaliftes ont reconnu deux qualités oppofées dans le fer, favoir, une qualité apéritive, & une qualité aftringente: mais fi l'on y fait attention, on verra que le fer n'eft apéritif que par fa ftipticité. Il n'a d'autres effets dans les entrailles, que ceux qu'il produit dans la bouche. Mettez un morceau de fer dans votre bouche, il reffere les fibres de la langue & du palais; & par ce méchanifme fimple, il fait pleuvoir une plus grande abondance de salive, qui oblige à cracher : il en est de même du fer qu'on avale, ou des préparations martiales prises intérieurement. En donnant du ressort à toutes les fibres, il dégage les organes des sucs qui y croupissoient, ou qui les obstruoient; il passe de l'estomac dans les vaisseaux, rapproche les fibrilles élémentaires, & leur rend la force qu'elles avoient perdue. N'attendez pas le même effet des astringens, pris dans la classe des végétaux. Leur stipticité est altérée par la digestion, & peut être totalement détruite quand leurs débris parviennent dans le torrent de la circulation. Il y a un grand nombre de préparations martiales, qui ne sont pas sans mérite, comme les safrans, les teintures, les fleurs de mars, le tartre martial soluble, &c; mais nous préférons à toutes ces préparations, plus ou moins laborieuses, celle qui est la plus simple, *l'œthiops martial*, parce que le fer s'y trouve dans sa plus grande division possible, sans rien perdre de ses propriétés. Les eaux minérales ferrugineuses & vitrioliques méritent aussi d'avoir la préférence ; elles contiennent un fer si attenué qu'il s'y trouve sous une forme impalpable, & propre par conséquent à être entraîné dans le torrent de nos liqueurs, sans se déposer dans des réservoirs particuliers, & à pénétrer dans les extrêmités les plus tenues des vaisseaux capillaires.

Ceux qui croyent que le sang tire du fer sa couleur rouge, ne manqueront pas de raisons pour se persuader que le fer est le moyen le plus propre pour le rendre plus fécond en parties rouges. Pour nous, qui pensons que l'activité du sang & sa bonne qualité dépendent de son élaboration, nous engageons à mettre en pratique tous les conseils que nous venons de donner. Il est vraisemblable, qu'en insistant sur cette méthode, on obtiendra un sang mieux travaillé & plus riche en globules, actifs & sulfureux.

TITRE I.

Des Pâles Couleurs.

LA maladie que les Grecs appelloient *Chlorosis* de χλόα, herbe, d'où χλωρὸς, *virens*, *herbidus*, nous l'avons nommée *pâles couleurs*, d'autres l'ont sur-nommée *fiévre blanche*, *jaunisse blanche*. Les filles qui en sont attaquées, sont tristes, inquiétes sans motifs suffisans. Elles éprouvent des lassitudes dans tout le corps, & un abattement de force si considérable, qu'elles deviennent nonchalantes & paresseuses. Elles ont le visage bouffi, les paupieres sur-tout sont gonflées, le teint est pâle, & quelquefois livide, avec un demi-cercle violet ou bleuâtre au-dessous des yeux, & les lévres décolorées. Elles sentent un resserrement dans les parties voisines du cœur, & de la difficulté de respirer, sur-tout en montant les escaliers. Les pieds sont froids & enflés vers le soir ; le pouls est lent, débile, quelquefois inégal & variable. Les urines sont d'abord aqueuses & limpides, ensuite elles deviennent blanches, troubles & épaisses. Elles s'assoupissent aisément, & désirent de manger des choses extraordinaires, comme du charbon, du plâtre, des fruits verds, &c. Les mois ne sont pas toujours supprimés, & ne s'arrêtent guere que dans le cours de la maladie, qui n'est propre qu'aux filles, aux veuves, aux femmes mariées, à qui les époux ne rendent pas le devoir conjugal; delà vient qu'on croit communement, que le remede le plus efficace, est le mariage. *Vander Linden* est de ce sentiment.

Pour remédier à cette maladie, il ne faut pas s'écarter de la méthode générale que nous avons établie. Purgez, ou émétisez, suivant les circonstances, pour expulser les mauvais levains contenus dans les premieres voies. Ne pratiquez la saignée que dans les cas indispensables; elle n'a guere lieu dans une maladie produite par l'atonie. Elle seroit d'autant plus à craindre, que cette atonie auroit eu pour cause une hémorragie. Aux évacuans faites succéder les amers, comme l'aloës, la mirrhe, & quelques autres gomme-résines, l'absinte, les capillaires, &c; les apéritifs, comme les racines d'asperge, de petit-houx, de persil, de fénouil, d'arrête-boeuf, le pissenlit, l'aigrémoine, les fleurs de souci, de giroflée, de safran, &c; les stimulans, comme la pimprenelle, la racine d'Arum, &c. Mais sur-tout prescrivez un bon régime, dont on se fasse un scrupule de s'éloigner en suivant un goût bisarre qui peut reculer la guérison.

Le défaut d'exercice, étant souvent la cause de la foiblesse des digestions & des viscères, recommandez-le avec soin. La transpiration qu'il excitera, diminuera la bouffissure, empêchera l'enflure des pieds, sur lesquels il faudra avoir attention de faire des frictions, soit pour y entretenir la chaleur, soit pour donner plus de ressort aux tégumens. Le même moyen remédiera à la nonchalance, à l'ennui & à la tristesse entretenus par le relâchement des nerfs. Enfin, si c'est l'amour, nourri par un cœur tranquille, & peu fait au trouble, qui occasionne tout le désordre, conseillez le mariage avec l'objet chéri. Il n'y a pas de remede dans les pharmacies qui puisse équivaloir ou être substitué à celui là. Il a tant d'efficacité, qu'on a vu plusieurs fois des jeunes filles décolorées & languissantes en se mettant dans le lit nuptial, se relever gaies & vermeilles. Quelquefois aussi le tribut lunaire, dont le paiement étoit retardé par la rebellion d'une partie qui souffroit impatiemment la contrainte, paroissoit la nuit des noces mêmes, après que la fleur de la virginité avoit été cueillie.

Mais le Médecin n'est pas toujours à portée d'ordonner des remedes aussi doux & aussi efficaces. Il est des filles qui, par un vœu qu'elles croient saint & religieux, consacrent à Dieu leur virginité. Le dégoût d'un genre de vie, pris inconsidérement, l'ennui de la solitude, le germe d'une passion, qui peut s'introduire à travers les grilles, trouble leur esprit & leurs digestions, appauvrit leur sang, & les jette dans un dédale dont il est difficile de les retirer. Calmez d'abord les émotions de l'ame, ranimez la ferveur spirituelle, faites cesser les jeûnes & les macérations, prescrivez les apéritifs les plus renommés dans ces circonstances. L'acier, &

les autres martiaux, doivent faire la base des désopilans, selon notre théorie. Les meilleurs Praticiens conseillent les eaux minérales acidules. *Sydenham* prescrit les eaux ferrugineuses de Tunbridge; *Hoffman* loue les eaux de Pyrmont & de Spa; *Willis* observe que les eaux ferrugineuses guérissent souvent, après beaucoup de remedes qui ont échoué. Nous avons aux environs de Paris les eaux de Paffi, soit anciennes, soit nouvelles, qui ne sont pas inférieures en qualité aux eaux de Spa, de Pyrmont & de Tunbridge. Il seroit à souhaiter que ces malheureuses victimes pussent aller prendre les eaux sur les lieux mêmes. Le voyage, le changement d'air, un phantôme de liberté, l'agrément de la société avanceroient beaucoup leur guérison; mais si retenues par des ordres trop séveres, elles ne peuvent se transporter vers les sources, qui doivent leur rendre la santé, qu'elles profitent au moins de l'usage de ces eaux, qui ne sont pas proscrites, ni par aucune loi, ni par aucun vœu; & nous exhortons celles qui n'ont pas enchaîné leur liberté à profiter de tous les avantages qu'on doit retirer en prenant les eaux sur les lieux mêmes.

Quoique nous ne pensions pas qu'il soit prudent d'administrer le mercure, lorsqu'il y a dissolution du sang, nous rapporterons un exemple où il a été utile. Une jeune fille avoit les pâles couleurs depuis un an : les regles étoient suspendues depuis quelque tems, & son indigence ne lui permettoit pas de se livrer aux secours de la médecine. Je lui prescrivis vingt-quatre grains de pilules mercurielles à prendre quelques jours de suite, tant comme purgatives, que comme emmenagogues. Le troisieme jour, les regles reparurent avec assez d'abondance. Dès ce moment, elle entra en convalescence, & sa santé fut confirmée par un peu plus d'exercice, & par l'usage du vin d'absinte en petite quantité avant son dîner.

Nous joindrons à cette observation un exemple d'une *Chlorose* singuliere. Madame de Mont G * * *, Religieuse, âgée de 52 ans, d'une complexion assez délicate, ne goûtoit plus depuis dix ans les douceurs d'une bonne santé, sans avoir une maladie décidée. Les digestions étoient pénibles, & suivies de diarrhées, les urines étoient crues, le sommeil agité, le pouls fébrile & rebondissant, les hémorroïdes douloureuses, les jambes & les pieds enflés, le visage pâle & bouffi, les paupieres entourées d'un cercle brun, la peau luisante & transparente, les maux de gorge & de tête très-fréquens. La qualité du pouls me fit soupçonner quelque embarras dans les vaisseaux sanguins. Je ne me trompai pas dans mes conjectures; je découvris un battement très-fort dans l'artere céliaque, qui redoubloit au moindre mouvement; ce qui empêchoit la malade de prendre le plus foible exercice. Les saignées furent le seul remede qui procurerent un peu de soulagement; mais le calme qu'elles occasionnoient, n'étoit pas durable, & il n'étoit pas loisible d'avoir recours à ce moyen autant de fois qu'on l'auroit desiré. Le sang, qui étoit le plus souvent couenneux dans les poëlettes, étoit pâle au sortir de la veine : il étoit si décoloré, qu'à peine il teignoit le linge. Le petit lait, les émulsions, les ſavoneux, les bouillons apéritifs avec les cloportes, les bains, les eaux minérales, le lait d'âneſſe furent employés inutilement tour-à-tour. La prudence exigeoit qu'on abandonnât la cure radicale, pour ne penſer qu'à la cure palliative. Un jour, pour remédier à de petites foibleſſes, je preſcrivis un ſcrupule de liqueur anodine minérale d'*Hoffman* dans quatre cuillerées d'eau. Auſſi-tôt que la malade eut avalé cette liqueur, elle ſentit comme un coup de foudre dans ſon eſtomac, telle fut ſon expreſſion, coup qui la fit tomber dans une ſyncope qui dura plus de quatre heures, & dont elle eut beaucoup de peine à revenir. Les autres Religieuſes en furent ſi allarmées dans ce moment, qu'elles lui firent adminiſtrer l'Extrême-Onction. Cet accident ſe diſſipa peu-à-peu, & n'eut pas de mauvaiſes ſuites. On eſſaya depuis divers remedes qui furent propoſés, & qui n'eurent pas plus de ſuccès que les autres; & après ſix années de mes ſoins, la malade mourut hydropique, regrettant peu une vie qui lui étoit plus pénible que l'idée de la mort, qu'elle regardoit avec raiſon comme la fin de ſes douleurs, & le terme de ſon repos. Cette remarque, ſur un effet auſſi extraordinaire de la liqueur minérale d'*Hoffman*, n'ajoute pas peu d'intérêt à notre obſervation, & eſt digne d'attention.

De même que les *pâles couleurs* peuvent ſurvenir aux femmes après des pertes, elles peuvent ſurvenir aux hommes après des hémorragies. On en ſera convaincu, ſi l'on compare la *chloroſe* avec l'état qui ſuit le flux hémorroïdal exceſſif, & que nous avons décrit. Les obſervations n'en ſont pas rares. Dans le traitement de cette maladie, faites encore attention à une cauſe aſſez fréquente, qui la produit dans les jeunes garçons & dans les jeunes filles. C'eſt l'infâme habitude de la maſturbation, à laquelle pluſieurs ſe livrent ſans réſerve. Il n'y a pas de guériſon à eſpérer, ſi l'on ne fait pas abandonner cette déteſtable pratique qui énerve pour le reſte de la vie, & qui en abrége le cours.

PARAGRAPHE III.

Qualité peccante de la partie rouge du Sang.

PARMI les vices de la partie globuleuſe du ſang, nous connoiſſons ſa diſſolution & ſa coagulation qui changent ſa diathéſe, & qui apportent une léſion ſenſible à l'économie animale. La diſſolution eſt un acheminement à la putréfaction, ſi elle n'eſt le produit de la putréfaction même. C'eſt un fait certain, que la pourriture détruit les globules, qu'elle change leur forme, leur couleur, & qu'elle les diminue de volume. Auſſi voit-on qu'à meſure que le ſang s'altère, il prend différentes nuances: d'abord fort rouge, il pâlit enſuite, jaunit, & devient d'un blanc ſale; alors c'eſt un véritable pus. Auſſi toutes les maladies qui ſont produites par la diſſolution du ſang, peuvent-elles être miſes au nombre de maladies putrides, & ne ſont guéries que par les antiſeptiques. Ainſi les cauſes qui produisent la putréfaction, sont celles qui produisent aussi la dissolution du sang. Parmi un grand nombre peut-être de ces causes, nous en connoissons trois générales, l'air, la nourriture & les miasmes introduits dans le sang.

L'air a quatre qualités dominantes, la chaleur & le froid, la sécheresse & l'humidité. L'humidité est la seule de ces qualités qui fasse tendre le sang à sa dissolution en interposant des parties aqueuses entre ses principes ; encore le délayeroit elle seulement sans produire de pourriture, si elle n'étoit jointe à une autre qualité de l'air qui l'aidât à produire cet effet ; & cette autre qualité c'est le froid, ou la chaleur.

Le froid, joint à l'humidité, relâche les fibres animales, & arrête la transpiration. Lorsque cette excrétion, la plus considérable de toutes, est retenue, elle se change, dit *Sanctorius* (*h*), en une humeur corrompue qui produit la cachexie. Comme elle est le dernier ouvrage & le plus élaboré de la digestion animale, le corps, par son moyen, est délivré de ce qu'il y a de plus subtil & de plus putrescent dans les humeurs ; putrescence enfantée par le mouvement continuel de la circulation, qui entretenant la vie, conduit insensiblement à la mort. Lors donc que cette portion attenuée jusqu'au point d'être volatilisée, est retenue dans la masse, elle lui procure les qualités les plus nuisibles. La transpiration ne peut donc jamais être diminuée pendant long-tems, & encore moins entiérement supprimée sans que la santé en soit sensiblement altérée. Quoiqu'une autre évacuation y supplée quelquefois, l'intégrité des fonctions en est toujours dérangée. Voici comme *Sanctorius*, ce Juge compétent en cette matiere, s'exprime encore à ce sujet : elle diminue la quantité des humeurs, mais elle laisse leur mauvaise qualité. En effet, si le froid humide retarde la transpiration, il augmente souvent la sécrétion des urines & les autres sécrétions des premières voies. Mais cela ne supplée qu'en partie à ce qui doit s'échapper par les pores de la peau. L'urine lave & évacue les huiles rancescentes & les sels âcres du sang, avec les parties terreuses enlevées des solides, mais elle n'entraîne que la sérosité la plus matérielle, & laisse la plus tenue. Les excrétions du bas ventre, enlévent aussi une portion de sérosité tenace & grossiere avec les excrémens, & laissent plusieurs sels qui sont fondus dans une portion de sérosité plus tenue ; elles ne peuvent donc remplacer qu'imparfaitement l'évacuation des urines & de l'humeur transpirable & perspirable.

De là trois grandes voies sont ouvertes pour remédier aux vices contractés par le retard, ou par la suppression de la transpiration. 1°. En rétablissant cette transpiration par les diapnoïques & les sudorifiques ; ce qui demande beaucoup d'art & de prudence. 2°: En forçant davantage l'excrétion des urines par les diurétiques, & cette maniere de guérir est incomplette & plus longue. 3°. En procurant une diarrhée artificielle par

(*h*) *Aphor.* 146.

les purgatifs, ce qui ne donne que du soulagement sans opérer une guérison radicale.

L'évacuation des humeurs ainsi dégénérées n'est pas la seule condition nécessaire pour conserver la santé & la vie des animaux ; il est besoin encore de fournir tous les jours au corps une liqueur douce & onctueuse, telle que le chile, pour corriger & prévenir la tendance naturelle des humeurs à l'alcalescence, & délayer ou adoucir l'acrimonie qu'elles contractent à chaque instant par l'action réciproque des solides sur les fluides. Si ce chile n'est pas doux, mucilagineux, & peut-être même un peu acescent, il ne remplit pas les conditions requises, c'est-à-dire, qu'il n'empêche pas la dégénérescence du sang. Le mélange des végétaux frais avec les alimens tirés du regne animal, donne cette bonne qualité au chile, & le rend propre à corriger la tendance des humeurs à une putridité lente. Toutes les plantes agissent principalement par la qualité acescente qui leur est propre, ou qu'elles acquierent dans l'estomac, on ne doit pas même en excepter celles qui passent pour alcalescentes : car il paroît par les expériences de *Pringle*, que lorsqu'on fait fermenter ces plantes avec les substances animales, elles produisent un acide, ainsi que celles de toutes les autres classes. L'expérience d'ailleurs fait voir que la disette des végétaux frais contribue à donner le scorbut, & que ces mêmes végétaux soit acides, soit alcalescens, guérissent cette maladie. Il est d'autres alimens durs, coriasses, rances, peu fermentés, qui produisent le même effet en ne donnant qu'un chile impur & imparfait, ou en supprimant la transpiration, soit par leur qualité intrinséque, soit par la fatigue qu'ils occasionnent aux organes de la digestion déja affoiblis par l'humidité de l'habitation.

En partant de ce principe on voit qu'il ne suffit pas de combattre par des remédes seuls la putréfaction qui s'introduit sourdement dans les humeurs par l'action soutenue d'un air froid & humide, mais qu'il faut encore changer de régime pour en prendre un plus convenable. Si ce régime est approprié, il lutte sans cesse contre l'effet d'une cause aussi puissante, le retarde ou l'anéantit.

L'air chaud & humide relâche également les fibres animales, & suspend également la transpiration ; mais il se trouve cette différence, c'est que par la chaleur humide les liqueurs se corrompent plus aisément & contractent une pourriture très-active, très-volatile & très-prompte à se répandre. On en voit des exemples dans les fiévres pestilentielles & les fiévres pétéchiales & pourprées. C'est par rapport à l'activité de cette alcalescence que la fiévre s'y joint, tandis qu'elle n'est pas essentielle à l'espéce que nous avons décrite ci-devant. De même que la premiere espéce est familiere dans les pays septentrionaux, de même la seconde espéce est fréquente dans les climats méridionaux. Si la premiere regne principalement en hiver, & perd sa force vers le printems, la seconde domine en été & en automne ; & éteint tout son feu en hiver. Si la premiere n'est pas contagieuse, la seconde se répand avec fureur. La diſſolution ſeule de la partie rouge du ſang eſt commune à ces deux eſpéces de putréfaction; parce que c'eſt l'effet de toutes les eſpéces de pourriture, que d'atténuer les parties rouges du ſang.

Dans cette alcaleſcence ſi active des humeurs, les délayans acidulés ſouvent répétés, ſont bien plus néceſſaires, que dans le cas précédent, pour réfréner la décompoſition du ſang & chaſſer par les urines tout ce qui aura pû être corrompu. Ce ſera par le moyen des aqueux ſagement adminiſtrés, qu'on viendra à bout d'expulſer par la tranſpiration les parties trop volatiliſées. Tels ſeront alors les véritables antiſeptiques (*i*). Les ſudorifiques chauds, tant vantés par les anciens, ſont alors de véritables poiſons. Pour provoquer aux ſueurs, ils agitent trop la maſſe des humeurs, ils augmentent l'éréthiſme des vaiſſeaux & hâtent encore la décompoſition du ſang. C'eſt du feu que l'on ajoute pour éteindre la chaleur d'un fumier.

Le régime de vivre produit auſſi cette ſeconde eſpéce de putréfaction. Nous l'avons déja dit, le ſang qui n'eſt pas reparé s'alcaliſe. Les animaux qui périſſent de la faim, ne meurent pas faute de ſang, ou d'autres ſucs, mais plutôt par la corruption des humeurs. Auſſi vers les derniers momens de leur vie, une fiévre violente s'allume & leur cadavre rend une odeur inſupportable. Ceux qui s'abſtiennent d'alimens pendant un tems conſiderable, s'apperçoivent que leur haleine devient puante, que leurs dents vacillent & que leurs gencives deviennent mollaſſes & ſpongieuſes. Ceux qui ne vivent que de chair, ou qui en mangent trop, qui ſont obligés par indigence de dévorer des viandes corrompues, des poiſſons gâtés, des végétaux moiſis, &c, de boire des eaux croupiſſantes & mal ſaines, tombent dans le même inconvénient. Avec une nourriture auſſi alcaleſcente elles font un chile qui retient la qualité des alimens qui l'ont produit, & ce chile ſe joint à un ſang déja alcaleſcent lui-même. Il n'en peut donc naître qu'une putréfaction complette, contagieuſe & funeſte. Les acides ſont de même les véritables ſpécifiques contre une pareille pourriture, parce qu'il n'y a rien de ſi oppoſé à l'alcaleſcence que l'acidité.

A l'égard de la diſſolution de la partie rouge du ſang, produite par des miaſmes putrides qui s'introduiſent dans les humeurs, elle ſe manifeſte ſous différens ſignes, ſelon la voie par laquelle le miaſme s'eſt introduit. Si le poiſon aërien a pénetré par la reſpiration, ou par les pores inhalans de la peau, c'eſt une peſte qui peut faire beaucoup de ravages. S'il a pénétré par la voie des alimens, c'eſt une dyſſenterie rebelle & ſouvent funeſte à pluſieurs. Enfin, ſi c'eſt par une plaie que s'eſt introduit immédiatement le venin dans les routes de la circulation, c'eſt un empoiſonnement non moins dangereux. Dans tous ces cas la putréfaction eſt encore plus promte que dans l'eſpéce précédente.

(*i*) Voyez le quatrieme corollaire de la Theſe de M. *Geoffroi*, ſoutenue le 21 Mars 1721, aux Ecoles de Médecine de Paris. *Ergò aqua ſæviente peſte prophylacticum eximium.* Elle ſe trouve dans le premier volume de ſa *matiere médicale*, pag. 163.

Nous ne sommes pas beaucoup instruits sur la coagulation de la partie rouge du sang, nous sommes pourtant persuadés que de même que la dissolution, elle peut être produite par la qualité de l'air, de la nourriture & des miasmes étrangers. Nous proposerons nos conjectures sur ce sujet, en avertissant que nous croyons qu'il faut attendre de nouveaux faits, ou un plus grand développement de nos connoissances avant que d'en raisonner plus pertinemment. Le détail où nous allons entrer servira de preuve à ces généralités, qui doivent offrir une ample matiere aux réflexions des Médecins.

PARTITION I.

De la dissolution de la partie rouge du Sang.

NOUS sommes persuadés que si plusieurs points de la Médecine clinique ne sont pas encore éclaircis, c'est qu'on n'a pas encore songé à décomposer les idées complexes sur lesquelles ils roulent. Nous sentons bien que cela fatigue l'Auteur & le Lecteur. Mais quel autre moyen que l'analyse pour rendre sensible une matiere aussi compliquée ? Nous n'en connoissons pas. Le Philosophe & le Chymiste se ressemblent en ce point, il faut qu'ils analysent pour connoître la nature des choses. Continuons notre travail, & puisqu'il s'agit ici de la dissolution du sang, décomposons-là elle-même pour mieux nous instruire sur son sujet. Si l'on jette un regard attentif sur les maladies qui occasionnent la dissolution du sang, on y verra les exemples de deux espéces de putréfaction, l'une lente, l'autre prompte, & quelquefois très-rapide.

MEMBRE I.

Dissolution lente de la partie rouge du Sang.

QUOIQUE jusqu'à nos jours on n'ait pas beaucoup avancé dans la doctrine de la putréfaction animale, & qu'on n'en ait pas encore distingué les espéces, point important pour la pratique médicinale ; il nous paroît que nos humeurs sont sujettes à deux alcalescences différentes : alcalescences aussi marquées dans leurs différences, qu'on en trouve entre un alcali fixe & un alcali volatil. Nous commencerons par développer la nature de celle dont la marche & les progrès sont très-lents ; corruption à laquelle la fiévre peut se joindre, mais à laquelle la fiévre n'est pas essentielle. Nous la connoissons sous le nom de corruption scorbutique, fille de toutes les causes assignées pour produire la putréfaction de cette espéce,

TITRE I.

Du Scorbut.

S'IL y a quelque maladie ſur laquelle on ſe ſoit formé de fauſſes idées, c'eſt certainement ſur le ſcorbut. C'eſt ce dont on ſera convaincu par le détail où nous allons entrer. Une partie de ce détail nous appartient, & l'autre partie à l'ouvrage de M. *Lind*, ouvrage qui doit être lû & médité par tout bon Praticien, & qui eſt digne de la réputation qu'il a acquiſe dans toute l'Europe (*k*). Nous dérivons ce mot de *Scorbut* du terme eſclavon, *ſcorb*, qui ſignifie maladie. Le ſcorbut étant endémique en Ruſſie, & dans les pays ſeptentrionaux, on a pu lui donner le nom de maladie par excellence. Le ſcorbut n'eſt pas vraiment décrit par *Hippocrate*, ni par les autres Grecs ou Latins qui l'ont ſuivi, ſelon le Docteur Anglois. En vain prétend-t-on qu'il l'a déſignée ſous les noms d'*Ileum cruentum*, ou de *Lien magnus*, on n'y voit que de la reſſemblance dans quelques ſymptômes, & il eſt vraiſemblable que ce Médecin, qui étudioit avec tant de ſoin la nature, & la copioit avec une ſi grande exactitude, nous auroit laiſſé une deſcription plus fidéle de cette maladie s'il l'eût connue. En vain prétend-t-on auſſi que *Pline* en a fait mention ſous les noms de *Stomacace*, maladie de la bouche, & de *ſcelotirbe*, eſpéce de paralyſie des jambes (*l*). Il faut voir dans M. *Lind* les raiſons qu'il donne pour détruire cette opinion (*m*), il pouvoit être inconnu aux anciens qui s'écartoient peu en mer, & ne faiſoient que ranger les côtes ; la bouſſole n'étoit pas encore découverte, ils ne devoient donc pas, ſans de grands riſques, s'éloigner & pénétrer dans les régions ſeptentrionales, où cette maladie a élu, pour ainſi dire, ſon domicile. De là il n'eſt pas étonnant qu'il ait été également inconnu aux Arabes. La premiere deſcription que nous en ayons eſt de 1260. Nous liſons dans *Joinville* (*n*) que l'armée de *ſaint Louis* fut attaquée du ſcorbut en Egypte. On voit dans ſa relation que non-ſeulement les jambes étoient affectées, mais qu'il paroiſſoit des taches ſur le corps. Les gencives putrides & fongueuſes y ſont décrites d'une maniere particuliere. Ce ſont là les ſignes pathognomoniques du ſcorbut, ſans leſquels la maladie ne peut ſubſiſter, dit *Reuſner*, Médecin à Norlingue, un des premiers Auteurs qui aient écrit ſur cette matiere (*o*). Il avoit été précédé par *Jean Echtius*, Profeſſeur à Cologne, Hollandois de naiſſance, mort en 1554 (*p*). L'ouvrage qui a eu le plus de réputation eſt celui de *Severin Eugalenus*, Médecin de Doc-

(*k*) Traité du ſcorbut, par M. *Lind* D. M. & Membre du College Royal de Médecine d'Edimbourg, traduit de l'anglois par MM. *Carrere* & *Savary*, Médecins, 2 *vol. in*-12, Paris 1756, chez Ganeau.

(*l*) Hiſt. Nat. *lib.* 25, *cap.* 3.

(*m*) *Tom.* 1, *pag.* 13 & 270.

(*n*) Hiſtoire de Saint Louis.

(*o*) Hieronimi Reuſneri, *Diexodicarum exercitationum liber de ſcorbuto*, 1600.

(*p*) Joannis Echtii, *de ſcorbuto, vel ſcorbuticâ paſſione, epitome*, 1541.

kum en Frise (*q*). Il n'eut pas d'égard à la doctrine de *Reusner* que nous venons de rapporter, ce qui l'a jetté dans de grandes erreurs, & l'a trompé sur la véritable nature du scorbut. Il donne pour signes démonstratifs de cette maladie, des symptômes qui n'en sont pas, ou qui sont communs à d'autres affections, comme le pouls, les urines, l'oppression de l'épigastre & des hypocondres, le resserrement du gosier, les défaillances, un état de langueur. En suivant cette fausse route, il a confondu le scorbut avec la mélancolie, l'hypocondriacisme, l'hystéricie. De là il admet quarante-neuf espéces de scorbut, où il passe en revue presque toutes les maladies aiguës & chroniques. Sa régle générale étoit d'appeller scorbut toutes les maladies qu'il ne trouvoit pas bien décrites dans les Anciens, & qui ne cédoient pas aux remédes qu'ils prescrivoient dans ce cas. Plusieurs Médecins de nos jours, même des plus renommés, sont de ce sentiment. Une maladie resiste-t-elle aux remédes ? a-t-elle quelque chose de singulier ? ils n'hésitent pas à accuser le scorbut. Quoi ! par ce qu'une maladie est rebelle, il faut nécessairement qu'elle soit scorbutique ? Le dérangement des digestions, le vice des dents dans les vieillards, les affections cutanées, les douleurs rhumatismales, &c. ne sauroient-ils subsister sans le scorbut ? Mais les antiscorbutiques, disent-ils, réussissent souvent dans ces circonstances. Nous l'accordons ; mais ces remédes antiscorbutiques ne peuvent-ils donc guérir que le scorbut ? Leur vertu attenuante, savonneuse, apéritive ne peut-elle être efficace que dans ce cas ? Cette opinion semée par *Eugalenus*, s'est fortifiée, & a toujours trouvé des prosélites. *Hoffman* a cru devoir la combattre avec vigueur (*r*). *Mallebranche*, qui n'étoit pas Médecin, mais qui avoit un excellent jugement, gémit de ce que de son tems il y avoit des gens qui voyoient par-tout le scorbut (*s*).

Nous n'aurions pas insisté sur ce point de critique, si le Docteur de Frise n'eût entraîné les suffrages de Médecins célebres, & dont les ouvrages sont la base des études des jeunes Eléves. Le Livre d'*Eugalenus* a été transcrit presque en entier par *Sennert* & *Martini*, avec ses plus grandes absurdités, par *Horstius*, *Lister*, & plusieurs autres. *Boerhaave* lui-même a tiré de la collection de *Sennert*, & par conséquent d'*Eugalenus*, les symptômes ; & la curation qu'il donne est prise de *Willis*, Auteur encore moins exact sur cet objet qu'*Eugalenus*. C'est ainsi que ce grand homme a décrit, d'après les autres, plusieurs maladies, & l'on sçait que sa méthode étoit de concilier ingénieusement les sentimens des Auteurs les plus accrédités, & qu'il avoit l'art de faire de plusieurs piéces bien assorties, un tout satisfaisant à l'imagination, il est vrai, mais peu conforme quelquefois à l'expérience & à la vérité. Il est bon que les jeunes Eléves en soient prévenus, afin qu'ils ne jurent pas sans cesse sur la parole de leur maître. Respectons les grands talens & les grandes

(*q*) *De morbo scorbuto liber, cum observationibus quibusdam, brevique & succinctâ cujusque curationis indicatione, autore* Severino Eugaleno, 1604.

(*r*) *Mos adeò invaluit, ut hodie medici imperitiores, si quandò ex certis signis, neque morbum, nec causam ejus ritè possunt cognoscere, statim scorbutum prætendant, & pro causâ scorbuticam acrimoniam accusent.* Medic. sistemat. tom. 4, pag. 369.

(*s*) Recherche de la vérité, *liv.* 2, de l'imagination, *part.* 2, *tom*, 1, *pag.* 301.

connoissances

connoiſſances de *Boerrhaave*, peu d'hommes l'ont égalé, aucun ne l'a ſurpaſſé ; mais ne le croyons pas à l'abri de l'erreur. Il n'a pu voir tout par lui-même, il s'eſt quelquefois ſervi de guides, & il a pu ſe laiſſer tromper par eux. Tâchons de nous garantir d'erreurs, peut-être plus groſſieres encore que celles que nous reprenons.

Les ſignes avant-coureurs du ſcorbut ſont les ſuivans : ordinairement le viſage devient pâle & bouffi, les caroncules lachrimales ſont d'une couleur verdâtre, les mouvemens ne ſe font qu'avec peine, quoique ces ſortes de perſonnes boivent & mangent avec bon appétit, & ſemblent jouir d'une bonne ſanté. Bien-tôt cette inactivité ſe change en une laſſitude univerſelle avec un engourdiſſement & une foibleſſe des genoux, une triſteſſe inſurmontable & une difficulté de reſpirer. Vient enſuite la démangeaiſon des gencives qui ſe tuméfient & ſaignent pour peu qu'on les frotte. L'haleine eſt alors puante, les gencives deviennent livides, molles & ſpongieuſes, puis putrides & fongueuſes. La peau eſt ſéche alors & couverte de taches rougeâtres, bleuâtres ou plutôt noires & livides, ſur-tout aux extrémités inférieures. La pourriture des gencives & les taches ſont les ſignes pathognomoniques de la maladie. Lorſqu'elle eſt parvenue à ce période, il faut craindre les hémorragies de toute eſpéce, les ulcères fongueux, la roideur & la retraction des tendons des muſcles fléchiſſeurs de la jambe ſur la cuiſſe, l'enflure des jambes, les fréquentes défaillances, la chute des dents, la carie des os, une ſalivation abondante, & la dyſſenterie; pendant tout ce tems, les urines varient ſuivant les circonſtances. Le pouls varie auſſi ſuivant les conſtitutions, & le degré du mal. Ordinairement il eſt lent & plus foible que dans l'état de ſanté. Si la fiévre ſurvient, elle n'eſt qu'accidentelle & ne fait qu'augmenter le danger, ſur-tout lorſqu'elle eſt pétéchiale. Vers la fin les malades deviennent hypocondres, reſſentent une conſtriction & une oppreſſion violente à la poitrine, quelquefois une douleur ſous le ſternum, mais le plus ſouvent dans l'un des côtés. Il y a des cas où la reſpiration eſt ſi courte & ſi laborieuſe, que le malade meurt ſubitement.

Telle eſt la marche du ſcorbut, qui doit le différencier de toute autre maladie. En vain le diſtingue-t-on en ſcorbut de terre & ſcorbut de mer. Les ſymptômes, les cauſes & la curation ſont les mêmes. Pour s'en convaincre, il ſuffit de lire les obſervations de *Bachſtrom* & de *Kramer* (*t*), il ſuffit de faire attention que les premiers remédes qu'on a employés ſur mer pour guérir cette maladie, ſont encore aujourd'hui les plus eſtimés & les plus efficaces pour la combattre au milieu des terres. Cependant il eſt vraiſemblable que le ſcorbut doit être plus fréquent ſur mer que ſur terre, parce que les cauſes qui le produiſent y ſont plus ſouvent & plus conſtamment réunies.

(*t*) *Obſervationes circà ſcorbutum, ejuſque indole, cauſas, ſigna & curam. Auctore* Joanne Frederico Bachſtrom 1734.

Joannis Georgii Henrici Krameri, *diſſertatio epiſtolica de ſcorbuto*, 1737.

La plupart des Auteurs le diſtinguent encore en chaud & en froid, & d'autres pour ſe donner un ton plus ſcientifique, en alcalin & en acide : de ſorte que le ſcorbut ſeroit produit par les cauſes les plus oppoſées, par le chaud & le froid, par l'acide & l'alcali. C'eſt une fauſſe hypothèſe. Le ſcorbut étant par-tout le même, les cauſes qui l'enfantent ſont les mêmes comme nous le démontrerons. On s'étoit trompé ſur l'idée qu'on s'étoit faite de ce mal d'après *Eugalenus*, il n'eſt pas étonnant qu'on ſe trompe ſur ſa nature. D'ailleurs, il y a long-tems qu'on a prouvé qu'il n'exiſtoit point dans le ſang ni acide, ni alcali développé. Ce qui fait tomber la théorie de *Boerhaave*, qui veut qu'on donne des noms différens au ſcorbut, ſuivant la différente acrimonie des ſels ou des huiles qui prédominent. De-là il appelloit l'un *muriatique*, l'autre *acido-auſtere ;* celui-ci *fétido-alcalin*, & celui-là *rancido-huileux*. Il avoit raiſon de reconnoître pluſieurs eſpéces de putridité ; mais il avoit tort de les adapter toutes au ſcorbut.

C'eſt encore une fauſſe diſtinction que de regarder le ſcorbut comme contagieux. Il n'y a pas d'exemple que les ſcorbutiques aient infecté le reſte de l'équipage, ou que ceux qu'on débarquoit aient porté l'infection dans les Hôpitaux. Si le ſcorbut eſt endémique dans un endroit, c'eſt que pluſieurs perſonnes ſe trouvent expoſées en même tems à l'impreſſion d'une cauſe générale dont elles n'évitent pas le pouvoir ; car on voit ſouvent ſur mer, & dans les Siéges, les matelots & les ſoldats attaqués de ſcorbut, tandis que les Officiers qui uſent d'un meilleur régime, jouiſſent d'une bonne ſanté. Cette maladie ne ſe communique pas même par l'infection des cadavres. Les diſſections faites à Paris, des ſujets les plus putréfiés, morts du ſcorbut, n'ont produit aucun effet de cette eſpéce (*u*). On peut juger par là combien ſe ſont trompés les Auteurs qui ont cru que cette terrible calamité s'étoit répandue par contagion ſur toute la terre, en venant des pays ſeptentrionaux où elle avoit pris naiſſance.

En ſe trompant ſur l'eſſence du ſcorbut, on s'eſt trompé auſſi ſur ſes cauſes. *Boerhaave* & *Hoffhman* aſſignent une ſeule cauſe immédiate de tous les ſcorbuts qu'ils admettoient. Ils ſuppoſent que c'eſt une ſéparation extraordinaire de la ſéroſité d'avec la partie rouge, & que la premiere eſt diſſoute, tenue, âcre, tandis que la derniere eſt trop épaiſſe & viſqueuſe. C'eſt ſur une théorie auſſi fauſſe qu'ils fondent leurs regles thérapeutiques. Chacun ſait ce qu'il doit penſer des conſéquences tirées d'un faux principe. *Moëllembrock* eſt le premier Auteur de cette hypothèſe (*x*). Sans le reſpect que nous devons à d'auſſi grands hommes, nous dirions qu'il eſt abſurde de ſuppoſer que la partie rouge du ſang ſoit épaiſſe & viſqueuſe, lorſque la putréfaction eſt portée à un auſſi haut degré que dans le ſcorbut. Toutes les expériences ſur le ſang tiré des

(*u*) Voyez ce qu'en a dit M. *Poupart* dans les Mémoires de l'Académie des Sciences, *année 1669*, *pag.* 137.

(*x*) Valentini Andreæ Moellembrockii, *de varis ; ſeu arthritide vagâ ſcorbuticâ, tractus*, 1663.

veines, font voir que le caillot fe diffout promptement par la putréfaction. La même chofe doit avoir certainement lieu dans toutes les maladies putrides. Par les expériences de *Pringle*, le caillot fe diffout le premier par la putréfaction ; la férofité réfifte beaucoup plus long-tems (*y*) ; il fuffifoit pour s'en convaincre, de confidérer l'état du fang des fcorbutiques, & l'on auroit vu que le caillot eft entierement diffout & ne fe fépare pas de la férofité. Tout annonce la diffolution de la partie rouge du fang ; les taches bleues, rouges, jaunes, noires, livides, ne font produites que par les globules, qui trop atténués, s'extravafent fous la peau. Le gonflement & la pourriture des gencives, les hémorragies fréquentes, & plufieurs autres fymptômes, reconnoiffent également l'atténuation des globules.

L'humidité & le froid, avec le défaut des végétaux récens, font les caufes efficientes du fcorbut. Lorfque ces caufes font générales & portées à un haut point, il eft épidémique & fait de très grands ravages ; lorfqu'elles font fixes & permanentes dans un endroit, il y eft endémique, lorfqu'elles font moins fréquentes & plus particulieres à un petit nombre de perfonnes, il eft alors fporadique. Toutes les obfervations faites jufqu'aujourd'hui prouvent leur efficacité pour produire le fcorbut. Comme elles font plus fouvent réunies fur la mer que fur la terre, c'eft pour cette raifon que le fcorbut eft plus fréquent fur les vaiffeaux que dans les demeures conftruites en terre ferme. Mais quand même on fuppoferoit que la conftitution de l'air feroit la même, les inconvéniens qu'on fouffre dans un vaiffeau pendant un tems humide, font infiniment plus grands que ceux auxquels on eft expofé fur la terre. Les mariniers font obligés de refpirer cet air humide nuit & jour, & de coucher fouvent fur des lits mouillés, à caufe des écoutilles qu'on eft contraint de laiffer ouvertes. Sur la terre, au contraire, on a plufieurs moyens de fe garantir de ces mauvais effets, on a des habits fecs & chauds, on fait de bons feux, on fe tient dans des appartemens bien fermés. Les mariniers qui font bien vétus, & qui fe tiennent proprement & féchement, n'en font pas attaqués fitôt que le refte de l'équipage, quoique la nourriture foit la même. C'eft pour cette raifon que les Officiers fubalternes en font principalement exempts. Cette maladie ne les affecte que quand elle regne avec beaucoup de violence, & qu'elle a fait périr la plus grande partie des fimples matelots. Cet air humide eft encore plus nuifible étant renfermé dans un vaiffeau, fans être fuffifamment renouvellé. On fait que toutes les fois que l'air eft dans cet état, il perd fon élafticité, & devient très pernicieux aux animaux qui le refpirent. On fait encore combien de défaftres il occafionne dans les prifons & dans les hôpitaux.

Lorfque le froid fe joint à l'humidité, c'eft alors qu'on doit s'attendre à voir éclore le fcorbut. Auffi voyons-nous que cette maladie eft plus fréquente en hiver qu'en été, & dans les pays froids, que dans les pays chauds. Les vaiffeaux qui voyagent dans le nord, comme en Groenland,

(*y*) Obfervations fur les maladies des Armées, dans l'appendix, *exper.* 42.

& sur la mer Baltique, y sont particulierement sujets ; au lieu que dans le midi cette maladie est plus rare & reconnoît toujours pour cause les pluies continuelles qui régnent dans certaines saisons, jointes à l'ennui, la fatigue, la disette qu'entraîne avec elle la longue durée de la navigation. Venise est située dans un endroit des plus humides. Si elle est exempte de cette maladie, elle ne la doit qu'à la chaleur de son climat. Cette chaleur éleve très-haut les vapeurs aqueuses, les disperse & rend le tems continuellement serein. La grande quantité des végétaux, dont les Italiens se nourrissent, suffit d'ailleurs pour les préserver de cette maladie dans les endroits les plus humides.

Au reste, l'abstinence seule de toute nourriture végétale n'est pas capable de produire le scorbut, il faut qu'elle soit jointe aux deux premiéres causes, sans cela le scorbut seroit beaucoup plus fréquent ; car il y a dans tous les pays des personnes qui par goût ne mangent point du tout de végétaux, ou fort peu. Il y a certaines contrées qui en sont privées pendant cinq ou six mois de l'année, où cependant le scorbut n'est pas commun. Cependant l'usage des végétaux récens est très-efficace pour prévenir le scorbut, & extrêmement utile pour le guérir. L'abstinence qu'on en fait est une cause prédisposante de cette maladie ; & cette cause est d'autant plus puissante, que l'autre nourriture que l'on prend est grossiere, visqueuse & difficile à digérer. Lorsqu'un long séjour dans l'air humide de la mer, avec une nourriture trop solide, a dépravé le sang, la nature indique ce remede. L'ignorant Matelot, & l'habile Médecin, désirent avec une égale ardeur les fruits & les herbes récentes, dont la vertu salutaire, atténuante & savoneuse, peut seule les soulager. Ces sortes de personnes, dans le fort de leur mal, pressées par les cris importuns de la nature, s'occupent pendant tout le jour de cette pensée. Souvent leur imagination, échauffée dans la douce illusion d'un songe, les transporte sur la terre, & leur fait goûter les délices d'un repas tel qu'ils le souhaitent. On a observé en Hollande, que le scorbut y devint moins fréquent, lorsque l'usage du vin y devint plus général. Le cidre, la bierre, & les liqueurs fermentées, de quelque espece qu'elles puissent être, sont les meilleurs antiscorbutiques, & les plus propres à corriger les mauvais effets de la nourriture & de la situation des Mariniers ; au lieu que les esprits distilés, tels que l'eau-de-vie, le Rum & la Raque sont très-pernicieux dans cette maladie.

Outre les causes immédiates & prédisposantes, il y a des causes secondaires qui ouvrent encore la porte à cette maladie. Certaines constitutions, par exemple, en sont affectées plutôt & plus dangereusement. Tels sont ceux qui sont affoiblis par de longues maladies, ou qui, par une nonchalance naturelle, ne font pas d'exercice ; tels sont ceux qui, d'un caractere bisarre, s'adonnent volontiers à la tristesse & à la mélancolie ; tels sont ceux qui sont épuisés par des fiévres, ou dont les viscères restent obstrués après des fiévres intermittentes automnales ; tels sont enfin ceux qui éprouvent la suppression d'une évacuation naturelle & nécessaire.

Si dans ce moment ces personnes se trouvent soumises au pouvoir des causes déja énoncées, elles éviteront difficilement de devenir scorbutiques. Nous rangerons encore dans cette classe ceux qui, pour éteindre le virus vénérien, ont été obligés d'introduire le mercure dans leurs veines. Le mercure, & toutes les préparations mercurielles, ont une vertu scorbutique ; on peut aisément se le persuader, en considérant que le mercure & le scorbut produisent à-peu-près les mêmes accidens. La bouche, dans le scorbut, est ordinairement affectée, les gencives saignent facilement, le sang est dépravé d'une façon particuliere. Il en est de même, lorsqu'on fait usage du mercure. La bouche, & toutes les parties environnantes s'ulcérent, & se gonflent extraordinairement ; on voit un grand nombre d'aphtes aux gencives, la salive s'écoule avec grande abondance, & il y a tout lieu de croire, par la fétidité de l'haleine & des déjections, que le sang est dissout au point d'être prêt à se putréfier. On pourroit encore attribuer, si nous ne nous trompons, cette disposition au scorbut, aux bains qu'on emploie pour préparer au traitement des maladies vénériennes. On a déja dit, qu'un air humide, & que l'habitation dans des endroits marécageux, disposoient efficacement au scorbut; ces conjectures, sur cet effet des bains, sont donc fondées, & ne peuvent que donner des lumieres pour la suite d'une curation qu'on abandonne à la nature, après avoir administré les remedes essentiels. On voit assez souvent dans la pratique les symtômes de la vérole, compliqués avec ceux du scorbut. Après le traitement méthodique de la vérole, on voit encore des symptômes qui ont résisté aux remedes mercuriels, & qui se dissipent en peu de tems par l'usage des antiscorbutiques. Qu'on nous permette de tirer une conséquence de ces principes ; c'est qu'il seroit à propos de prescrire les antiscorbutiques immédiatement après qu'on a employé le mercure. Ces idées, quoique nouvelles, nous paroissent cependant solides, & ne sont pas un sistême que fabrique l'imagination. Si, en fait de médecine, tout sistême est suspect, il n'en est pas de même d'un raisonnement suivi & appuyé sur des faits : aussi le mercure doit-il être regardé comme un poison dans le scorbut. *Geoffroi* approche de cette façon de penser (z). *Kramer* nous apprend que quatre cent scorbutiques périrent misérablement, pour s'être servis de ce remede. C'est donc mal-à-propos que *Boerrhaave* le recommande dans un état de cette maladie, où certainement il doit être mortel (a). D'autres Auteurs ont donné dans la même erreur, en se servant de son autorité, pour ajouter un peu plus de poids à leur opinion (b). Le Docteur *Grainger*, Chirurgien dans le Régiment de Pultney, dans une lettre qu'il a écrite à M. *Lind*, remarque qu'une petite dose de mercure occasionna une salivation

(z) *A quibusdam adversus scorbutum proponitur, sed noxius est hoc in affectu hydrargiri usus :* De fossilibus, *tom.* 1, *art.* 4, *pag.* 261; & plus loin, *pag.* 266, il ajoute: *In scorbuticis affectibus, in quibus humores lentoris ac spissitudinis accusantur, infesta tamen est & lethalis hydrargiri exhibitio..... Hinc scorbuticorum diri cruciatus, hemorragiæ, inflammationes & ulcerationes quæ ex mercurialium remediorum exhibitione oriri solent.*

(a) *Aphor.* 1151, *n.* 4.

(b) Joannis Henrici de Heucher, *cautiones in cognoscendo, curandoque scorbuto necessariæ*, 1712 très-abondante (*c*). Nous avons fait la même obſervation. Nous purgeâmes une fois un ſcorbutique avec un bol, où il entroit quatre grains d'*aquila alba*. A la ſuite de la purgation, il eut une ſalivation ſi terrible, & la bouche tellement ulcérée, que nous le vîmes dans le plus grand danger. Il eſt étonnant que M. *Lind*, après avoir blâmé fortement le mercure dans le ſcorbut, ordonne les frictions mercurielles, ſoit pour terminer la guériſon des ulcères rebelles, ſoit pour détruire les douleurs rhumatiſantes chroniques qui reſtent après le traitement (*d*). C'eſt une grande contradiction, ſur-tout après avoir remarqué que quelquefois les ſcorbutiques étoient ſujets à une ſalivation qui les épuiſoit, & après avoir preſcrit des remedes pour appaiſer cette ſalivation.

Boerrhaave & *Sydenham* mettent le quinquina au rang des cauſes du ſcorbut, tandis qu'il n'eſt pas nuiſible dans cette maladie, & que c'eſt un puiſſant antiſeptique qu'on emploie avec raiſon & avec ſuccès dans les gangrénes ſcorbutiques. Nous ſoupçonnons l'origine de cette erreur. *Sydenham* prodiguoit un peu trop le quinquina dans le traitement des fiévres intermittentes ; par cette méthode, il ſuſpendoit les accès, mais il reſtoit des obſtructions qu'il falloit déraciner. Ceux qui étoient ainſi mal guéris, & qui ſe livroient au pouvoir des cauſes ſcorbutiques, devenoient promptement ſcorbutiques ; ce n'étoit pas la faute du quinquina, c'étoit celle du mauvais traitement. D'ailleurs, les fiévres intermittentes peuvent laiſſer une diſpoſition au ſcorbut ; c'eſt ce que l'on peut conclure d'une obſervation de *Sinopée*, qui remarqua en 1730, que tous les Habitans de Cronſtadt, qui avoient été attaqués de fiévre intermittente, étoient devenus ſcorbutiques dans leur convaleſcence (*e*). On trouvera la même obſervation dans *Kramer*, & dans pluſieurs autres Auteurs qui ont écrit ſur le ſcorbut. Nous verrons par la ſuite, que l'habitation des lieux humides & marécageux eſt une des cauſes prochaines des fiévres intermittentes, ainſi qu'elle eſt une des cauſes procathartiques du ſcorbut.

Un air pur, chaud & ſec, avec une nourriture facile à digérer, compoſée principalement d'un mêlange convenable de ſubſtances animales & végétales, ſuffiront la plupart du tems pour prévenir cette maladie ſur la terre. Nous diſons d'allier les ſubſtances végétales & animales, parce que l'expérience fait voir que cette nourriture eſt la plus ſalutaire, & celle qui convient généralement à toutes les conſtitutions ; ainſi parmi vos alimens gras, mêlez les choux, les porreaux, les oignons, les raves, les navets, l'oſeille, &c ; les ſalades de toute eſpece, la laitue, les mâches, la chicorée, le piſſenlit, le creſſon, &c ; tous les fruits d'été & d'automne, les groſeilles, les ceriſes, les prunes, les raiſins, les poires, les pommes, &c. Ceux qui ont une tendance au ſcorbut, parce qu'ils vivent dans les endroits humides & marécageux, ou qu'ils ſont expoſés à la pluie ou à des brouillards, ceux qui habitent des ap-

(*c*) Cette lettre ſe trouve dans l'ouvrage de M. Lind, *tom.* 1, *pag.* 229. Il eſt auſſi l'Auteur de l'*Hiſtoria febris anomal. Batav. ann.* 1746.

(*d*) *Tom.* 1, *pag.* 355.

(*e*) *Parerga medica conſcripta à* Damiano Sinopœo, 1734.

partemens humides & mal-ſains, tels que les rez-de-chauſſée, ou les ſouterrains en hiver, préviendront cette maladie en faiſant aſſez de feu pour corriger l'humidité. Mais en général, les perſonnes qui en ſont ménacées, feront mieux de changer d'habitation, & d'aller occuper des appartemens ſecs, rians, bien aërés, & de ſe nourrir ſur-tout de bouillons faits avec des viandes fraîches, & beaucoup de végétaux récens, s'ils ſont à portée d'en avoir; ou autrement, des racines ou des fruits confits. Leur pain doit être fait avec la fleur de farine bien fermentée & bien cuite. Il eſt néceſſaire auſſi qu'ils boivent à leurs repas une verre de bonne bierre, de cidre, de vin, ou d'autres liqueurs fermentées. Si l'on joint à cela un exercice modéré, qu'on ait ſoin de tenir ſon corps proprement, ſon eſprit libre & content, par le moyen de quelque amuſement agréable, on empêchera cette maladie de venir à un degré conſidérable, pourvu qu'elle ne ſoit pas entiérement conſtitutionnelle.

Pour la prévenir ſur mer, le Docteur *Michel* inventa la quinteſſence des ſémences de cochléaria, qui devint enſuite un remede fameux en Allemagne. *Bontekoë* recommandoit aux Matelots Hollandois un alcali volatil. *Glauber* & *Boerrhaave* avoient confiance dans un acide minéral, tel que l'eſprit de ſel. En Angleterre la Flotte Royale a été pourvue à grand frais d'un élixir de vitriol, qui n'eſt aurre choſe que l'acide vitriolique combiné avec des huiles aromatiques. Il n'a pas produit de bons effets, ſuivant le rapport de M. *Lind*. Le College des Médecins de Londres preſcrivit à cette occaſion l'uſage du vinaigre. Il differe des remedes précédens en ce que c'eſt un acide végétal doux, produit par la fermentation. Pluſieurs vaiſſeaux firent une proviſion de cidre ſur la recommandation du Docteur *Huxham*, dont on obtint les effets les plus avantageux. Outre ces préſervatifs, M. *Lind* en a éprouvé pluſieurs autres, tels que l'eau ſalée, l'eau de goudron, ſi conſeillée par *Berkeley*, la décoction de gayac & de ſaſſafras, l'écorce de winter & les antiſcorbutiques âcres, comme l'ail, la graine de moutarde, la poudre d'arum composée, & l'eſprit de cochléaria. Ces remedes ont été employés inutilement. Les oranges & les citrons ont été les remedes les plus efficaces; les oranges ſont cependant préférables aux citrons, & après les citrons, c'eſt le cidre qui produit le meilleur effet. Mais il n'y a pas d'exemple que l'équipage d'aucun vaiſſeau ait jamais été attaqué du ſcorbut, lorſqu'il a fait uſage à propos, & en ſuffiſante quantité de citrons & d'oranges, fruits qui réuſſiſſent également bien dans tous les états du ſcorbut. On objectera que ces fruits n'ont pas toujours le même ſuccès ſur terre. Cela vient de ce que l'on a confondu ſans doute le ſcorbut avec d'autres maladies. On remarque que la ſeule vue des oranges, des limons & des citrons releve les eſprits abattus des ſcorbutiques preſqu'expirans, au lieu qu'ils ont en horreur toute ſorte de drogue.

M. *Lind* recommande encore aux Matelots de faire proviſion d'oignons; car il n'a jamais obſervé que ceux qui en faiſoient uſage, fuſſent attaqués du ſcorbut. Tout ce qui augmente la tranſpiration, eſt alors utile, &

& rien ne l'augmente peut-être plus efficacement dans cette occaſion qu'un oignon crud. Il faut auſſi faire uſage de beaucoup de moutarde avec les alimens.

Ceux qui boivent de la bierre de ſapin, nommée *ſapinette*, ne ſont jamais affligés du ſcorbut, ou du moins rarement. La décoction des jeunes branches de ſapin a la même vertu, & fournit un excellent gargariſme contre la putridité des gencives. Les Suédois y ont la plus grande confiance ; delà le ſapin mâle, *Picea major, ſive abies rubra*, a été appellé *Pinus antiſcorbutica*. Le pin des montagnes, *Pinus ſylveſtris*, a auſſi les mêmes vertus. Le petit ſapin fournit un baume ſupérieur à la plupart des térébentines ; nous le nommons *baume blanc du Canada*, & le petit ſapin, dont il découle, *baumier du Canada*. C'eſt delà ſans doute que dépend la qualité antiſcorbutique que *Berkeley* a attribuée à l'eau de goudron. Mettez une demi-once de bourgeons de ſapin dans une théyere, qui contienne quatre ou cinq taſſes. Verſez-y de l'eau bouillante juſqu'à la moitié de ſa capacité, & laiſſez infuſer pendant un quart d'heure. Après ce tems, on boit une taſſe de cette infuſion, qu'on remplace ſur le champ avec une taſſe d'eau bouillante, & ainſi de ſuite d'heure en heure, juſqu'à ce qu'on ait bu quatre ou cinq taſſes dans la matinée. On continue ce remede pendant pluſieurs ſemaines, ſelon le beſoin.

Il en eſt du ſcorbut comme des autres maladies : il eſt plus facile de le prévenir, que de le guérir. Si nous avons conſeillé de changer d'air d'abord, pour en éviter les atteintes, il faut également ſuivre ce conſeil, lorſqu'on entreprend de le couper par la racine. *Cluſius* nous apprend à ce ſujet (*f*), que les Peuples de Norvége expoſent les ſcorbutiques dans une iſle voiſine & déſerte, où ils ſe nourriſſent principalement de mûres ſauvages (*g*). On remarque qu'en mangeant copieuſement de ces fruits, & en reſpirant un nouvel air, ils ſont parfaitement rétablis en peu de tems. C'eſt une opinion reçue dans ce pays, que les fruits cueillis par les malades même, ſont plus efficaces. La raiſon en eſt claire ; c'eſt que par ce moyen ils reſpirent l'air ſalutaire de la campagne. L'air a tant d'influence ſur cette maladie, que les ſcorbutiques ſe trouvent généralement plus mal après des pluies abondantes, ou lorſque le tems eſt continuellement chargé de brouillards, ſur-tout après un tems orageux & pluvieux. Ils ſont ſoulagés au contraire lorſque le tems devient plus ſec & plus chaud pendant quelques jours.

A ce bon air, joignez la nourriture déja preſcrite, & vous guérirez ſans beaucoup de remedes, ſur-tout ſi vous avez ſoin de tenir le ventre libre, ainſi que les organes deſtinés à la ſueur & aux urines. Quoique le rétabliſſement paroiſſe prompt, inſiſtez long-tems ſur ce régime, de

(*f*) *Rariorum plant. Hiſtoria*, liv, 1, cap. 85, pag 119.

(*g*) Ce ne ſont pas les mûres de notre pays, mais le fruit d'une eſpece de ronces qu'on trouve dans la Norvege. *Chamæmorum Norvegicum*, Cluſii. *Ray* prétend que c'eſt la même plante que le *Chamæmorus*, *offic. Germ.* qui n'eſt autre choſe que le *Chamærubus folio ribes Anglicas* C. B. *Hoierus* nous apprend que les Habitans de la Norvege & de la Finlande préparent tous les ans, avec ce fruit, un électuaire contre le ſcorbut ; c'eſt ce qu'on appelle *Diamoron*. Nos mûres peuvent être inférieures à ce fruit ; mais nous les croyons un bon antiſcorbutique.

crainte

crainte de rechutes, qui ne sont pas rares dans les différentes périodes de la vie. Mangez des oranges & buvez de la limonade, cela suffit pour guérir le scorbut, qui n'est encore qu'à son premier degré.

Dans le second degré, avec les précautions déja prises, tâchez de ne vivre que de végétaux récens. Le premier signe qui se présente, lorsqu'on commence à faire usage d'herbes récentes, ou de fruits, c'est un léger cours de ventre: ces alimens produisent l'effet d'un très-doux purgatif. Si, peu de jours après, la peau s'humecte & se ramollit, c'est un signe certain de la guérison, sur-tout si vous pouvez supporter un exercice modéré, & le changement d'air sans tomber en foiblesse. Si ces alimens vous rendent dans quelques jours l'usage des jambes, vous êtes hors de danger. La noirceur & les taches de la peau disparoîtront à mesure que la guérison s'avancera. Elles s'effaceront de la même maniere que les echymoses. Elles commencent par devenir jaunes à la circonférence; cette couleur s'étendra peu-à-peu vers le centre, ensuite elle s'éclaircira, & la peau reprendra sa premiere couleur.

Lorsque le scorbut a été porté à un certain degré, pour adoucir le sang, toutes les especes de lait sont utiles, pourvu que les malades puissent les supporter: c'est un vrai chile végétal, une émulsion préparée des herbes les plus succulentes & les plus salutaires. On peut même nourrir les animaux avec des plantes antiscorbutiques, afin que le lait soit impregné de leurs excellentes qualités, & devienne plus médicinal & plus salutaire. Quelques-uns préferent le petit lait à cause de sa vertu plus diurétique & plus purifiante. La chêvre est de tous les animaux, celui qui fournit le petit lait le meilleur, & le plus antiscorbutique.

Les sucs antiscorbutiques des Pharmacopées d'Edimbourg & de Londres, sont des remedes très-bons dans la saison. Les parties âcres & volatiles des plantes y sont tempérées par une quantité convenable de suc d'oranges de séville. Il faut en prendre deux ou trois fois dans la semaine avec le petit lait, en se tenant au lit pour se faire suer. L'eau, le vin, le sirop antiscorbutique, décrits dans la Pharmacopée de Paris, sont des médicamens très-bien composés, & qui méritent la plus grande confiance. Un particulier, connu sous le nom de *Demourettes*, vendoit à Paris un vin antiscorbutique, qui a eu une grande réputation: il étoit composé des mêmes plantes que celles qui entrent dans le vin antiscorbutique de la Pharmacopée de Paris; on prétend qu'il y ajoutoit seulement de plus du sel ammoniac, afin de le rendre plus pénétrant. Quelques Médecins ont prétendu que le sel ammoniac corrigeoit les dépravations du sang, excitant la transpiration.

La sueur est de toutes les évacuations celle que les scorbutiques supportent le mieux, & dont ils retirent le plus d'avantages. La nature l'a indiqué aux Habitans des Indes Septentrionales, pour la guérison de cette maladie, qui est endémique parmi eux, & l'expérience confirme la grande efficacité de cette maniere de guérir. Les Chirurgiens du Cap de Bonne-Espérance, qui sont les plus à portée de traiter des Mariniers scorbutiques, y pratiquent cette méthode avec beaucoup de succès. Elle est recommandée par les meilleurs & les premiers Auteurs qui aient écrit sur cette maladie, & il paroît que c'est dans cette intention qu'on a donné aux scorbutiques les plantes cruciféres. Outre les mûres sauvages, dont ils se servent en Norvege, comme nous l'avons déja remarqué, ils emploient encore une terre rougeâtre ou noirâtre qu'on trouve dans les entrailles de la terre près de *Bergen* (*h*). Sa dose est depuis un gros jusqu'à un demi-gros. Elle opére par les sueurs, & on assure qu'elle guérit en peu de tems. D'autres recommandent dans cette intention les bains aromatiques. Ce qu'il y a de certain, c'est que la putridité scorbutique est occasionnée par la suppression de la transpiration; il faut la rétablir, si l'on veut soulager le malade.

La famille des plantes cruciféres, où se trouvent le raifort, le cresson, le cochléaria, le beccabunga, le choux, &c, n'est pas la seule qui fournisse des sucs efficaces dans cette occasion. Le pissenlit & la fumeterre, à raison de leur qualité savoneuse, & légerement apéritive, sont d'un excellent usage dans cette maladie. Nous avertissons que, comme en hiver la plupart des plantes sont séches ou flétries, il faut faire attention de n'employer que les racines, les préparations pharmaceutiques, ou les bourgeons de sapin.

Pendant le traitement, il y a des symptômes pressans auxquels il faut remédier. Lorsque le malade commence à se plaindre d'une démangeaison, d'un gonflement spongieux des gencives, & de la vacillation des dents, les médicamens tirés de l'alun sont très-utiles pour arrêter le relâchement de ces parties. Mais lorsque la putréfaction augmente, on prescrira un gargarisme fait avec l'eau d'orge, le miel rosat & acidulé avec quelque acide minéral. Les uns choisissent l'esprit, ou l'élixir de vitriol; d'autres préferent l'esprit de sel. On doit proportionner la quantité d'acide au degré de pourriture de ces parties: on doit encore avoir soin de tenir la bouche très-propre en gargarisant fréquemment.

Quand les jambes sont enflées & édémateuses, il faut d'abord y faire de légeres frictions avec de la flanelle chaude, ou une étoffe de laine parfumée avec le benzoin, le karabé, ou quelqu'autre gomme aromatique. Il faut ensuite entourer les parties d'une bande peu serrée de bas en haut. Si les jambes sont fort enflées, roides & douloureuses, on les exposera à la vapeur de quelque décoction chaude & discussive, à laquelle on ajoutera le vinaigre & le sel ammoniac, & qu'on placera sous une couverture de laine. On répétera cette opération soir & matin: elle assouplit ordinairement les articulations, & soulage la douleur. Après que les articulations auront reçu cette vapeur pendant une demi-heure, on les oindra avec l'huile de palme.

Les ulcères des jambes & des autres parties demandent à-peu-près le même traitement; c'est-à-dire, une légere compression, afin d'empêcher l'accroissement des fonguosités, & l'application des remedes antiseptiques

(*h*) Vormii *musæum*. Bartholini, *épist. cent.* 1, *n.* 89.

que nous avons déja recommandés pour les gencives. On pourra y ajouter l'onguent égyptiac, le ſtirax, &c. Dans les cas d'hémorragies dangereuſes, ſoit de ces ulcères, ſoit des gencives ou du nez, on donnera les acides minéraux. On fera prendre ſouvent ces acides dans un véhicule convenable, & à petite doſe, afin qu'ils entrent plus facilement dans les vaiſſeaux lactés: on fera uſage en même tems du quinquina à petite doſe, ſi l'eſtomac peut le ſupporter.

L'oximel ſcillitique eſt le remede qu'on doit adminiſtrer dans les douleurs des membres, des lombes, de la poitrine, & généralement dans les douleurs des ſcorbutiques, ſoit qu'elles ſoient vagues ou fixes. La ſcille eſt un oignon dont le ſuc eſt très-pénétrant, & qui eſt un bon antiſcorbutique. On prendra cet oximel dans une potion diaphorétique chaude, où l'on mettra du vin à la place d'un cordial ſpiritueux. On tâchera de ſe procurer la ſueur, en prenant à l'heure du coucher quelques taſſes de gruau à l'angloiſe chaud, mêlé avec le vinaigre ſimple, ou bien le vinaigre thériacal: mais la plupart de ces ſymptômes cédent promptement à la méthode curative générale, & on ne peut que les pallier juſqu'à ce qu'on en vienne à cette méthode.

Deux ſymptômes ſont pourtant quelquefois rebelles; c'eſt la dyſſenterie dans quelques-uns, & une toux violente dans d'autres, accompagnée de la difficulté de reſpirer, & d'une douleur de poitrine. Cette toux ſe termine ſouvent par la phthiſie. Employez l'ipécacuanha pour guérir la dyſſenterie. On a conſeillé dans ce cas ſon infuſion dans l'eau-de-vie, donnée ſouvent à petite doſe. Vous vous ſervirez auſſi avec ſuccès de la rhubarbe, donnée à doſe purgative, des écorces ameres ſtomachiques, de la thériaque, du diaſcordium, &c. Les véſicatoires & les cautères ſont des remedes convenables pour déraciner la toux, auſſi bien que l'équitation à la campagne & en bon air. On preſcrira le lait & les végétaux pour toute nourriture, ayant ſoin de tenir la poitrine libre, par le moyen des expectorans, tels que l'oximel ſcillitique, la gomme ammoniaque & le baume de copahu: mais prenez garde ſur-tout aux véſicatoires que vous appliquez aux ſcorbutiques: on court riſque, dans une auſſi mauvaiſe conſtitution, de faire tomber en gangrene la partie ſur laquelle ils ſont appliqués.

Pendant tout le traitement, évitez la ſaignée, ſur-tout lorſque la maladie eſt avancée. Elle eſt nuiſible, lors même que les douleurs les plus aiguës des membranes, une fiévre vive & des hémorragies dangereuſes ſembleroient l'indiquer. Le malade meurt bientôt après cette opération. Les forts purgatifs, qu'on donne par imprudence dans le commencement du ſcorbut, y ſont contraires, & attirent quelquefois les accidens les plus graves. Evitez encore les narcotiques: ils cauſent une foibleſſe & un abattement inexprimables, avec une oppreſſion de poitrine; ce qui ne paroîtra pas ſurprenant, lorſqu'on fera attention à la propriété de l'opium, d'atténuer le ſang. Son uſage fomenteroit donc la cauſe du mal, & ſeroit un obſtacle à la guériſon.

La lecture du titre ſuivant, levera les doutes qu'on pourroit avoir ſur cet article.

Nous terminerons ce que nous avons à dire ſur le ſcorbut, en rapportant quelques remedes qui ont eu de la célébrité, afin que l'on connoiſſe toutes les armes avec leſquelles on peut combattre un ennemi ſi redoutable. *Bernard Below* donne une obſervation remarquable ſur la grande vertu de la vermiculaire dans le ſcorbut, *ſedum minus acre*, ou *herba vermicularis* (*i*). Il faiſoit bouillir dans un vaiſſeau fermé huit poignées de cette plante dans huit pintes de vieille bierre douce, réduites à moitié : c'eſt une bierre ſans houblon, appellée *Ale* en anglois. Il donnoit trois ou quatre onces de cette décoction tous les matins à jeun, ou de deux en deux jours, ſuivant les forces du malade ; ce remede produiſit des effets ſi heureux, qu'il guérit preſque tous les ſoldats de l'armée, attaqués du ſcorbut, à l'exception de ceux que la rigueur de l'hiver précédent avoit réduits à un état incurable. Cet Auteur obſerva que les malades qui vomiſſoient facilement, & très copieuſement, après avoir pris ce remede, étoient plutôt guéris. Tous ces malades avoient les gencives affectées & putrides. Il leur faiſoit uſer de cette décoction, en y ajoutant l'alun & le miel roſat. Il guérit auſſi plus de ſoixante ſcorbutiques, qui avoient déja les tendons des jarrets retirés. Il faiſoit appliquer ſur cette partie la plante bouillie, & encore chaude. Il lavoit les ulcères avec la même décoction, & y appliquoit la plante de la même maniere.

On trouve dans *Ettmuller* (*k*) que les ſoldats d'une garniſon aſſiégée, extrêmement affectés de cette maladie, furent tous guéris par le moyen de la ſauve-vie, *Ruta muraria*, plante qu'on range parmi les capillaires.

La petite chélidoine, ou petite ſcrofulaire, dont nous avons déja fait mention, a été appellée *ſchorbock* par les Allemans, à cauſe des grandes vertus qu'on lui a attribuées.

Le tréfle d'eau, *trifolium*, ou *menyantes paluſtre*, eſt la plante que les Danois eſtiment le plus. Ils la donnent tantôt ſeule, tantôt avec le cochléaria (*l*).

Herman Nicolai, qui avoit été deux fois en Groenland, nous apprend que les naturels du Pays ſe ſervent du cochléaria & de l'oſeille qu'ils mêlent enſemble dans des bouillons qui guériſſent en peu de tems les ſcorbutiques, lors même qu'ils ont perdu l'uſage des jambes (*m*). Il faut diſtinguer ce cochléaria de celui de nos contrées ; il eſt plus doux & n'eſt point âcre comme le nôtre, on le mange en ſalade comme le creſſon.

(*i*) *Miſcellanea curioſ. Medico Phyſic. Academ. nat. curioſ. an.* 6 & 7, *obſerv.* 22.

(*k*) *Collegium pharmaceuticum in* Joan. Schroderi *pharmacopœiam medicochym. Phytologiæ, art. de rutâ murariâ.*

(*l*) *Acta Haffnienſia*, vol. 3, obſerv. 75.

(*m*) *Acta Haffnienſia*, vol. 1, obſerv. 9.

TITRE II.

Affections Scorbutiques.

NOUS venons de voir la puissance de l'air froid & humide sur l'économie animale, lorsqu'elle n'est pas contrebalancée par le régime. Mais tous les climats ne sont pas les mêmes, & l'homme peut vivre dans des régions tempérées où il s'attire par son régime tous les malheurs qu'il auroit éprouvés sous un ciel moins favorable. Les exemples n'en sont pas rares à Paris : il nous suffira d'en citer quelques-uns pris dans les extrémités des conditions pour les rendre plus frappans.

Ceux qui sont opulens, habitent des appartemens bien secs & dans une belle exposition propre à conserver la santé ; mais ils se font servir sur leur table tous les mets que leur inspire la gourmandise. Les cuisiniers, pour plaire à un Maître riche & gourmand, expriment le suc des gigots & des jambons, en forment des coulis, réduisent par l'évaporation tout le jus d'un gros animal en un volume si petit, qu'on peut l'avaler dans une cuiller, assaisonnent d'épices & d'aromats brûlans toutes leurs sauces. Ces hommes, qui n'ont d'autre Dieu que leur ventre, mangent indistinctement tous ces poisons ; ils croiroient leur estomac deshonoré s'ils lui confioient quelques légumes frais, ou apprêtés simplement. Pendant ce tems ils vivent dans la fainéantise & l'inaction, ou avec des femmes débauchées & peut-être peu saines ; ils dorment la grasse matinée entre des rideaux bien fermés, & ne s'éveillent que pour applaudir à leurs cuisiniers, & leur ordonner de nouveaux ragoûts aussi mal-sains que les précédens. Les boissons dont ils s'abreuvent ne sont pas moins dangereuses. Leurs repas sont couronnés par le café & les liqueurs de toutes les espéces & de tous les pays. Il semble que pour les nourrir & plaire à leur palais, il faille mettre à contribution toutes les parties du monde. Si c'est là l'art de bien vivre, les empoisonneurs ne pourroient être à une meilleure école.

Les pauvres qui vivent de végétaux gâtés, de viandes corrompues, de provisions salées & rances, de fromage moisi ; ou pourri, qui pour soutenir des forces que les alimens leur refusent, boivent habituellement & trop largement de l'eau-de-vie ; qui retardent leur transpiration par la mal-propreté, ou par la disette des vêtemens qu'ils ne peuvent changer ; qui respirent l'odeur infecte d'une habitation mal éclairée, mal-saine, sont châtiés à peu près du même fleau que les riches.

En effet, par ces deux régimes aussi opposés, & long-tems continués, le sang dégénére & acquiert un degré de corruption qui blesse sensiblement l'économie animale. Les maux qui en résultent ordinairement, sont des fiévres putrides, ou pétéchiales, dont nous ne tarderons pas à parler. Mais supposant que la corruption ne soit pas parvenue à un aussi haut point, il en naît des ſymptômes qui accompagnent ſouvent le ſcorbut, & qui ne ſe diſſipent que par des médicamens propres à combattre cette maladie. Les uns ſont attaqués de difficulté de reſpirer, de défaillances, d'une inaptitude aux mouvemens, de rhumatiſmes, de coliques, de douleurs vagues, aux jambes, aux cuiſſes, aux lombes, au dos, au col, aux dents, aux mâchoires. Les autres ſont tourmentés par des gales, des dartres, des éréſipeles, des ulcères. Comme il n'y pas de pourriture aux gencives, ni de taches aux jambes, on ne peut pas accuſer les malades d'être affectés du ſcorbut; mais auſſi, comme la dégénéraſcence de leur ſang approche de la corruption ſcorbutique & demande le même traitement, ce n'eſt pas ſans raiſon qu'on les renferme ſous la dénomination générale d'affections ſcorbutiques. Les affections de ce genre ſe connoiſſent ordinairement par un pouls foible, inégal & lent. La lenteur du pouls paroît être le caractére diſtinctif de la diſſolution du ſang. L'haleine eſt ordinairement puante, les dents ſont preſque toujours gâtées, & les déjections d'une grande fétidité. Les urines n'offrent pas des ſignes démonſtratifs, néanmoins on peut dire qu'elles ſont plus variables dans ces affections que dans toute autre circonſtance.

Ce détail paroîtroit nous rapprocher de la doctrine d'*Eugalenus*, doctrine que nous avons blâmée. On y trouvera pourtant une grande différence, ſi l'on veut faire réflexion que nous n'admettons qu'un ſeul ſcorbut, tandis qu'il en admettoit quarante-neuf eſpéces; que nous reconnoiſſons une dégénéraſcence du ſang cauſée par la nourriture, de même qu'il y en a une qui eſt cauſée par l'air froid & humide; que ces deux dégénéraſcences ſont aſſez ſemblables, à l'exception que la premiere eſt plus foible que la ſeconde, & n'enfante que des ſymptômes auſſi caractériſés: tandis que le Docteur de Friſe décrit ſous le nom de ſcorbut pluſieurs maladies qui ne peuvent pas même reconnoître la putréfaction du ſang pour principe.

Il ſe préſente ici trois indications à remplir, ſans cette attention il n'y a pas de guériſon parfaite à eſpérer.

1°. Il faut abſolument changer de régime, en faire ſuivre un preſque oppoſé à celui qui a produit le mal, & preſcrire les régles diétetiques les plus ſévères.

2°. Comme c'eſt par les premieres voies que le mal a commencé, c'eſt auſſi dans cette ſource qu'il faut l'attaquer. Employez d'abord les émétiques, s'il n'y a pas de raiſons contraires qui en détournent; réitérez les purgatifs doux ou aigrelets, tels que les tamarins, la caſſe, & enlevez toute la ſaburre qu'a engendré un mauvais régime dans l'eſtomac & les inteſtins. Tous ces malades ſe ſentent ſoulagés après les évacuations, ils ſont plus forts & leur pouls ſe releve.

3°. Pendant un auſſi long eſpace de tems qu'a pu durer ce mauvais régime, il a paſſé des matieres putrides dans les veines, qu'il faut détruire. Ayez recours aux antiſeptiques qui vous paroîtront les mieux indiqués. Joignez-y lés remédes appropriés à la nature de la maladie indiquée par le symptôme. Voilà tout l'art de traiter les affections qui tiennent du vice scorbutique.

C'est ici que l'on doit rapporter tout ce que nous avons dit sur la diete trop sévère, & sur la disette des alimens. Le sang qui n'est pas renouvellé, s'altére par son mouvement, tant circulaire qu'intestin, il perd ses parties balsamiques à chaque trajet qu'il fait dans les filtres, l'air fixé qui n'est plus retenu se dégage, & par son explosion brise les parties rouges, les écarte & donne lieu à la corruption. C'est dans cette occasion qu'il faut donner de la nourriture avec choix & modération. Evitez toute celle qui fermente trop ou qui seroit trop prompte à s'alcaliser. Les potages légers, les crêmes de ris, les panades doivent suffire dans le commencement. Ajoutez à cette nourriture quelques cordiaux qui soutiennent le ton des fibres & réparent les esprits épuisés. Vous n'en trouverez pas de meilleur que quelques petits verres de vin de Bourgogne, de Rota, d'Alicant, de Chypre, &c. Vous n'accorderez d'abord que peu d'alimens solides, parce que les forces sont opprimées, & que sous un fardeau trop lourd vous étoufferiez le peu de force qui reste. C'est ainsi qu'en allant par degré, vous rendrez au sang sa premiere vigueur, & la vie à ceux qui alloient la perdre par la disette ou par l'abstinence.

TITRE III.

Effets de l'Opium & du Mercure.

NOUS avons indiqué trois causes générales pour produire toutes les espéces de dissolutions; l'air, la nourriture & les miasmes ou médicamens introduits dans le corps animal. Chacune de ces trois causes est commune à chacune des espéces de dissolution. Nous avons examiné le pouvoir de l'air pour produire la dissolution lente de la partie globuleuse, & le scorbut a été l'exemple que nous avons cité. Ensuite nous avons porté nos regards sur la nourriture, & nous avons vu que si le défaut de végétaux récens, ou l'abus des substances animales ne suffisoient pas pour produire le scorbut, ils donnoient lieu à une dégénérascence du sang, que nous avons nommée affection scorbutique. Il ne nous reste plus qu'à examiner les effets de certaines drogues sur la masse du sang. Entre plusieurs nous choisissons l'*opium* & le *mercure*, parce que leur usage est plus journalier, & qu'on insiste long-tems sur leur administration.

I. Les anciens encore peu initiés dans les mystéres de la Physique, attribuoient les effets de l'opium à l'épaississement du sang, qui ne pouvant couler librement à travers les vaisseaux mollasses du cerveau, comprimoit l'origine des nerfs & assoupissoit les sens. Mais ce n'est qu'une fausse théorie que l'expérience a rectifiée. La fluidité du sang de ceux qui usent habituellement de cette drogue, prouve le contraire, & donne un démenti formel à l'explication avancée par les anciens. On a observé que le sang des Turcs, ou des Indiens tués dans le combat, & qui avoient animé auparavant leur courage par une forte dose d'opium, n'étoit pas coagulé plusieurs jours après la mort, & couloit aussi facilement que s'il n'y avoit que quelques minutes que ces victimes de leur bravoure vinssent d'expirer. On ne peut alléguer un fait plus constant pour prouver que l'opium dissout le sang.

Borel, cité par *Cartheuser* (*n*), observe que l'opium causa une si grande dissolution & une si grande raréfaction dans les humeurs d'une personne qui en avoit usé, que ses vaisseaux sanguins se rompirent, & qu'il survint une hémorragie mortelle. Or, s'il dissout le sang, il doit le faire tendre à la putréfaction. C'est ce que l'expérience a encore prouvé plus d'une fois. Un jeune homme qu'on vouloit enivrer, ayant avalé, sans le savoir, un gros d'opium, dans un verre de vin, eut, quelques heures après, le délire, qui fut suivi d'un sommeil profond. Le lendemain il étoit sans pouls, livide & moribond. Les remédes furent inutiles, il mourut en quinze heures, des tumeurs livides considérables étoient survenues aux bras & aux cuisses. Le cadavre exhaloit une puanteur insupportable. Les chats y accouroient, le léchoient avec avidité, & l'eussent dévoré si on ne les en eût empêchés (*o*).

Un nommé *Mustapha Satoor*, âgé d'environ quarante-cinq ans, Marchand de café à Sediqui, village à six lieues de Smyrne, prenoit tous les jours réguliérement un gros & demi d'opium crud, le matin, & autant l'après-midi. Il soutenoit qu'il pouvoit en prendre le double de cette dose par jour, sans danger. Le Docteur *Smith* a été témoin de ce fait, & a fourni lui-même l'opium pour être plus sûr de l'épreuve. L'effet que l'opium produisoit sur cet homme, étoit de lui rendre les yeux plus brillans, & de donner à son visage une nouvelle vivacité. Cet homme en faisoit usage depuis plus de vingt-cinq ans. Il avoit d'abord commencé par un grain, & ensuite avoit augmenté la dose par degré. Il s'y étoit si bien accoutumé, que la privation de cette drogue étoit pour lui une peine. Cependant l'abus de l'opium avoit dérangé sa santé. Il avoit le corps foible, les jambes fort grêles, les gencives rongées, de maniere que les dents étoient à découvert jusqu'à la racine; le teint étoit jaunâtre, & cet homme paroissoit de vingt ans plus vieux qu'il n'étoit effectivement (*p*).

Concluons de ces observations, que l'opium doit être très-dangereux dans les maladies inflammatoires, il hâte la mortification. Il a déterminé plus d'une fois la gangréne dans les phlegmons, les éréfipèles & les grandes plaies. De-là on peut tirer encore une conséquence qui est la suite nécessaire de ces observations; c'est qu'on ne doit pas pour appaiser la fureur de quelques symptômes employer l'opium dans les maladies qui naissent de la dissolution du sang. Il faudra donc avoir recours à d'autres

(*n*) Mat. méd. *tom* 2, *sect.* 11, *chap.* 2, §. 4.

(*o*) Mémoire de l'Académie des Sciences, *année* 1735, *hist. pag.* 4.

(*p*) Journal économique, Octobre, 1753, *pag.* 177.

moyens

moyens pour remplir cette indication dans le ſcorbut, les affections ſcorbutiques, les fiévres putrides & pétéchiales. L'expérience eſt d'accord avec cette théorie.

Ceux qui ont pris de l'opium, ont le pouls élevé & lent. Ils tombent dans l'aſſoupiſſement. Si l'on ſoupçonne qu'ils en ont pris une trop forte doſe, on peut craindre qu'ils ne ſe réveillent pas, & ne dorment du ſommeil de la mort. Quoique la raréfaction du ſang paroiſſe être le premier effet de l'opium ; quoique le pouls ſoit grand & élevé, ne mettez pas en uſage la ſaignée. La lenteur du pouls ſemble vous en avertir. Tous les organes moteurs de l'économie animale tomberoient bien vîte dans un affaiſſement, ſi grand, que vous ne pourriez plus relever leur reſſort. De même que la ſaignée eſt nuiſible aux ſcorbutiques, elle eſt préjudiciable à ceux qui ont pris de l'opium, non-ſeulement en trop grande quantité, mais même à une doſe ſuffiſante pour procurer le calme qu'on déſiroit dans le cours de la curation. Nous avons vu la ſaignée devenir mortelle lorſqu'on la faiſoit à des perſonnes qui avoient pris la veille le *laudanum*, ou le *ſirop de diacode*, ſoit pour ſe procurer le ſommeil, ſoit pour engourdir leurs douleurs. Pluſieurs Praticiens ont déja fait la même obſervation, & il ſemble qu'on n'en fait pas aſſez de cas dans le traitement. On eſt guidé par le ſymptôme ; le malade ſouffre toujours, malgré les délayans & les narcotiques que l'on a employés, on ne croit pas que la détente ſoit ſuffiſante ; on ne penſe pas que le pouls n'eſt élevé qu'à cauſe du médicament pris la veille, on fait ſaigner, le malade meurt. On cherche bien loin la cauſe d'une mort ſi précipitée, & on ne ſoupçonne pas même ſon inadvertance. Après des réflexions auſſi importantes, nous croyons être en droit de ne pas ſuivre l'avis de ceux qui conſeillent la ſaignée pour ſecourir les perſonnes qui ont abuſé de l'opium. Ce n'eſt pas les ſecourir, c'eſt plutôt les empêcher de ſe retirer de l'abîme où ils ſe ſont précipités. L'autorité pourroit peut-être en impoſer. M. *Geoffroi* dit formellement dans ſa Matiere Médicale (q) *Opio nimiâ doſi aſſumpto & gravioribus ſymptomatibus minitanti medentur, primò venæ ſectione & emetico medicamento.* Malgré ſes grandes lumières, M. *Geoffroi* a été trompé par la conduite ou par les écrits de ſes contemporains ou de ſes prédéceſſeurs.

A la bonne heure qu'on ſe ſerve d'un vomitif pour faire rejetter les reſtes de l'opium qui ſéjourneroient dans l'eſtomac, & pour donner une ſecouſſe au genre nerveux ; cela peut acheminer à la guériſon, mais ce n'eſt pas là le remède principal. Le véritable ſpécifique eſt celui qui réſiſte à la diſſolution du ſang, & qu'on a employé dans le traitement du ſcorbut. Dans l'un & l'autre cas, ce ſont les acides végétaux qui emportent la palme. Faites uſage du vinaigre, des ſucs de citron, de groſeille, de verjus, de grenade, d'oſeille, &c. S'ils vous manquent dans l'occaſion, vous pouvez leur ſubſtituer les acides minéraux, tels que celui de vitriol & de ſoufre dulcifiés avec l'eſprit de vin, & étendus dans un véhicule convenable.

(q) *Tom. 2. pag. 702, édit. in-8°. de 1741.*

Après avoir ainsi bridé l'action de ce poison, il restera encore à reveiller le ressort des nerfs engourdis ; c'est ce que l'on obtiendra par les sternutatoires, les sinapismes, les vesicatoires, les lavemens âcres, & tous les autres moyens irritans.

II. Nous avons dit que le *mercure* étoit scorbutifique ; effet qu'il ne peut obtenir qu'en dissolvant lentement la masse du sang. Ce n'est pas au mercure crud, pris par la bouche, qu'on doit attribuer cet effet, à moins que l'usage n'en soit continué fort long-tems ; il est trop pesant pour enfiler les veines lactées, & son propre poids l'entraîne par les garderobes. Ce n'est que lorsqu'il est réduit dans un état salin qu'il peut se mêler avec nos humeurs ; & lorsqu'il y est introduit par les pores de la peau au moyen des frictions, ou par les vaisseaux pulmonaires, au moyen des fumigations. Une fois introduit dans les routes de la circulation, ses molécules plus roides & plus pesantes que les globules sanguins, agissent fortement contre eux lorsqu'elles sont mues par l'action du cœur & des artères. On s'apperçoit de ce combat quand on a fait pénétrer une quantité suffisante de mercure dans le sang. Le pouls est élevé, plein & ferme. Il donne toujours des marques sensibles de la dissolution du sang ; ces marques sont le gonflemement des gencives, la salivation ou la diarrhée. Il est vrai que le mercure paroît agir plus directement sur la partie limphatique que sur la partie globuleuse, mais il ne peut gueres se faire que dans une action aussi vive & aussi continuée sur la premiere, la seconde n'essuie de furieuses atteintes. Aussi est-on presque toujours obligé, à la suite du traitement des maladies vénériennes, de pourvoir au sang qui a dégénéré. C'est ce que nous apprend la pratique des meilleurs maîtres, qui dans la convalescence mettent les malades au régime du lait, ou leur font prendre des bouillons dépuratifs & antiscorbutiques. Nous ne pouvons qu'applaudir à cette méthode. Le mercure est un fluide métallique qui ne peut jamais entrer au nombre des parties intégrantes des corps animaux. Il n'en peut que détruire l'union & la texture. C'est donc un poison dont il faut effacer l'impression, après qu'on a été dans la malheureuse nécessité de s'en servir. On agira donc prudemment lorsqu'on en évitera l'emploi dans toutes les maladies qui tendent à la dégénérascence du sang, & nous étions fondés en raison ; lorsque nous avons déclaré son usage pernicieux dans le scorbut.

Nous pensons que c'est plutôt sur cette impression qu'on doit rejetter certains effets qui arrivent à la suite du traitement des vices vénériens, qu'à la surabondance du mercure qui séjourne dans les veines. Nous avons de la peine à croire qu'un fluide plus pesant que le sang y demeure long-tems, & ne s'échappe pas par différens couloirs, où sa pesanteur naturelle le précipite. Les expédiens qu'on a mis en œuvre, afin d'enlever cette surabondance supposée qui reste après qu'on a employé les frictions, nous paroissent peu suffisans pour remplir cette intention, & nous confirment dans cette premiere opinion. Les uns ont employé les feuilles d'or appliquées sur la tête, ou une calotte d'or bien battue. On sait l'affinité que le mercure a avec l'or, & qu'il s'y applique avec beaucoup de facilité. De là ils pensent que le mercure contenu dans les vaisseaux, ou entre des lames osseuses, va s'appliquer à cet or, de même que le fer va s'attacher à l'aiman. On se satisfera, si l'on veut, de pareilles raisons. D'autres proposent l'or fulminant ; quelques-uns croyent que cet or est diaphorétique. Mais *Emmanuel Konig* & *Daniel Ludovic*, assurent, d'après leur expérience, que c'est un purgatif irritant & dangereux. Nous nous rangeons plutôt du parti de ceux qui emploient les sudorifiques ou les purgatifs. Les sudorifiques sont plus sûrs & méritent la préférence. Ils épurent la masse du sang, enlevent par la transpiration, ou par les sueurs, les parties globuleuses entichées par le mercure, & qui auroient conservé long-tems dans la masse du sang une tendance à la putridité. La ptisane sudorifique la plus vantée dans ce cas, est celle qui est faite avec les racines d'aunée & de fénouil. On s'en servira sans risque & avec utilité.

MEMBRE II.

Dissolution prompte de la partie rouge du Sang.

LE genre de dissolution dont nous allons parler, est contagieux & produit par une constitution de l'air chaud & humide, ainsi que par un régime qui tend à une plus grande alcalescence. Quoique dans le commencement & dans l'état de la maladie, le pouls, soit quelquefois lent & paroisse naturel, il arrive très-souvent qu'il est fébrile, parce qu'il est difficile que le sang qui a acquis plus de mobilité par sa division & dont les principes salins & sulfureux sont plus volatilisés, n'agisse pas davantage sur les nerfs & n'aiguillonne pas un peu leur ressort.

Les maladies où cette espéce de dissolution nous paroît remarquable, sont, les fiévres pétéchiales, les fiévres pestilentielles, la peste & les accidens causés par la morsure ou la piquûre de certains animaux. On sait que le sang corrompu perd sa consistence & sa couleur, & se convertit en une sanie d'un jaune foncé. Le sang de ceux qui sont attaqués de fiévres pétéchiales a la même apparence & se corrompt presque aussitôt qu'il est sorti de la veine. La promptitude avec laquelle se corrompent les cadavres de ceux qui ont été les victimes de cette fiévre, ou de la peste, est une preuve manifeste, soit de la grande putréfaction des humeurs, soit de la dissolution de la partie globuleuse, mere de la putréfaction. Le Docteur *Huxham*, dit avoir vu plus d'une fois des malades attaqués de fiévres malignes, dont le sang circuloit avec beaucoup de lenteur, rendre par les aisselles une espéce de sueur sanguinolente, qui teignoit le linge d'une couleur approchante de celle de vin de Bourgogne. Le Docteur *Hodges*, dit avoir vu des pestiférés rendre une sueur de couleur de pourpre & même de couleur de sang (*r*). C'est sans doute dans ces maladies que les anciens ont observé la *Diapedese* ; c'est ainsi qu'ils appel-

(*r*) *De peste Londinensi.*

loient l'effusion du sang en maniere de sueur & de rosée. Selon leur façon de penser, qui est assez juste, cette effusion n'arrive que lorsque le sang est trop dissout, & que ses globules rouges sont assez atténués pour se confondre avec la matiere de la sueur, & passer avec elle à travers les tuyaux excrétoires de la peau, qui se trouvent alors plus dilatés qu'à l'ordinaire. Plusieurs Auteurs font mention de ces sueurs de sang (*s*). Lorsque ces sortes d'hémorragies prennent leur cours par le nés, la matiere qui en sort est une sanie tenue & sanguinolente, qui ne se fige pas comme le sang coulant du nés des personnes qui se portent bien, ou qui ont une fiévre inflammatoire, lequel est ordinairement épais, luisant & vermeil.

Les éruptions pétéchiales, ou les taches livides dont les hémorragies sont accompagnées, prouvent que les globules sanguins sont dissous, & ont pénétré dans les artères lymphatiques, dans les vaisseaux excrétoires de l'humeur de la transpiration, ou dans le tissu reticulaire de la peau, y séjournent, s'y corrompent & engendrent bientôt la gangréne. On a vu même plusieurs de ces malades couverts de taches jaunes, ou plutôt brunes, qui n'ont pas été moins funestes que les autres : cela vient de ce que les globules sanguins étoient divisés en des particules si petites, qu'ils ne conservoient plus rien de leur couleur primitive. Il y a grande apparence que les urines noires avec un sediment livide, viennent également de l'atténuation des globules sanguins.

C'est cette même dissolution de la partie rouge du sang qui lui donne cette tendance à la purulence. Pour peu que ce sang séjourne dans un organe qui se prête à son effort, il y fermente, perd son air fixé, s'y corrompt, & devient un véritable pus. De là les dépôts, les parotides, les bubons si fréquens dans ces espéces de fiévres. Ouvrez les cadavres de ceux qui en ont été atteints, vous y verrez des abcès, soit au cerveau, soit au foie, soit à la poitrine, soit dans la région du bas ventre & dans le tissu cellulaire qui environne l'habitude du corps. Si vous ne trouvez pas ces abcès, vous remarquerez au moins des fusées purulentes, des traces de gangréne, soit dans les viscères, soit dans les membranes qui les composent ou les enveloppent.

Les trois causes générales qui ont produit la dissolution lente du sang, sont les mêmes qui en produisent la dissolution très-prompte ; mais elles sont opposées dans leurs qualités. Ainsi qu'un air froid & humide enfante le scorbut, un air chaud & chargé de vapeurs, enfante la peste & les fiévres pestilentielles. Si l'on se livre à un mauvais régime dans une constitution de l'air chaud & humide, on doit craindre les fiévres pétéchiales. Enfin certains venins introduits dans nos veines y produisent une dissolution très-prompte. Ces trois objets vont faire le sujet de nes réflexions.

(*s*) Voyez Aristote, *hist. animalium*, *lib.* 3, *cap.* 19. *Si sanguis immodicè humescit, morbus infestat, sic enim in speciem saniei diluitur, & adeò serescit, ut jam non nulli sudore cruento exundarint.* Et dans un autre endroit, *jam nonnullis accidit ut cruentum quoddam excrementum sudarent propter vitiatum corporis habitum, &c. de partibus animal. lib.* 3, *cap.* 5. Voyez aussi Rondelet, *lib. de dignosc. morb. cap.* 11, Gasp. à Reie, *Quæst.* 86, Hildanus, *cent.* 6, *observ.* 76, & autres, tant anciens que modernes.

Comme je cultive un champ où des Ouvriers, quoi qu'excellens, ont croisé les sillons, il est bon d'avertir des épines que j'ai rencontrées. Jamais confusion ne m'a paru plus grande ; de sorte qu'un esprit qui ne veut admettre que des idées nettes & précises, est dans le plus grand embarras. Les Auteurs le plus accrédités donnent ce nom générique de fiévres malignes à des maladies où il n'y a point d'abord de fiévre, mais où les malades sont tellement accablés, qu'ils ne sentent pas toute l'étendue de leurs maux, où les signes sont benins & les accidens redoutables. Sous cette idée vague ils englobent les fiévres putrides, pétéchiales, pestilentielles & purement nerveuses. En suivant leur description on ne croiroit lire que l'histoire d'une seule maladie. De-là naissent une multitude de contradictions dans les causes, dans les indications & dans le traitement. Pour éviter l'obscurité & l'ambiguité qui naissent de l'abus des termes, & pour éviter l'embarras à nos Lecteurs, nous ne donnerons le nom de fiévre maligne qu'à celle qui affecte primitivement le cerveau, & dont nous avons fait mention à la suite des maladies de la tête ; nous caractériserons d'un nom particulier celles qui auront pour sujet, soit le sang, soit le systême vasculaire.

Nous prévoyons qu'on sera surpris de nous voir traiter ainsi des fiévres d'une maniere éparse, tandis qu'on a coutume de les rassembler sous un même titre. La surprise cessera, si l'on considére que les fiévres ne se ressemblent que par le nom, & que ceux qui ont traité des fiévres dans cet ordre, ressemblent aux Auteurs des Dictionnaires, qui sont obligés de rapporter sous un même mot, dont les acceptions sont différentes, les idées les plus disparates.

TITRE I.

Des Fiévres Pétéchiales.

Nous appellons fiévres pétéchiales des maladies, dans le cours desquelles il paroît des taches rouges, violettes, pourprées, ou livides sur le corps, le plus souvent pendant le cours de la maladie, quelquefois cependant après la mort. Elles ne s'élevent jamais au-dessus de la peau, & sont la plupart du tems si peu remarquables, qu'à moins qu'on ne les examine avec beaucoup d'attention, elles peuvent échapper à la vue. Elles sont plus nombreuses sur la poitrine & sur le dos ; il s'en trouve moins sur les jambes & sur les bras ; on n'en a pas encore remarqué sur le visage. Ces éruptions ne sont pas critiques, elles ne soulagent pas, elles ne sont que symptomatiques, & annoncent les risques que courent le malade. Quelques-uns ont nommé cette maladie *fiévre des prisons ou des Camps*, M. *Pringle* l'appelle *fiévre maligne des Hôpitaux*. Elle n'a reçu ces dénominations que parce qu'elle est fréquente dans les armées & dans les endroits mal fains ou renfermés qui contiennent beaucoup de monde. Comme il ne faut pas attendre l'apparition des taches pour traiter convenablement cette maladie, tâchons de la faire reconnoître par fa defcription & les fignes qui la caractérifent.

La maladie commence par une laffitude & une foibleffe générale des membres, avec perte d'appétit, & mal de tête. La chaleur eft modérée, & même lorfque la fiévre eft dans fon plus haut période, en touchant la peau, elle ne paroît pas confidérable, & même au-deffus de ce qu'elle doit être naturellement; mais en touchant le pouls pendant quelque tems, on s'apperçoit d'une ardeur extraordinaire, qui, quelques minutes après, laiffent aux doigts une légère fenfation de douleur (*t*). On combat d'abord, mais furviennent bientôt le vertige, un tremblement extraordinaire des mains, les naufées & le vomiffement. Le pouls eft petit languiffant, inégal, ondoyant. Une douleur fixe dans une des tempes, ou dans les deux, fur un fourcil ou fur les deux à la fois, ou dans le fond des orbites, fe fait fouvent fentir. Le malade a les yeux gros, abattus, quelque peu enflammés, jaunâtres & le vifage fort rouge. Il n'y a pas de fommeil. A mefure que la maladie avance, le battement des artères carotides augmente, quoique le pouls foit très-petit & très-lent. C'eft un figne affez certain du délire. Néanmoins quelques-uns ne tombent jamais en délire, mais tous font fujets à une grande ftupeur, ou un engourdiffement général. Malgré cette obfervation, fort peu confervent l'ufage de leur raifon jufqu'à la mort, un grand nombre le perd de bonne heure. L'abattement des efprits, le défefpoir, la foibleffe & les fyncopes font extrêmes. Ces défaillances font fubites, fans être précédées d'aucune évacuation exceffive: & dans le tems même que le pouls a de la force. La refpiration eft, pour l'ordinaire, laborieufe & entrecoupée par des foupirs; l'haleine eft brûlante & puante. Plufieurs ne fe plaignent ni de foif, ni de chaleur, ni d'inquiétudes, ni de douleurs; ils font abforbés & fe plaignent feulement de ne pas pouvoir attraper le fommeil. Quelques-uns éprouvent des douleurs dans le dos & dans les lombes, un épuifement univerfel, une chaleur trop vive, une pefanteur dans le creux de l'eftomac, qui eft fuivie du vomiffement d'une bile porracée ou noirâtre, d'une odeur très-défagréable. Souvent à la fuite de ce vomiffement refte un hoquet incommode.

La langue d'abord blanche & humide devient de jour en jour plus féche, ou d'une couleur livide, luifante, avec une efpéce de veffie noire à la pointe. Quelquefois auffi elle eft extrêmement noire, & cette noirceur continue durant plufieurs jours, après même que la crife eft faite. La maladie étant parvenue à fon plus haut période, la langue refte féche,

(*t*) La premiere fois que je fis cette obfervation, dit *Pringle* (*tom.* 2, *pag.* 57), je l'attribuai à la force de l'imagination; mais des expériences réitérées, & le témoignage des perfonnes qui, fans connoître mon obfervation, avoient fait la même remarque, m'afſurerent de fa réalité. Galien affure la même chofe dans la defcription qu'il a donnée des fiévres remittentes d'automne. *Febrium quæ à putredine oriuntur, maximum indicium eft mordacitas & acrimonia caloris quæ perinde ac fumus, nares & oculos, fic ipfa erodere tantum videtur .... Non ftatim ea qualitas, admotâ manu, difcernitur, at per moram prædicta caliditatis fpecies effertur ex penitioribus partibus.* Lacuna, *Epit.* Galen, *de differ. febr. lib.* 1, *cap.* 7.

noire ou d'un rouge de grenade foncé, inflexible, de maniere que le malade n'articule qu'avec peine, & ne peut l'avancer pour la montrer ; les dents & les lévres sur-tout, sont couvertes d'une matiere brune, tenace & visqueuse. Alors la soif est fort grande, & quelquefois inexstinguible ; cependant le malade ne prend goût à aucune boisson & les trouve toutes améres & désagréables. Si dans ce tems il n'est pas altéré, c'est un symptôme très-dangereux, qui se termine par la frénésie ou par le coma.

Dans le commencement l'urine est crue, pâle & insipide. Elle devient plus formée à mesure que le mal augmente, & ressemble fort souvent à une forte lessive ; ou bien elle est jaune & teinte de quelque peu de sang. Elle n'à ni sédiment, ni nuage, & elle reste dans cet état pendant plusieurs jours. Elle devient de la couleur de la grosse bierre, noircit par degrés, & répand une odeur très-puante. Les déjections, quand la fiévre approche de son état, ou de son déclin, sont presque toujours d'une odeur insupportable, vertes, livides ou noires, souvent sanguinolentes, & accompagnées de tranchées. Celles qui sont jaunes, ou brunes, annoncent moins de danger, tandis que celles qui sortent à l'insçu des malades, sont presque toujours funestes de quelque couleur qu'elles puissent être. C'est encore un fort mauvais symptôme quand le ventre reste dur, enflé & tendu, après des déjections copieuses : on doit craindre l'inflammation, ou la mortification des intestins. Le malade est heureux, quand une diarrhée légère survient ; car c'est un moyen dont la nature se sert pour évacuer la matiere morbifique.

Le tems de l'éruption des *pétéchies* n'est pas fixe. Quelquefois elles paroissent le quatriéme ou le cinquiéme jour, d'autrefois elles ne se manifestent que le onziéme, ou le douziéme. Alors on ne peut plus douter de la maladie. Le danger est moins grand à proportion qu'elles sont plus vermeilles. Les noires, ou livides, sont fréquemment accompagnées d'hémorragies, & compliquées avec des sueurs abondantes, froides & gluantes, qui les font disparoître au grand préjudice des malades. Celles qui sont larges, livides, bleuâtres, ou d'un verd foncé avec refroidissement des extrémités, annoncent que le malade est prêt de mourir. D'autres fois ces taches disparoissent vers le onziéme ou le quatorziéme jour à l'aide d'une süeur copieuse. Si elles sont remplacées par une infinité de petites pustules miliaires blanches, cela ne soulage pas beaucoup le malade qui n'est mieux que quand il survient à leur place une efflorescence rouge accompagnée de démangeaison. Il en est de même de ces grandes vessies aqueuses sur le dos, la poitrine & les épaules. La gale qui se forme autour des lévres & du nés, & qui cause beaucoup de démangeaison, est un fort bon symptôme. On ne doit rien attendre de bon des aphtes qui sont de couleur foncée, ni de celles qui sont excessivement blanches & épaisses comme du lard. Elles sont aussitôt suivies de la difficulté d'avaler, de la douleur & de l'ulcération de la gorge, de l'ésophage, &c, & d'un hoquet continuel.

Dans le traitement de cette fiévre, de même que dans celui de toutes les autres, il faut varier ſa méthode ſuivant l'état où elle ſe trouve. Dans le premier période il faut ſonger à renouveller l'air de la chambre, ne pas tenir le malade enfermé dans ſes rideaux, & lui procurer un air frais par toutes ſortes de moyens; il faut lui bien laver les pieds & les bras, pour ouvrir les voies de la tranſpiration. Si la perſonne eſt pléthorique & vigoureuſe, faites-la ſaigner. Néanmoins, malgré la violence des ſymptômes, menagez le ſang. On a vu plus d'une fois les mauvais effets de la ſaignée dans ces circonſtances. Le premier ſang eſt ordinairement vermeil; mais celui qu'on tire vingt-quatre heures après, eſt livide, noir, tenu, le toiſiéme eſt livide, diſſout & ſanieux. Ce n'eſt pas en évacuant le ſang qu'on corrige ſa diſſolution. *Huxham* a vu dans les fiévres pétéchiales (*u*) la conſtitution du ſang tellement détruite, qu'il dépoſoit une poudre noire comme de la ſuie, ſa partie ſupérieure n'étant qu'un caillot corrompu, ou une eſpéce de gelée d'un verd foncé & extrêmement molle. A quoi l'on peut ajouter que dans ces ſortes de cas, le pouls diminue conſidérablement après une ſeconde ſaignée, & quelquefois dès la premiere.

Comme ces fiévres cauſent des nauſées & des vomiſſemens, il eſt bon d'aider la nature par un vomitif. Si le vomiſſement continue après que l'eſtomac eſt débarraſſé, on donnera quelque peu de thériaque, de l'eau de menthe, ou le ſel d'abſinte, par-deſſus lequel on boira du jus de limon, ſuivant la méthode de *Riviere* (*x*). On appliquera ſur la région de l'eſtomac une fomentation faite avec la décoction des plantes aromatiques, ou un emplâtre de thériaque; ce qui, dans certaines occaſions, produit l'effet que les autres remédes n'ont pu opérer.

L'eſtomac étant nettoyé, on évacuera le conduit inteſtinal par des moyens ſimples & aiſés, comme ſont les lavemens émolliens, & les minoratifs. Les purgatifs âcres & violens ſont très-dangereux, & il en eſt ſurvenu les plus funeſtes effets. *Hoffman*, ce Praticien ſage, ne veut pas même qu'on employe le ſéné (*y*). Les émétiques doux & les éccoprotiques ont encore cet avantage, c'eſt qu'on peut les répéter, & les donner de tems à autre, tant que les premieres voies ſont engorgées, ce qui eſt indiqué par l'amertume de la bouche, par les nauſées, par les eructations nidoreuſes & fétides, par l'enflure & la tenſion du bas ventre, par les flatuoſités, les borborigmes, les coliques, &c. La boiſſon doit être ſimple, telle qu'une infuſion de feuilles de chicorée ſauvage, de petit chêne ou de quelques autres plantes améres. Nous preſcrivons volontiers une boiſſon de thé léger. M. *Pringle*, dans ſes Obſervations, fait voir la grande vertu antiſeptique du thé, & il attribue l'éloignement, ou la diſparition de pluſieurs maladies putrides dans certains pays, à l'uſage plus fréquent qu'on en fait. Nous ne blâmons pas le petit lait, ſur-tout celui qui eſt fait avec le vinaigre; il eſt ordonné par des Médecins d'un grand mérite;

(*u*) Eſſais ſur les différentes eſpeces de fievres, par Jean *Huxham*, pag. 132.

(*x*) *In capite de febr. peſtilent.*

(*y*) *Ad alvum vacuandam per totum harum febrium decurſum, nil peſtilentius illis pharmacis, quæ acrimoniâ quâdam cauſticâ agunt, nec exceptis ſennæ etiam foliis*, &c. de febr. petechial. vetis. curatio, §. 5.

mais

mais nous ne croyons pas qu'il convienne dans les commencemens de cette maladie, où il y a beaucoup de saburre dont il doit augmenter la masse, ou faire passer une portion dans le sang. Il est trop relâchant pour soutenir des forces chancelantes ; il est trop diurétique pour soutenir la transpiration.

Le traitement proposé suffit pour faire avorter le mal dans son principe, & il doit réussir, si on n'a pas laissé la maladie jetter de trop profondes racines. Mais malheureusement dans les maux qui n'occasionnent pas de douleurs, on temporise, & on ne se plaint que quand les ressources sont plus difficiles. Il arrive qu'on appelle le Médecin lorsque la maladie est parvenue à son second période, que nous calculons à peu près du sept au quatorziéme jour. Si dans ce tems le pouls est trop vif, ou trop plein, & que le malade n'ait pas eu la précaution de se faire saigner dès l'invasion du mal, il est à propos de faire de petites saignées & modérées. Les grandes saignées deviennent communément funestes, parce qu'elles abbattent le pouls & qu'elles causent le délire. Le plus grand nombre des malades sont guéris sans saignées, & parmi ceux à qui on a tiré beaucoup de sang, très-peu se sont rétablis. C'est une observation de M. *Pringle*, Médecin attentif & judicieux, qui a vu un grand nombre de ces malades (ʒ).

Un vomitif peut être encore utile, parce qu'il soulage l'estomac & dispose davantage aux sueurs ; mais lorsque la fiévre est fixée, & que l'estomac est soulevé, il devient dangereux. Nous souhaiterions que ceux qui nourrissent, pour ainsi dire, d'émétique leurs malades lorsqu'ils soupçonnent quelque malignité, voulussent bien faire attention à cette régle. Continuez les lavemens émolliens sans les multiplier comme dans les fiévres inflammatoires. Entretenez la liberté du ventre par des minoratifs, suivant l'état du pouls. Il est certain que la bile domine dans toutes les fiévres putrides & pétéchiales. La vesicule du fiel, les conduits biliaires, l'estomac, le duodenum, &c. de ceux qui meurent de maladies pestilentielles, sont toujours remplis d'une grande quantité de bile noire, ou verte (*a*), ce qui indique la nécessité de purger souvent dans ces fiévres, sans cela il survient des diarrhées ou des dyssenteries, qui ne tardent pas à être funestes. Ces diarrhées sont toujours préjudiciables au commencement, sur-tout lorsque les déjections ont été séreuses, liquides & abondantes. La diarrhée n'est salutaire que lorsqu'elle est accompagnée d'une légere sueur, ou de la moiteur de la peau.

Quelques Médecins fondent toutes leurs espérances sur les vésicatoires ; mais nous sommes persuadés que ce n'est pas là le moment de les appliquer, & qu'on se hâte trop de s'en servir. La fiévre qui est dans sa vigueur n'a pas besoin qu'on l'irrite davantage. Les cantarides n'agissent pas seulement sur la peau, elles affectent encore les nerfs & les vaisseaux. D'ailleurs, comme les sels de ces mouches agissent à peu près de la même maniere

(ʒ) Observations sur les maladies des Armées, dans les camps & dans les garnisons, par M. *Pringle*, tom. 2, *pag.* 83.

(*a*) Traité de la peste, &c. *Paris*, *in*-4°.

que les alcalis volatils, ils ne peuvent que hâter la diſſolution du ſang, & par conſéquent ſa putréfaction. Cette application produit de très-mauvais effets, comme l'inſomnie, le délire, la ſuppreſſion d'urine, le tremblement & les ſoubreſauts des tendons. Il eſt vrai que ſur le déclin de ces fiévres, les ſolides ſont engourdis, la circulation languiſſante, les eſprits ſans force. C'eſt alors qu'on a beſoin d'un aiguillon; c'eſt alors qu'on doit employer les véſicatoires ſi l'on veut en retirer quelques fruits. Mais toutes les fois que vous les employerez, faites boire de l'eau de graine de lin, des émulſions, ou quelque ptiſane adouciſſante & mucilagineuſe: car lorſqu'on n'a pas cette précaution, le malade ſouffre infiniment plus de ce reméde, que de ſa maladie même.

Faites faire uſage des ptiſanes nitrées, ou acidulées, de la limonade, des eaux de groſeille ou de verjus, ſuivant la ſaiſon, d'un oxymel très-léger. Donnez peu de bouillons à la viande, contentez-vous de quelques bouillons maigres faits avec les plantes potageres, & où vous n'aurez fait cuire qu'une médiocre quantité de veau.

Craignez de preſcrire des narcotiques malgré l'inſomnie & l'agitation. S'ils ne provoquent pas les ſueurs, ils augmentent le délire. Nous le prouverons bientôt; l'opium, & toutes les préparations où il entre, diſſolvent le ſang, & ne peuvent convenir dans les maladies qui naiſſent de la diſſolution du ſang.

Enfin la maladie ne fait plus de progrès, elle eſt à ſon plus haut degré, où elle reſte fixée quelques jours. Le pouls eſt abattu, la ſtupeur eſt plus grande, on eſt menacé de délire, & les taches pétéchiales paroiſſent. Alors M. *Pringle* conſeille la décoction de ſerpentaire de virginie; à laquelle il ajoute un peu de quinquina, parce qu'il faut craindre la gangréne, & que ces maladies ſe terminent par l'intermittence, ou la remittence. Il conſeille encore l'infuſion de camomille, qui eſt un bon antiputride. Mais en fait de cordial propre à ce période de la maladie, ajoute-t-il, il n'y en a pas qu'on puiſſe comparer au vin. C'eſt le ſentiment des plus célèbres Praticiens, quoique quelques Auteurs en condamnent tout-à-fait l'uſage. *Riviere*, Auteur dont l'expérience ſur ce ſujet, eſt très-connue, dit, que dans cette fiévre le vin agit & comme cordial, & comme médicament qui réſiſte à la malignité; ce qu'il a obſervé pluſieurs fois, & ſurtout dans la fiévre pourprée qui regna à Montpellier en 1623.... Il faut ſeulement avoir attention de ne pas le donner dans les premiers jours de la maladie, de peur d'agiter trop la matiere morbifique, mais on ne doit en attendre que du ſoulagement en l'accordant, lorſque la maladie eſt parvenue à ſon état, & donne les plus grands indices de toute ſa malignité (*b*). Nous confirmerons le ſentiment de ce grand homme par l'autorité d'*Hoffman*, qui avoue que pluſieurs malades attaqués de fiévres malignes & pétéchiales, n'ont dû leur ſalut qu'à l'uſage modéré qu'ils ont fait du vin (*c*). *Huxham* y ajoute le jus des oranges ou des limons pour le rendre

(*b*) *Cap. de febre peſtilent.*

(*c*) *Diſſertatio de vini Rhenani præſtantia, cap* 6, § 13. Voyez auſſi, *tom.* 2, *ſect.* 1, *cap.* 11, *de febrib. petechialib. veris. præſervat.* §. 2.

ſans doute plus antiſeptique. Les vins blancs de France & du Rhin, trempés d'un peu d'eau, & le cidre, fourniſſent une boiſſon très-ſalutaire, ſoit dans l'état, ſoit dans le déclin de ces fiévres, & l'on n'aura jamais lieu de ſe repentir de les avoir employés prudemment.

La maladie parvenue au quinziéme ou au ſeiziéme jour, doit être reputée ſur ſon déclin; c'eſt alors qu'il faut ſonger à profiter des ſueurs ou à les exciter : car ces fiévres ne ſont parfaitement guéries qu'après que la ſueur a paru. C'eſt un fort bon ſigne lorſqu'elle eſt modérée, chaude, & étendue ſur toute la ſurface du corps. C'en eſt encore un lorſqu'elle ſurvient dans la vigueur de la maladie, & que le pouls devient plus ouvert, plus mou, & plus calme quelque tems auparavant, & pendant qu'elle dure. C'eſt au contraire un mauvais ſigne quand elle eſt exceſſive, froide, gluante ; ou qu'elle ne paroît qu'autour de la tête & de la poitrine. Les ſueurs abondantes qui arrivent dès le commencement, ſont en général pernicieuſes, ſur-tout ſi elles ſont ſuivies de friſſon.

Comme les ſueurs ſont infiniment plus ſalutaires lorſqu'elles ſont l'ouvrage de la nature, & que l'art n'y a aucune part, on ne doit pas ſe hâter de les provoquer par des alimens, ni par des médicamens chauds, volatils & incendiaires. Il ſuffit de les ſtimuler ou de les entretenir par des délayans acidulés, & des diaphorétiques propres à fondre & à entraîner les ſels, à prévenir les progrès de la putréfaction & de la diſſolution, à conſerver & à fortifier les ſolides. Quelques-uns donnent dans ce cas les plus grands éloges à l'*eſprit de Minderer* (*d*). D'autres exaltent le camphre. C'eſt un antiputride qui excite une douce diaphoréſe. Sa qualité anodine le rend propre à appaiſer l'éréthiſme, à calmer les eſprits, & à procurer le ſommeil. Mais il a cet inconvénient, c'eſt qu'il incommode l'eſtomac. En le diſſolvant dans le vinaigre, il fatigue beaucoup moins, & on peut le mêler ainſi dans les juleps. Les Médecins s'en ſervirent avec ſuccès dans la peſte de Marſeille, & l'on érigea une ſtatue à *Heiniſius* en reconnoiſſance des ſervices qu'il rendit à la ville de Verone durant la peſte, au moyen d'un reméde dont le camphre faiſoit la baſe (*e*).

Cette maladie ſe prolongeant au-delà de ſeize ou dix-ſept jours, ſe termine ſouvent par la ſuppuration des parotides, ou des glandes axillaires. Il eſt néceſſaire d'ouvrir l'abcès auſſitôt que la matiere eſt formée, ſans attendre la fluctuation, ou que la tumeur s'amolliſſe, ce qui peut fort bien ne jamais arriver. Les tuniques des glandes ſont fermes & réſiſtent,

(*d*) Cet eſprit eſt fait avec du vinaigre commun & du ſel de corne de cerf. (*Voyez la Pharmacopée d'Edimbourg.*) On le donne à la doſe d'une demi-once dans un peu d'eau, à laquelle on peut ajouter un peu de ſirop d'althæa. Si une ſeule doſe ne ſuffit pas, on réitere. *Boerhaave* eſt le premier qui ait fait mention de ſon uſage interne, (*chemiæ, vol. 2, proc.* 108). Il eſt devenu depuis fort commun à Edimbourg. *Pringle* le regarde comme un diaphorétique ſûr. (*Obſervations ſur les maladies des armées*, tom. 1, pag 199, 201, 319), & comme un excellent antiſeptique, (*id. tom. 2, pag.* 177).

(*e*) *Compoſitum eſt ex ana olei deſtillati ſuccini, olei corticum citri, & olei camphoræ : quæ olea bene invicem juncta conſtituunt hoc mirabile remedium, idque pro præſervatione à guttis 5, ad 6, pro curatione à guttis 6, vel 12, ad 15, pro circumſtantiarum varietate, expectando deſuper ſudorem exhibeatur. Hinc* Mindererus (*de peſte*) *inquit : meo judicio camphora plus virium in peſte obtinet, quam vel pretioſa medicamenta beſoardica.* Ettmuller, *de peſte. Collegii, pract. tom 2, pag. 1, édit. in-fol. Francofurti,* 1708, *pag.* 370, vide etiam Anatom. *camphoræ* D. Mœbii, *cap* 13, *pag.* 50.

le pus eſt très-viſqueux, de ſorte que la partie eſt auſſi dure que ſi la ſuppuration n'eût pas commencé.

Preſque tous les malades dans leur convaleſcence ſe plaignent ſouvent d'une inſomnie, de vertiges, d'un embarras dans la tête, & autres ſymptômes nerveux. Ne vous hâtez pas pour cela de donner des narcotiques, donnez ſeulement des analeptiques & des corroborans. S'il y a des remiſſions marquées, ou ſi vous trouvez que dans différentes heures de la journée le battement du pouls ſoit différent, vous employerez avec utilité le quinquina, après quelques évacuations convenables. S'il y a quelque apparence d'une fiévre hectique, ſuite d'un abſcès intérieur, on doit traiter ce cas en conſéquence, mais il eſt toujours très-dangereux.

Nous pourrions rapporter encore ici pluſieurs maladies qui reconnoiſſent pour cauſe la diathèſe putride du ſang, telles ſont les fiévres pourpreuſes, les dyſſenteries épidémiques, les petites véroles gangréneuſes, &c; mais il ſera mieux de rappeller ces eſpéces lorſqu'il ſera queſtion du genre, ce qui nous évitera beaucoup de répétitions.

TITRE II.

De la Peſte & des Fiévres peſtilentielles.

NOUS avons décrit les fiévres pétéchiales avant que de parler de la peſte, parce qu'elles ſont plus communes, & que leur traitement doit jetter un grand jour ſur la conduite qu'on doit tenir dans la peſte & les fiévre peſtilentielles. Puiſque nous avons eu le bonheur de ne jamais voir ce fléau dévaſter la terre, nous ne pouvons pas en parler d'après notre expérience, nous nous contenterons ſeulement de faire quelque réflexions ſur nos lectures, plutôt que de copier ſervilement des traités où l'on ne trouve que des erreurs & des contradictions.

Il nous paroît que ſous le nom de peſte, on a décrit beaucoup de maladies épidémiques qui ne méritoient pas ce titre. Il ſuffiſoit qu'une maladie fût contagieuſe pour que les anciens Auteurs la qualifiaſſent du nom de peſte. Ainſi, pour ſe retourner dans une auſſi grande confuſion, il faut regarder la peſte comme un terme générique qui déſigne pluſieurs maladies plus ou moins contagieuſes. En admettant cette façon de penſer, vous ne ſerez plus ſurpris qu'on lui ait donné diverſes dénominations. C'étoit la maladie contagieuſe régnante qui faiſoit ſon titre. De-là les uns l'ont appellée Coqueſangue (*dyſſenterie*), Trouſſe-galand (*cholera morbus*). Les autres l'ont nommée *charbon*, *bubon*, *pourpre*, *&c.* Le ſcorbut même a paſſé pour une peſte, & ce n'eſt qu'à lui qu'on peut rapporter la deſcription incomplette d'une peſte citée par nos Hiſtoriens. En l'an 1590, diſent-ils, on a vu ceux qui pendant le ſiége de Paris, avoient mangé du pain d'avoine, & une eſpéce de bouillie, malades de langueur, avec une enflure des jambes & des cuisses, & quelquefois de tout le corps. Cette maladie n'étoit pas contagieuse, mais seulement commune à tous ceux qui avoient été contraints de se servir de cette nourriture (*f*). *Hippocrate* dit qu'il étoit arrivé quelques incommodités semblables aux habitans d'Ænos, ville libre de la Thrace, parce que le peuple dans une grande cherté de vivres, avoit vécu abondamment de légumes & d'une graine qu'on appelle ers, ou orobe (*g*); mais la maladie qui mérite spécialement le nom de peste, c'est celle qui étant contagieuse, & très-souvent mortelle, produit des charbons sur différentes parties du corps, ou des bubons tant aux aînes qu'aux aisselles. Les charbons & les bubons en sont les signes caractéristiques.

Le charbon *Anthrax*, est une tumeur fort rouge, dure, ronde, élevée en pointe, accompagnée d'une douleur vive, d'une chaleur brûlante & d'une grosse pustule dans le milieu, ou de plusieurs petites qui se changent en une croûte noire ou cendrée, comme si l'on y avoit appliqué un fer chaud. Lorsque cette tumeur est pestilentielle, elle est entourée d'un cercle livide, noirâtre, plombé, ou violet.

Le bubon est une tumeur ronde ou ovale, dure, accompagnée d'inflammation, de chaleur, de rougeur, de pulsation, de douleur, qui vient ordinairement aux glandes conglobées des aînes, quelquefois à celles des aisselles & du col. Il est symptomatique & très-souvent critique de la peste. Ce mot vient du grec βυβὼν, *inguen*, aîne.

On feroit porté à croire que l'Egypte seroit le berceau de cette calamité. Après de grandes innondations le Nil se retire dans son lit & laisse les terres couvertes de vase, de débris de poissons morts, & d'une infinité d'insectes qui sortent de cette pourriture, ce qui peut être le germe d'une infinité de maladies putrides (*h*). Mais *Prosper Alpin* a remarqué que la peste est étrangere à l'Egypte, & qu'elle y étoit apportée de Syrie & de Barbarie, où elle est comme indigene. Elle ne passe en Europe qu'à la faveur de quelques voyageurs, dont les hardes ou marchandises sont infectées des miasmes empoisonnés, puisés dans les lieux où régnoit la peste. Semblable aux ouvrages les plus précieux, elle nous vient enveloppée dans la soie & le coton. Nous en avons des exemples certains dans la derniere peste qui a paru à Marseille & à Toulon (*i*).

Nous ne nions pas au reste que la peste ne puisse naître dans nos contrées & dans d'autres climats, par les exhalaisons des substances animales putrides. Ce seroit démentir les fastes de l'histoire. Au rapport d'*Ambroise Paré*

(*f*) Histoire de France, par le P. *Daniel*, *tom.* 11, *pag.* 612, *année* 590. Œuvres charitables de *Philbert Guybert*. Discours sur la peste, *pag.* 383.

(*g*) *In Æno continenter leguminibus vescebantur tum mares, tum fœminæ, crurum impotentiâ conflictabantur, cum quâ vitam trahebant. Et verò qui ervo in cibum utebantur ex genuum dolore laborabant.* Hippocrat. *de morbis vulgaribus*, *lib.* 2, *sect.* 4.

(*h*) *Hippocrate*, en faisant la description d'une constitution pestilentielle, l'attribue à l'état d'un air chaud & humide, qui n'est pas renouvellé. (*Epidem. lib.* 3, *sect.* 3). Galien parle aussi des émanations putrides des lacs & des marais comme produisant le même effet. *Epit.* Galeni, *de febr. differ. lib.* 1, *cap.* 4.

(*i*) Relation historique de la peste de Marseille. Observations de la peste de Marseille, par MM. *Michel* & *Bertrand*, Médecins aggrégés à Marseille. *Pestalozzi*, dissertation sur la peste, & autres.

(*j*) un grand nombre de corps morts ayant été jettés dans un puits profond en 1562 il s'en éleva, deux mois après, une vapeur puante & contagieuse qui se répandit dans le pays & aux environs, dont plusieurs furent infectés de peste. On a vu des maladies pestilentielles survenir par une grande quantité de sauterelles (*k*) & de baleines mortes sur le rivage. Beaucoup de cadavres enterrés sans soin après une bataille, ont souvent donné lieu à des maladies épidémiques (*l*). Les Livres de Médecine fournissent un grand nombre de ces observations.

Toute la masse de l'atmosphère ne se trouve pas toujours entichée du venin contagieux. La peste ne se contracte souvent que par communication avec les corps déja imprégnés de ce virus. On a remarqué dans la derniere peste de Cambridge, & celle de Rome en 1656 (*m*), que les Couvens & les Communautés, qui avoient intercepté toute communication avec le reste de la ville & les dehors, ne furent pas atteints de la maladie. On a observé de plus, que toute personne dont les habits ne toucherent pas ceux des pestiférés, demeura exemte de la contagion, quoique fréquemment exposée à l'haleine de ces cadavres ambulans.

La peste a, comme les autres épidémies, son commencement, ses progrès & sa fin. Son commencement est difficile à connoître, les plus habiles Médecins s'y trompent (*n*), & la contagion est répandue quelquefois dans tous les quartiers d'une ville avant qu'on l'ait soupçonnée. Dès les premiers indices, fuyez au loin si vous n'êtes pas retenu par les devoirs de votre état; c'est le meilleur conseil qu'on puisse vous donner. Les affaires & la fortune doivent le céder à l'intérêt de la vie. Si vous êtes retenu dans l'endroit pestiféré, & que vous soyez obligé de partager les risques avec vos concitoyens, usez d'un bon régime, rassurez-vous, détournez vos regards du glaive qui est suspendu sur votre tête; la crainte que vous en conceveriez vous en feroit frapper encore plus vite. Les ravages que faisoit ce mal funeste sont-ils cessés? L'essentiel est d'empêcher qu'il ne renaisse. Purifiez avec la derniere exactitude tous les lieux où elle peut avoir laissé sa semence. Brûlez, sans rien épargner, tous les meubles, toutes les hardes, toutes les marchandises que vous soupçonnez contaminés. C'est à la négligence de faire cette recherche exacte dans les Echelles du Levant, qu'on doit attribuer les fréquentes rechutes qu'on ne sait pas prévenir. Cette semence, qui pendant un tems n'a plus de force & d'activité, ne tarde pas à éclore dans une saison qui lui est favorable, & se manifeste souvent avec fureur lorsqu'on ne s'y attend pas.

(*j*) *Liv* 2, *chap.* 15.

(*k*) *Locustarum etiam in Africâ multitudinem prodigii similem fuisse cum jam esset populi Romani provincia terris mandaverunt : consumptis enim fructibus foliisque lignorum, ingenti atque inestimabili nube in mare dicunt esse dejectam. Quâ mortuâ, redditaque littoribus atque hinc aere corrupto, tantam ortam pestilentiam, ut in solo regno* Massinissæ *octoginta hominum millia periisse referant. Et multo amplius in terris, littoribus que primis. Tum Uticæ ex triginta millibus virorum qui ibi erant, decem remansisse confirmant.* D. Augustinus *de civitate Dei*, liv. 3, cap. 31.

(*l*) Epitome Galeni, *de febr. differ. lib* 1, *cap.* 4. Voyez aussi Forestus, *observ. lib.* 6, *observ.* 26.

(*m*) Gastaldi *de avertendâ & profligandâ peste*, pag 117.

(*n*) Voyez la relation de la peste de Toulon en 1721, par M. d'*Antrechaus*, édition de Paris, 1756, *pag.* 87.

Il n'en eſt pas de la peſte comme de pluſieurs autres maladies dont certains ſymptômes d'abord caractériſent ordinairement l'eſpéce. Ceux de la peſte varient en tant de façons, qu'il n'eſt pas ſurprenant que le Médecin le plus habile puiſſe y être trompé. Il eſt rare qu'on reconnoiſſe les véritables marques de la peſte ſur les premiers malades qui en ſont atteints. En recueillant les ſignes de la vraie peſte, voici le tableau qu'on peut en faire. Vous verrez les malades abbattus & aſſoupis, ſans pouls, ſans chaleur, ayant le viſage prodigieuſement changé, les yeux rouges, farouches, brillans & étincelans, la langue noire & aride, l'appétit dépravé, les urines tantôt crues, tantôt troubles, l'haleine puante : tous ces ſymptômes ſont accompagnés de ſueurs froides, d'hémorragies rebelles, de palpitations de cœur, de douleur de tête, de nauſées, de vomiſſemens, de délire, de frénéſie, de diarrhées quelquefois vermineuſes, de gangréne prompte, d'exanthêmes, & de l'éruption des charbons & des bubons.

D'après cet expoſé, il eſt facile de voir que le virus peſtilentiel détruit très-promptement la craſe du ſang, & le diſpoſe à une putréfaction rapide. Les hémorragies fréquentes & rebelles, les ſueurs abondantes & fétides, le flux dyſſentérique, les gangrénes promptes & le ſphacele, la pourriture ſubite après la mort, mettent ce fait dans toute ſon évidence. Auſſi la curation de la peſte doit peu différer du traitement que nous avons détaillé pour les fiévres pétéchiales. Ainſi pour mettre quelque obſtacle à ce fleau, c'eſt de s'oppoſer à la diſſolution du ſang. Voilà le véritable antidote, le vrai alexipharmaque, le point cardinal ſur lequel roule toute la curation. Or, il paroît par les meilleures obſervations, que ce ſont les acides végétaux qui réſiſtent le plus efficacement à la pourriture de nos humeurs : auſſi les plus ſages Praticiens ont-ils mis en uſage le vinaigre, les oranges, les citrons, & le ſuc des autres végétaux acides. Quelques-uns cependant ont préféré les acides minéraux, comme plus forts & plus toniques. *Nulla eſt putredo*, dit *Mindererus* (*o*), *nulla infectio, nulla humorum depravatio, quæ per acida non ſuperetur. Sane ut liberrimè loquar, ſi mihi vitriolicorum remediorum uſus interdiceretur, ego ad curationem peſtis nunquam, vel certè inermis accederem.* Ce qui eſt confirmé par le témoignage de *Fonſeca* (*p*), qui s'appuie ſur l'autorité des Médecins diſtingués. *Joannes Crato*, dit-il, *Augenius de monte ſancto, Martinus Rulandus & alii in febribus peſtilentialibus ſpiritum vitrioli ſummopere prodeſſe teſtantur. Et ego id teſtari ingenuè poſſum me non modò cum ſyrupis, ſed & cum conſervâ roſarum mixtum, felici cum ſucceſſu eum exhibuiſſe.* Nous croyons l'eſprit de vitriol un puiſſant antiſeptique ; mais nous admettrions plus volontiers les acides végétaux, ils ſont plus amis de notre nature, & ſont moins en état de déchirer nos fibres. Le camphre, joint à ces acides, eſt ſans doute un très-bon remede, & on ſait tout le ſuccès qu'il a eu dans la derniere peſte de Marſeille.

Malheureuſement le traitement de cette maladie a preſque toujours été livré à un empiriſme aveugle ; ce qui l'a rendu ſans doute ſi redoutable

(*o*) *De peſte, cap.* 15.
(*p*) *De verâ rat. curand. peſt.*

& si funeste..Vous n'ouvrirez pas les livres des Anciens, que vous n'y trouviez recommandé les alexipharmaques les plus chauds, le mithridate, la thériaque, les sels & les esprits volatils, les racines de zedoaires, d'angélique, de serpentaire, &c; c'est rendre le poison encore plus actif, augmenter la dissolution de la partie globuleuse, & empêcher la nature de se relever dans un tems où elle l'auroit pu par ses propres forces. Comment le défaut de succès n'a-t-il pu les corriger & leur défiller les yeux? D'autres enfin, non moins aveugles, mettent toute leur confiance dans des amulettes auxquelles l'enfant, qui feroit usage du peu de raison que la nature a accordé à son âge, ne voudroit pas ajouter foi. Nous savons bien que dans un tems de calamité, il faut rassurer les esprits, & que la crainte dispose les nerfs & les humeurs à recevoir les empreintes des miasmes pestilentiels; mais au moins qu'on ait recours à des moyens plus sages, plus directs & plus utiles. C'est faire perdre un tems précieux qu'on devroit employer à des précautions prudentes & indispensables. Nous applaudissons à l'avis de ceux qui pensent que les cautères sont un des meilleurs préservatifs de la peste. On en sent toute la raison: c'est ouvrir une voie pour la dépuration des humeurs dans une maladie, dont la crise principale se fait par la suppuration. Nous ne porterions pas la rigueur jusqu'au point d'y soumettre tous les Citoyens d'une ville, nous les recommanderions seulement aux personnes cacochimes, tandis que nous engagerions celles qui jouissent d'un bon tempérament, à s'astreindre à un régime sévere & antiseptique. *Hildanus* assure n'avoir vu mourir de la peste aucun de ceux qui avoient des cautères; ce qu'il avoit également éprouvé sur lui même (*q*). *Hoffman* dit qu'il a entendu rapporter la même chose par les Médecins qui avoient pratiqué à Erfort dans le tems de la peste (*r*). M. d'*Antréchaus* prétend qu'il ne devoit sa conservation dans l'affreuse calamité qui regna à Toulon en 1721, qu'à un écoulement purulent par le nez. » Je conseille, dit-il, (*s*) à ceux qui servent les pestiferés » de se faire ouvrir un cautère, & de le laisser subsister pendant toute » la durée de la peste. Il me survint dans le commencement de celle de » Toulon un abcès dans le nez, dont je n'avois pas le loisir de me faire » guérir. Cet abcès fournissant une légere, mais continuelle suppuration, » je me suis toujours persuadé que j'avois peut-être dû mon salut à cette » indisposition, qui ne cessa qu'avec la peste «.

Nous ne serions pas tout-à-fait de l'avis de M. *Geoffroi*, qui pensoit que l'eau étoit le remede prophylactique de la peste (*t*). Le vin pris moderément est le plus excellent antiputride, dont on puisse se servir en cette occasion. Nous avons vu son efficacité dans le traitement des fiévres pétéchiales, & nous sommes persuadés qu'il doit avoir le même succès dans le traitement de la peste.

Soyez très-réservé sur la saignée; elle n'est pas curative dans les maladies

(*q*) Observ. Chirurg. *cent.* 4, *observ.* 43

(*r*) *De febre pestilentiali præservat. & curat.* §. 3.

(*s*) Relation de la peste de Toulon, *pag.* 222.

(*t*) Voyez sa Thèse, soutenue aux Écoles de Médecine de Paris le 6 Mars 1721. *Ergò aqua sevienta peste προφυλακτικὸν eximium.*

de

de pourriture, & elle seroit aussi préjudiciable dans le scorbut, arrivé à son dernier terme, ou dans les fiévres pétéchiales. Nous en avons produit les raisons. Ne l'ordonnez donc que dans les cas de pléthore bien démontrée. Encore soyez fort économe du sang que vous ferez répandre en pareille circonstance.

Les émétiques, ainsi que les purgatifs doux doivent être très-utiles; mais ils ne doivent être employés qu'avec prudence, suivant les indications, & suivant les forces des malades. Nous désirons seulement que la peste soit soumise à un traitement aussi méthodique que toutes les autres maladies.

Il ne nous reste plus qu'à parler de la maniere de soigner les bubons. Il est certain qu'un homme atteint de la peste, & dont le bubon a flué, n'en est pas atteint une seconde fois (*u*): ce qui fait voir que le bubon est essentiel à cette épidémie, & en est une tumeur critique; ce qui donne quelque ressemblance de la peste avec la petite vérole, dont les récidives sont très-rares. Mais un autre caractère, qui n'est pas moins remarquable, c'est que la lancette, qui a percé un bubon, communique très-aisément la peste, quand on n'a pas eu l'attention de bien la laver & de la passer au feu. C'est une véritable inoculation à laquelle les Chirurgiens doivent bien prendre garde. Leur peu de soin deviendroit homicide. Il faut d'abord ouvrir le bubon. Le Chirurgien peu versé d'abord dans l'art de traiter cette maladie (*x*), croit se conduire sagement en amenant jusqu'à une entiere maturité un bubon, dont la suppuration lui paroît prochaine. Il est trompé dans son attente, le bubon rentre, la fiévre redouble, le malade meurt, & il juge dès-lors qu'il auroit pu le sauver, si, sans attendre un effort de la nature, il avoit ouvert la glande pour en faire sortir le pus qui s'y formoit. Il en est du bubon comme des parotides qui surviennent dans les fiévres malignes; il ne faut pas toujours attendre leur parfaite maturité pour les ouvrir. Cette méthode, la seule dont on peut se promettre quelque succès, est si dangereuse pour le Chirurgien qui opere, qu'il court les risques d'être infecté en peu de tems, & d'en perdre peut-être la vie. C'est à lui à prendre les plus justes mesures pour éviter l'infection, à s'armer de courage en remplissant les devoirs de son état, & à mériter la couronne civique, en arrachant des bras de la mort une multitude de concitoyens qui alloient périr sans ses secours.

(*u*) Relation de la peste de Toulon, *pag.* 217.
(*x*) *Ibid. pag.* 217.

TITRE III.

Miasmes qui produisent une dissolution prompte de la partie rouge du Sang. Accidens causés par l'Hémorroïs, le Boicininga, les Moules, le Laurier cerise.

QUOIQUE dans nos contrées nous n'ayons rien à craindre de la morsure du serpent *Hémorroïs*, cela ne nous empêchera pas de rapporter ici ce qu'en disent les Naturalistes, pour donner un exemple de la célérité avec laquelle certains miasmes peuvent fondre la masse du sang. *Galien* dit que ce serpent cause tous les malheurs qui sont portés & signifiés par son nom ; c'est-à-dire, une hémorragie par toutes les parties du corps (*a*). En effet, ceux qui ont eu le malheur d'en être mordus, rendent le sang par le nez, par la bouche, par les selles, par les urines, & par les oreilles. Le blessé devient livide, & comme meurtri ; il souffre de grands meaux de cœur & d'estomac, la respiration est difficile, & son ventre se remplit de sérosité. Il n'y a ni cicatrice, ni plaie qui ne s'ouvre & ne jette beaucoup de sang. *Nicandre* prétend que la femelle est plus dangereuse que le mâle. Sa piquûre occasionne une grande inflammation aux gencives, d'où sort le sang en grande abondance ; bientôt elles se putréfient, & les dents tombent en peu de tems : on a vu même le sang sortir de dessous les ongles. La plaie faite par la morsure est rouge, livide & noire ; il n'en sort d'abord que quelque sérosité, mais ensuite le sang en découle, sans qu'on puisse l'étancher. Consultez sur ce sujet *Dioscoride* & *Mathiole*, son commentateur (*b*). *Lucain*, en donne une très-belle description (*c*). Les Anciens, pour remédier aux effets de la morsure de ce dangereux serpent, ont employé des remedes fort chauds, tels que l'ail & la thériaque. *Pline*, outre l'ail, recommande le vin nouveau & les fleurs de ronces, ou leurs mûres (*d*). *Celse* prescrit la racine d'asphodele, jointe avec de la rue, le tresle, la menthé aquatique, le costus, la canelle (*e*). Nous pensons qu'ils auroient mieux fait de se servir des acides, tant végétaux que minéraux.

Il est plus important pour ceux qui voyagent dans l'Amérique septentrionale, que nous parlions de la morsure du *Boicininga* ou serpent à sonnettes. M. *Mead* le regarde comme une vipère de la grande espece (*f*).

(*a*) *Lib. de Theriacâ ad Pisonem.*

(*b*) Commentaires d'*André Matthiole*, sur les six livres de la matiere médécinale de *Pedacius Dioscoride*, traduits du latin par *Antoine du Pinet*, &c. *liv. 6, chap. 50, pag. 595, édit. in-fol. Lyon* 1680.

(*c*) *Impressit dentes* Hæmorroïs *aspera Tullo,*
Magnanimo juveni miratorique Catonis :
Utque solet pariter totis se effundere finis
Corycii pressura croci, sic omnia membra
Emisere simul rutilatum sanguine virus.
Sanguis erant lachrymæ ; quæcumque foramina novit
Humor, ab his largus manat cruor ; ora redundant
Et patulæ nares : sudor rubet ; omnia plenis
Membra fluunt venis, totum est pro vulnere corpus.
Pharsal. lib. 9, verf. 806.

(*d*) *Lib. 20, cap. 6, lib. 23, cap. 1, lib. 24, cap. 13.*

(*e*) *Medicina, lib. 5, cap. 27, §. 7.*

(*f*) *Serpens ille caudisonus nihil aliud est præter viperam ampliori sub mole.* Richardi Mead *opera edita* à D. Lorry, D. M. P. 1751, *de venenis*, pag. 18.

Il eſt ordinairement long de trois à quatre pieds, les plus grands en ont ſix. Son corps eſt à-peu-près de la groſſeur de la cuiſſe d'un homme. Ces animaux ſont rares dans les lieux habités ; mais ils ſont communs dans les bois, dans des creux de rochers, & ſur la cime des montagnes. Ils ſe raſſemblent tous aux approches de l'hiver, & paſſent cette ſaiſon enſevelis ſous terre, où ils dorment juſqu'au printems. La chaleur du ſoleil les reveille, & ils vont s'échauffer à la chaleur de ſes rayons. La lenteur de leur courſe ne leur permet pas de pourſuivre les hommes ſur terre ; mais leur rapidité eſt extrême dans l'eau. Quand ils nagent, ils reſſemblent exactement à des veſſies : il n'y a pas moins de danger à les attaquer ſur cet élément, que d'imprudence à reſter ſur le tillac des petits vaiſſeaux auprès deſquels ils paſſent. Ils s'y lancent avec agilité, & leur morſure eſt inévitable.

L'odeur que répandent ces ſerpens, eſt très-forte & très-déſagréable ; elle devient ſur-tout inſupportable, lorſqu'ils ſe ſont chauffés quelques inſtans au ſoleil, ou qu'ils commencent à s'irriter. La nature ſemble ne leur avoir donné cette odeur, & cette ſonnette, qu'afin d'avertir l'homme de leur approche. Les Américains croient que les exhalaiſons de cet animal ſont auſſi dangereuſes que ſon venin : c'eſt un préjugé qui paroît plutôt fondé ſur la crainte que ſur l'expérience (*g*).

Ceux qu'il bleſſe, ne ſentent au moment de la morſure, qu'une douleur légere, comme s'ils étoient piqués par une épine. Bientôt une exceſſive laſſitude, accompagnée d'une enflure générale, affaiſſe tout leur corps. Il ne paroît ſur la partie mordue que deux bleſſures auſſi petites que ſi elles avoient été faites par une épingle. Une ſoif dévorante accable le malade ; ſon cœur eſt déchiré par des douleurs violentes. S'il boit, il eſt perdu ſans reſſource. La plus petite goutte d'eau hâte ſa mort, & redouble les tourmens de ſon agonie. Il ſent ſa bouche embraſée : ſa langue enfle ſi conſidérablement, qu'elle ne peut plus y tenir. Quand elle devient noire, le mal eſt à ſon plus haut degré de malignité ; & c'eſt auſſi l'inſtant qui doit décider de la mort, ou de la guériſon du malade. Une immenſe quantité de taches livides, noires, rouges & bleuâtres couvrent tout ſon corps. Ses yeux s'éteignent, ſes forces l'abandonnent : il perd le ſentiment & la vie avec tranquillité.

Parmi ceux qui ont le bonheur de guérir de la morſure du *Boicininguа*, il n'en eſt aucun qui ne porte des marques de ſon accident tout le reſte de ſa vie. Les uns deviennent jaunes, & juſqu'à leur mort conſervent des taches qui confondent leurs traits, & les rendent horriblement difformes ; les autres, qui paroiſſent jouir d'une ſanté parfaite, éprouvent tous les ans, dans le même tems où ils ont été mordus, des douleurs internes très-violentes, qu'ils ne font diſparoître que par l'uſage d'une décoction

(*g*) Si l'on veut être plus inſtruit ſur l'hiſtoire naturelle de ce ſerpent, il faut conſulter *l'Hiſtoire naturelle & politique de la Penſylvanie*, par M. Rouſſelot de Surgy, *in*-12, *Paris*, 1768, chez Ganeau, *pag.* 132.

de racine d'*Ariſtoloche* (*h*). Un chien, qui avoit été mordu par un ſerpent à ſonnettes, parut d'abord parfaitement guéri, lorſqu'on lui eut fait prendre ce remede, dit M. *Kalm*, ſavant Suédois. Mais la premiere & la ſeconde année qui ſuivirent ſa bleſſure, il éprouva le même jour qu'il l'avoit reçue, les mêmes ſymptômes qu'il avoit eu la premiere année; la troiſieme, il devint enragé. Les chevaux, les vaches, & tous les beſtiaux périſſent à l'inſtant même que le venin a paſſé dans leur ſang.

Tout remede eſt inutile contre les morſures que ce reptile fait lorſqu'il eſt en fureur. Un Sauvage, voulant prouver aux Anglois l'excellence d'un antidote de ſa compoſition, ſe fit mordre par ce ſerpent, & fut guéri en effet par ſon contrepoiſon. S'étant fait mordre une ſeconde fois par le même animal qu'il avoit irrité, l'antidote fut inutile; il mourut à l'inſtant. Sa bleſſure eſt encore mortelle aux femmes groſſes. Les Sauvages ſont ſi fort perſuadés qu'il n'y a pour elles ni remede, ni eſpérance, qu'ils n'eſſayent pas même de les ſécourir.

Ce ſerpent, ſi terrible aux yeux de tous les animaux, tremble à ſon tour devant le cochon maron, qui eſt naturellement ſon plus cruel ennemi, & qui le dévore avec avidité. Quand on veut cultiver un champ, où il ſe trouve des ſerpens à ſonnettes, on y renferme un troupeau de ces cochons pour les détruire. Soit crainte de la part du reptile, ſoit adreſſe de la part du quadrupede, ce dernier eſt rarement mordu; s'il l'eſt, la bleſſure n'a aucune ſuite.

Autant on reconnoît de qualités nuiſibles à un ennemi ſi dangereux, autant il y a de moyens de l'éviter, & de facilité à s'en défaire. L'odeur & le bruit de ſa ſonnette avertiſſent de fuir. Si l'on eſt ſurpris, le plus léger coup de baguette, appliqué ſur le dos de ce ſerpent, le fait mourir incontinent, ou, au plutard, une demi-heure après qu'il a été frappé. Un enfant de ſix ans eſt aſſez fort pour tuer le *Boicininguа* le plus monſtrueux. Les ſignes de mort ſont ſouvent très-équivoques dans les autres eſpeces de ſerpens; mais dans celui-ci, le ſilence de la ſonnette eſt une preuve certaine que l'animal ne reſpire plus. La chair de ce ſerpent eſt d'un goût exquis, & paſſe dans l'Amérique ſeptentrionale pour un antidote ſûr contre ſa morſure. Au contraire, il devient un poiſon très-dangereux ſi le ſerpent s'eſt mordu lui-même; ce qu'il fait preſque toujours quand il eſt en fureur, ou mortellement frappé. Sa chair eſt encore venimeuſe, quand le coup qu'il a reçu lui fait couler ſon ſang. L'huile d'olive, le ſuif, le beurre, appliqués ſur la morſure d'un de ces ſerpens, & pris intérieurement, ſont, de même que le ſel commun, & une décoction de la racine de *collinſonie*, des remedes convenables indiqués par M. *Kalm*. M. *de Juſſieu*, & le Chevalier *von Linné* ont donné à cette plante, qui croit en Penſilvanie, le nom du célébre *Pierre Collinſon*,

(*h*) Cette *Ariſtoloche* doit être le *contrayerva*, ou *la ſerpentaire de virginie*, qui eſt une ariſtoloche différente de celle de nos contrées. *Viperina, ſive ſerpentaria virginiana, ſive Ariſtolochia caulibus infirmis angulofis, planis, floribus recurvis ſolitariis.* Gron. virg. 132, inſt. tab. 71.

Quaker, riche négociant, & Membre de l'Académie des Sciences de la Ville de Londres, & de celle de Stokolm : mais la plante qui passe pour le véritable antidote, c'est le *Seneka* ou *Polygala de virginie*, qu'on appelle en françois la *racine contre la morsure du serpent à sonnettes.* Le Docteur *Tennent*, Médecin Anglois en a vu les preuves les plus frappantes sous ses yeux, comme il le rapporte dans une lettre à l'Académie des Siences, & dans son essai, *On the Pleurisy* (*i*). D'autres attribuent la même vertu à la racine de *serpentaire de Virginie.* Dans une lettre écrite de la Caroline, on assure qu'un Negre, appellé César, ne se servoit pas d'autre antidote que la décoction des racines de plantin & de marrube sauvage, ou du suc de ces mêmes plantes, dont on doit prendre quelques cuillerées tous les jours (*k*).

Nous n'avons pas été à portée de juger des suites de la morsure du *Boicininga*, & nous ne pouvons que porter un jugement favorable sur des remédes qu'on nous donne comme spécifiques ; cependant les effets de cette maladie ont tant d'analogie avec les symptômes de la fiévre pétéchiale, que nous ne pouvons nous empêcher de dire que l'un & l'autre mal demanderoit un traitement analogue. En conséquence nous proposerions l'usage des acides végétaux. Nous sommes persuadés qu'on réussiroit par ce moyen, non-seulement à retarder les progrès du venin, mais même à l'étouffer dans son principe & à prévenir les rechutes qu'on n'a pas encore pu empêcher avec de prétendus antidotes. Au reste si le *Boiciningua* est une espéce de vipère, comme il y a grande apparence, le spécifique le plus sûr seroit l'alcali volatil, ainsi que nous le dirons en parlant de la vipere.

Après avoir parlé d'accidens aussi redoutables, parlerons-nous d'un mal qui n'est pas fort à craindre ; mais un Médecin doit être instruit de tous les phénomènes de la nature, & être toujours en garde contre ceux qui peuvent blesser l'économie animale. Plusieurs personnes sont incommodées quelques heures après avoir mangé des *moules* qu'on sert sur les tables depuis l'équinoxe du printems jusqu'à l'équinoxe d'automne. Elles éprouvent d'abord un étouffement considérable, toute la peau démange & devient rouge, tout le corps enfle, & les paupieres sont singuliérement gonflées. Nous en avons vu quelques-unes saigner du nez dans ce moment d'effervescence du sang. Sans doute qu'une pareille effervescence ne peut tendre qu'à l'atténuation de la partie globuleuse. Les soins qu'on doit apporter à cette incommodité, qui dure tout au plus douze heures ordinairement, sont bien simples. C'est de faire respirer un air frais au malade, de le faire lever s'il est couché, & de l'exposer au grand air, de lui faire boire quelques verres d'eau froide, qu'on acidulera avec un peu de vinaigre, ou un jus de citron. Cet accident qui se termineroit de lui-même, & qui n'intéresse pas la vie, n'exige pas des remédes plus recherchés.

(*i*) Voyez encore la matiere médicale de M. Geoffroi, *de vegetabilibus*, sect. 1, art. 32, de *Seneka*.

(*k*) Journal économique, Mai 1754, *pag.* 169.

Sur plus de mille perſonnes, il n'y en a qu'une ſeule ſuſceptible de cette effervefcence ; les autres ne l'éprouveront pas, quoiqu'elles aient mangé des moules en même tems. Nous attribuerions cet effet des moules à ce qu'elles ſont laiteuſes entre les deux équinoxes, parce que c'eſt le tems où elles frayent. D'autres penſent qu'on doit l'attribuer aux crabes qu'on trouve ſouvent enfermés dans la coquille de ces animaux. Cette raiſon nous paroît moins plauſible, parce que ce phénomène arrive également à des perſonnes qui ont bien eu le ſoin d'ôter tous les crabes avant de manger des moules. Nous croyons que pour ſe mettre à l'abri de cette cataſtrophe peu périlleuſe, mais déſagréable, il faut, après que les moules ſont fricaſſées, y joindre quelques grains de verjus, ou les arroſer d'un peu de vinaigre, ou d'un jus de citron.

Les crevettes & les urſins donnent également une fiévre éphémère & ſcarlatine. On trouvera dans la Gazette de Médecine, par M. *Barbeu du Bourg*, (*l*) qu'une Dame, par un uſage trop fréquent des écréviſſes eut une perte blanche, preſque couleur de roſe, & continuelle, accompagnée d'une petite toux, qui fut ſuivie de crachement de ſang. La cauſe connue, il fut aiſé de guérir la malade. Le ſel volatil des écréviſſes eſt capable de ſubdiviſer le ſang, de l'animer, de le trop rarefier & de produire les accidens mentionnés.

On ſe ſert encore aſſez ſouvent du laurier-ceriſe dans nos cuiſines, parce que ſes feuilles donnent un goût d'amande amère au lait. Les vieilles cuiſinieres ne manqueroient pas d'en mettre par habitude, ſoit dans les ſoupes au lait, ſoit dans les crêmes, au riſque d'empoiſonner leurs maîtres. Elles aiment mieux qu'on trouve leurs ſauſſes bonnes & bien ſavoureuſes, plutôt que ſalutaires. Nous avons déja parlé du danger de ce poiſon (*m*). Il attenue tellement les globules du ſang qu'il rend la lymphe rouge & imitant la couleur du vin de Bourgogne, ainſi qu'on peut le voir dans les expériences de Meſſieurs *Nichols* & *Langrish* (*n*).

Le Doctenr *Nichols* a également remarqué que l'huile rouge qu'on retire des amandes amères après la diſtillation de l'huile douce, eſt un véritable poiſon. Si on en met dix gouttes dans une once d'eau, & qu'on faſſe boire ce mélange à un chien, il périt en moins d'une demi-heure. On ſait par expérience, que les amandes amères ſont un poiſon ſubtil pour les perroquets.

L'antidote ſouverain contre ces poiſons, c'eſt l'eſprit de ſel ammoniac. M. *Mead* a rétabli en deux heures de tems un chien qu'il avoit empoiſonné avec la liqueur diſtillée du laurier-ceriſe, & qui étoit déja paraliſé, en lui faiſant reſpirer de cet eſprit volatil, & en lui en faiſant avaler une petite quantité.

(*l*) *Tom.* 4, *pag.* 270.

(*m*) Médecine pratique, *tom.* 1. *chap.* 3, *paragr.* 3.

(*n*) Voyez ſes expériences ſur les animaux, & le traité des poiſons du D. *Mead. Nulla diſſectis animalibus inflammatio in internis apparebat membranis; inſignior erat venarum plenitudo, ingens immaniſque diſtenſio; ſanguinis verò ea erat fluiditas, ut limpha ipſamet rubro infecta colore univerſim reperiretur.* Édition déja citée, *pag.* 150.

PARTITION II.

Condensation de la partie rouge du Sang.

DE même que nos fluides peuvent être dissous, ils peuvent aussi être condensés. Par cette condensation, ou chacune de leurs parties sont rapprochées les unes des autres, ou chaque partie intégrante devient plus dure, plus solide, plus compacte, plus pesante. Les causes qui produisent cet effet, sont vraisemblablement opposées à celles qui occasionnent la dissolution. Mais les résultats ne pourroient-ils pas être les mêmes ? Je m'explique; si la partie globuleuse est devenue plus pesante, elle sera moins mobile en la supposant chassée par les mêmes forces qu'auparavant. Parvenue aux extrémités inférieures, elle ne remontera que très difficilement contre son propre poids qui est augmenté, elle y séjournera. Un grand nombre de ses parties s'y accumuleront, distendront d'abord les vaisseaux & y occasionneront de la douleur. Ces vaisseaux trop long-tems & trop fortement distendus perdront leur ressort, & tomberont en mortification, & la partie qui devoit être arrosée par ces vaisseaux sera gangrénée.

Nous accusons de cet effet les trois causes générales qui produisent la dissolution, savoir l'air, la nourriture & les miasmes introduits dans le sang.

Un air froid & sec condense le sang. C'est le propre du froid que de condenser les fluides; mais pour que l'effet soit plus certain & plus considérable, il faut que le froid soit joint à la secheresse. Cette cause engendre des gangrénes fréquentes & subites dans les pays du nord sans aucune disposition antécédente de la part des sujets. Il n'est pas rare non plus de voir des membres gelés dans nos climats lorsque le froid y est devenu excessif. Beaucoup d'alimens disposent le sang à la putréfaction; mais il est une espéce particuliére de nourriture qui produit démonstrativement la mortification des solides par la condensation de la partie globuleuse. C'est l'usage un peu continué du pain fait avec la farine de seigle ergoté. Ce seigle affecte tellement le sang, & le rend si compact, que la gangréne commence toujours par les parties inférieures; & que la chute des parties mortes qui se séparent d'elles mêmes du vif, n'est pas suivie d'hémorragies. La condensation est telle alors, que le pouls est lent, & que le sang ne sort qu'avec peine par l'ouverture des veines.

On peut rapporter aux miasmes, certaines vapeurs minérales & acides, qui, si elles ne suffoquent pas tout à-coup, engendrent des maladies longues & gangreneuses. Telles sont les maladies auxquelles sont sujets les ouvriers qui distillent les esprits acides minéraux. On y rapportera aussi le venin introduit par la morsure de la vipère, suivant l'opinion reçue.

TITRE I.

Membres gelés, Engelures.

VOUS trouverez dans un grand nombre de relations faites par les Voyageurs qui ont parcouru les contrées du nord, que si une partie a été exposée à un froid excessif, la putridité ne tarde pas à se manifester, sur-tout si on la présente brusquement à un feu vif. Le froid avoit coagulé les humeurs, rallenti & même arrêté la circulation. L'air fixé a le tems de se développer, les solides sont trop distendus, & la chaleur trop subite excite dans le sang qui séjourne un mouvement intestin qui décide promtement la putridité. Le seul moyen de parer à un semblable accident, est de frotter la partie gélée avec de la glace ou de la neige, de l'envelopper ensuite dansdes linges trempés dans de l'eau froide, de ne la faire passer qu'insensiblement à un air plus doux, & de la rechauffer ainsi par degré. En usant de ces précautions, l'air fixé est de nouveau absorbé par les humeurs, ou passe par les pores exhalans de la peau, les principes ne sont pas désunis, & les vaisseaux reprennent leur action. Après avoir ainsi pourvu à la conservation de la partie gélée, on ranimera le malade par la chaleur des cordiaux, & on l'échauffera jusqu'à lui procurer une douce transpiration, qui a été si fort arrêtée par le froid.

La gangréne causée par le froid, fait des progrès très-rapides. La partie pâlit & rougit successivement avec une forte démangeaison; elle devient ensuite pourprée & noire. Dans cet état elle ne tarde pas à se détacher. Les mains, les pieds, le bout du nez & les lobes des oreilles, sont les parties les plus exposées à cette sorte de gangréne. Lorsqu'elle est à un certain degré elle pénétre jusqu'aux ligamens des articulations, & les détruit. On voit assez souvent des pieds se détacher des os de la jambe par leur propre poids. Dans des froids excessifs, on a trouvé des corps gelés dans la même attitude où ils étoient avant leur mort. C'est l'exemple le plus frappant qu'on puisse citer de la coagulation de tous les liquides.

Les engelures surviennent en hiver aux mains & aux doigts, au talon & aux orteils; quelquefois aussi au nez, aux oreilles & au coude. Elles sont accompagnées d'inflammations, de douleur & de démangeaison, & souvent suivies d'ulcération. Ces tumeurs sont d'abord sans rougeur, sans chaleur ni douleur; mais bientôt après elles s'enflamment, deviennent livides, jettent une sérosité sanguinolente, âcre & dégénérent souvent en un ulcère considérable.

La cause prochaine de cette maladie est le défaut de circulation dans la partie, & une véritable mortification dans le tissu graisseux, occasionnée par le froid. Un tempérament pituiteux, l'embonpoint, les humeurs naturellement épaisses, & le peu de soin pour se garantir des rigueurs de l'hiver, l'hiver, sont les causes qui disposent aux angelures. Les jeunes personnes y sont plus sujettes que les autres, à cause de la viscosité de leurs fluides & de la foiblesse des solides. Quoique les engelures ne soient pas un mal dangereux par lui-même, elles peuvent attirer la gangréne dans la partie lorsqu'elles sont négligées jusqu'à un certain point.

Von Linné a annoncé un spécifique pour les engelures, c'est d'arroser à plusieurs reprises d'esprit de sel les parties malades; ce que l'on doit faire avant que les parties soient ouvertes. Nous nous sommes servis de ce reméde plusieurs fois, & toujours avec le même succès, soit que les engelures fussent ulcérées, soit qu'elles ne le fussent pas. Ces tumeurs ont été, soit cicatrisées, soit dissipées en moins de deux jours.

Quoique nous annoncions un spécifique aussi sûr, qui nous oblige de nous taire sur les autres recettes vantées avec quelque fondement, cela ne nous empêchera pas d'en publier une que nous avons vu souvent réussir, avant que *Von Linné* eût fait part de sa découverte. Nous la présentons d'autant plus volontiers, que quelques personnes hésiteroient de se servir de l'esprit de sel, ou n'auroient pas la commodité d'en avoir. Prenez parties égales d'eau vulnéraire spiritueuse, & d'eau générale, ajoutez-y un peu d'eau-de-vie camphrée; appliquez-en une compresse sur la partie mortifiée par le froid; renouvellez la compresse quand elle sera séche, & l'engelure sera dissipée en peu de tems.

Quoiqu'on connoisse le spécifique de ce mal, il ne faut pas porter le défaut de soin jusqu'à négliger de le prévenir. Les premieres précautions que l'on doit prendre, sont de se garnir de bonnes fourrures les pieds & les mains que l'on frottera soir & matin avec de l'esprit de vin. Quand on aura froid, on observera de ne pas se présenter tout-à-coup au feu. Nous en avons dit la raison. Il faut rechauffer par degrés les parties affectées par le froid; les laver d'abord dans l'eau dégourdie, ensuite dans l'eau tiéde dont on augmentera, si l'on veut, peu à peu la chaleur. Dans les climats les plus exposés au nord, on est dans l'usage de n'entrer dans les étuves qu'après s'être frotté le visage, les pieds ou les mains avec de la neige. Nous avons vu à Paris des Maîtres qui faisoient observer cette pratique à leurs Disciples, au commencement de l'hiver. Cela endurcit la peau des enfans & la rend moins accessible au froid.

TITRE II.

Gangréne produite par le Seigle ergoté.

L'ERGOT est une maladie qui affecte le seigle, & qui donne à ce grain quelque ressemblance avec l'ergot d'un coq. On l'appelle aussi *blé cornu*, *blé niellé*. *Charles-Nicolas Lang*, Médecin de Lucerne en Suisse, a fait une dissertation sur ce grain, dans laquelle il l'apelle *Clavi Siliginis*. *Boecler*, qui a continué la matiere médicale de *Paul Herman*, lui donne auſſi ce nom, & rapporte en même tems ceux que lui ont donnés les autres Auteurs (*o*). On a obſervé que cet accident étoit particuliérement commun dans les terres humides & froides, & dans les années pluvieuſes, & que certain ſeigle qu'on ſéme en mars, y eſt plus ſujet que celui qui ſe ſéme en automne. Un épi de ſeigle gâté porte quelquefois juſqu'à huit ergots plus ou moins gros, plus ou moins allongés. Les grains ergotés ſont bien plus gros que les autres; leur ſuperficie eſt noirâtre, charbonnée, quoique leur farine ſoit preſque blanche, & toute leur ſubſtance intérieure preſque auſſi ſolide que celle des bons grains. Les poules n'en veulent pas manger dès qu'elles l'ont reconnu, & de quelque adreſſe qu'on ſe ſerve pour en mêler dans leur mangeaille, elles aiment mieux être trois & quatre jours ſans manger. Cependant il ne paroît pas leur faire de mal quand elles en ont mangé par ſurpriſe, & elles ne laiſſent pas de pondre à l'ordinaire.

Le pain fait avec une partie de farine de ce ſeigle ergoté, eſt d'un noir tirant ſur le violet. Par des expériences réitérées, l'on s'eſt convaincu que ce ſeigle corrompu occaſionnoit une gangréne d'une eſpéce particuliere, ſur-tout lorſqu'on en fait du pain peu après la moiſſon. Il paroît que quand ce grain eſt bien ſéché, & qu'il eſt gardé pendant quelque tems, il perd une partie de ſa vertu redoutable.

En 1676, M. *Perrault* fit rapport à l'Académie Royale des Sciences de Paris, qu'en paſſant par la Sologne, il avoit appris des Médecins & des Chirurgiens du pays, que la gangréne occaſionnée par le ſeigle ergoté, n'étoit précédée ni de fiévre, ni d'inflammation, ni de douleur conſidérable, & que les parties gangrénées tomboient d'elles-mêmes ſans qu'il fût beſoin de les ſéparer ni par les remédes, ni par les inſtrumens.

M. *Dodart* voulut examiner ce phénoméne de plus près, & en rendit compte à l'Académie en 1697 (*p*). Il obſerva que le ſeigle dégénéroit ainſi en Sologne, dans le Berri, & dans le pays Bléſois, en Gatinois, & particuliérement ſur les terres légéres & ſablonneuſes. Il y a peu d'années où il ne vienne un peu de ces mauvais grains. Quand il y en a peu, on ne s'apperçoit de nul mauvais effet. Il en vient beaucoup dans les années humides, & ſur-tout, lorſqu'après un printems pluvieux, il ſurvient des chaleurs exceſſives. Le pain où il y a de ce ſeigle corrompu, n'eſt ni pire, ni meilleur au goût. Il fait ſon effet ſur-tout quand il eſt nouveau, mais il ne le fait qu'après un long uſage. Cet effet eſt de tarir le lait des femmes, de donner quelquefois des fiévres malignes, accompagnées d'aſſoupiſſement & de rêveries, d'engendrer la gangréne aux bras & ſur-tout aux jambes, qui ſont affectées lés premieres. Cette corruption eſt précédée d'un engourdiſſement & de douleur, qui ſurvient avec un peu d'enflure ſans inflammation. La peau devient froide & livide. La gangréne commence

(*o*) Secale temulentum, ſecalis mater. *Thal. tit. de Gramine.* Secale luxurians, C. B. *pin.* 23. *Cynoſura materiæ medicæ. Continuatio ſecunda ad cynoſuræ mat. med.* Hermaniæ *imitationem conſcripta à* Johanne Boeclero, *Philoſoph. & Med. Doctore*, pag. 204, *in*-4°. Argentorati, 1731.

(*p*) Voyez les Mémoires de l'Académie, *tom.* 10, *pag.* 390.

par le centre de la partie ; & ne paroît à la peau que long-tems après, de sorte que l'on est souvent obligé d'ouvrir la peau pour reconnoître la gangréne qui est au-dessous. Les pauvres gens sont presque les seuls sujets à ces maux, parce qu'ils ne mangent ordinairement que du pain de seigle, qu'ils n'ont ni le moyen, ni le soin, ni le tems de cribler avant que de le porter au moulin, & encore moins la facilité d'attendre que ce grain soit bien sec pour en user.

On lira encore dans l'Histoire de l'Académie des Sciences, (q) que M. *Noel*, Chirurgien de l'Hôtel-Dieu d'Orléans, mandoit à M. *Meri*, que cette gangréne commençoit toujours par les orteils, se continuoit plus ou moins, & gagnoit quelquefois jusqu'au haut de la cuisse, qu'il n'avoit vu qu'un seul malade qui eût été attaqué à la main.

En 1740, M. *Salerne*, Médecin d'Orléans, & correspondant de l'Académie, communiqua à l'Académie des Sciences, les expériences qu'il avoit faites à ce sujet (r). Il remarque aussi que les années pluvieuses engendrent beaucoup d'ergot : qu'il y a plus d'hommes que de femmes attaqués de la maladie qu'il procure ; que cette gangréne attaque particuliérement les extrémités inférieures : que les parties sphacélées tombent d'elles-mêmes, & que si l'on se détermine à l'amputation, on n'a jamais besoin de tourniquet ni de faire la ligature des vaisseaux, quoi qu'on ocupe dans le vif. Cette gangréne est ordinairement surmontée d'une longue traînée d'inflammation où le mal se borne, & où par la suite le membre se sépare de lui-même, toujours obliquement ou en talus. On a vu les deux cuisses se détacher de l'articulation sans aucune hémorragie.

On ne doit pas oublier de faire remarquer, ajoute M. *Salerne*, que tous ces malades sont hébêtés & stupides, ne pouvant rendre raison de leur mal ; la stupeur augmente à mesure que la maladie fait des progrès. Leur peau en général, sur-tout celle du visage, est jaune jusque dans le blanc des yeux. Ils tombent dans un amaigrissement si terrible, qu'ils semblent des cadavres. Leur ventre est gros & tendu, cependant ils urinent & vont à la selle assez réguliérement, & leurs excrémens sont liés ; mais trois ou quatre semaines avant que de mourir, il leur prend un dévoiement accompagné de coliques ; ils ont bon appétit & dorment assez bien, leurs cheveux ne tombent pas, & les ongles des mains ne changent pas de couleur, à moins qu'elles ne soient affectées de la gangréne, leur pouls, est extrêmement concentré & souvent imperceptible, quoique leurs vaisseaux soient gros & gonflés. Si on leur tire du sang, il est tellement couenneux, qu'on ne sçauroit le diviser, & il ne coule qu'en bavant. Ce mal ne se communique pas par contagion.

Nous ne trouvons la curation de cette maladie que dans une Lettre écrite par une Démoiselle à M. *Salerne*. Nous allons la transcrire ici en partie. L'effet que fait sur les hommes le seigle ergoté, n'est pas égal ; mais dans ceux à qui il cause la gangréne il est le même. Les uns en sont atta-

(q) *Année* 1710, *pag.* 61.

(r) Son mémoire est inséré dans le tom. 2, des *Mémoires présentés à l'Academie*, pag. 155.

qués dès les premiers jours, & les autres quelques jours après. Ce font d'abord des douleurs dans les gras des jambes, accompagnées d'une foibleffe qui fait qu'ils ne peuvent fe foutenir. Ils fe plaignent de douleurs jufqu'au bout des pieds. D'autres font en même tems attaqués des deux bras. La jambe devient violette, la chair froide & engourdie, & la gangrène commence par les doigts des pieds ou des mains. Cette mauvaife nourriture épaiffit le fang & l'empêche de circuler, ce qui caufe la mortification de la partie où il fe jette le plus, & enfuite la fphacéle entiérement. Si l'on n'y remédie pas, le mal s'étend du pied à la jambe, ou de la main au bras, ainfi du refte. Ceux qui me viennent touver dès le commencement, je les fais d'abord faigner une fois, ou deux; leur fang eft fort épais & de très-mauvaife qualité. Les faignées leur font très-bien, & ôtent prefque les douleurs. Enfuite je leur fais envelopper la partie malade avec un linge trempé dans de l'eau-de-vie, & du beurre frais, jufqu'à ce que la chaleur y revienne, ce qui arrive ordinairement au bout de deux jours, après quoi, je les fais frotter avec le baume rouge fuivant. Prenez trois livres d'huile d'olive, trois demi feptiers de vin, une livre de térébentine lavée dans l'eau rofe, une demi-livre de cire jaune, & deux onces de fantal rouge. Enfuite je les purge & ils font guéris. Dans ceux qui ont la gangréne naiffante, c'eft-à-dire, lorfque les nerfs & les os ne font pas gâtés, je l'arrête & l'ôte en trois ou quatre jours avec une eau compofée de quatre onces d'alun calciné, trois onces de vitriol romain, & trois onces de fel, le tout bouilli dans deux pintes d'eau, réduites à une: l'efcarre fe fait auffi proprement qu'avec un biftouri. Après cela je les panfe avec mon baume, comme l'on feroit d'autres plaies, ce qui n'eft pas long à guérir. Pour ceux dont les doigts des mains ou des pieds fe trouvent entiérement gâtés & morts, mon eau les découvre & les détache dans les jointures, & je remarque par expérience qu'il faut les féparer auffitôt, fans attendre qu'ils fe féparent d'eux-mêmes, le malade en eft plutôt guéri & fouffre beaucoup moins. J'ai remarqué auffi qu'il ne falloit pas couper la chair gâtée, de peur d'endommager les nerfs & les tendons. Voilà comme je m'y prends, & je peux dire que ceux qui perdent leurs membres, c'eft par leur faute; car je n'en ai jamais manqué aucun de ceux qui font venus au commencement, attaqués, foit du froid, foit de la gangréne. A l'égard de ce que vous m'avez mandé fur les animaux, je vous dirai que les chiens ne voulant pas manger d'ergot, non plus que les poules & les poulets, nous en avons donné dans la baffe-cour aux canards fans vouloir leur faire de mal. Le lendemain ils ne remuoient plus de la cour, & deux jours après il en mourut deux; les autres, fi on n'avoit pas ceffé de leur donner de ce mauvais grain, feroient tous morts; ils ont été plufieurs jours à fe refaire. Vous fçaurez auffi qu'il eft tombé à un cochon, près de notre Paroiffe, les quatre pieds & les deux oreilles, pour avoir mangé du fon de deux feptiers de bled corrompu, ou mêlé d'ergot; c'eft un fait dont je me fuis exactement informé.

TITRE III.

Miasmes introduits dans l'économie animale. Poisons tirés des minéraux. Morsure de la vipere. Napel.

I. LES acides minéraux sont des caustiques très-puissans qui détruisent en peu de tems la texture de nos parties, & qui altèrent promptement l'essence de nos liqueurs. Si dans la pratique de la Chirurgie on les emploie quelquefois à l'extérieur, pour cautériser & pour brûler certaines excroissances, ou des chairs fongueuses, il n'est pas possible de les administrer intérieurement, sans les avoir affoiblis auparavant. On y parvient en les mariant avec l'esprit de vin, & les étendant ensuite dans une grande quantité d'eau. Alors, de poisons caustiques qu'ils étoient, ils deviennent plus amis de notre nature par la médiation de l'huile éthérée végétale. On peut juger des accidens qu'ils occasionneroient intérieurement, par les effets qu'ils produisent à l'extérieur. C'est une véritable brûlure assez semblable à celle qui est produite par le feu. D'abord l'épiderme est serré & rongé, le tissu de la peau est détruit, les nerfs, les tendons, les vaisseaux se grippent, & le mal pénetre souvent jusqu'aux muscles. Le gonflement & l'inflammation sont subits, & les douleurs sont très-vives. Bientôt il s'éleve dans les environs de la partie brûlée, des phlyctènes par l'explosion de l'air fixé qui se dégage. Ces vésicules se remplissent de sérosités. Au centre de la brûlure, il se forme une croûte noire, ou, si l'on veut, une escarre sous la quelle les chairs tombent promptement en mortification.

Entre tous les remédes qu'on a mis jusqu'à présent en usage contre la brûlure, faite par le feu, l'eau-de-vie & l'esprit-de-vin, sont les meilleurs; parce qu'ils rafraîchissent la plaie, qu'ils la préservent de la pourriture, & qu'ils abrégent ainsi de beaucoup la guérison. Il faut pour cela sur les parties brûlées appliquer aussitôt des linges trempés dans l'eau-de-vie, ou l'esprit-de-vin, & réitérer souvent cette application, jusqu'à ce que les douleurs soient entiérement appaisées : après quoi l'on se contente d'appliquer ce reméde deux fois par jour jusqu'à parfaite guérison (s). Un pareil traitement doit être également utile dans les brûlures faites avec les acides minéraux, à ce que nous pensons. L'esprit de-vin s'unissant facilement avec ces acides, il émoussera leurs pointes & arrêtera les progrès de la corrosion. Ne voyons-nous pas que l'esprit de vin uni à l'esprit de nitre, donne l'eau de rabel ; uni à l'huile de vitriol, il forme un fluide analogue à la liqueur anodine minérale d'*Hoffman ;* uni enfin à l'esprit de sel, il compose l'esprit de sel dulcifié. Ce sont alors des liqueurs éthérées, qui, quoique très vives, n'ont plus pourtant de causticité.

Si l'on a eu le malheur d'avaler une certaine quantité de ces acides sans

(s) Sydenham, *de peripneumoniâ nothâ*, *sub finem*.

qu'ils aient été affoiblis auparavant, on doit craindre les mêmes effets qu'ils produisent sur la peau & sur les chairs. La bouche est brûlée & remplie de phlyctènes, l'ésophage est ulcéré, les tuniques de l'estomac sont détruites, les intestins sont rongés. Une inflammation douloureuse & brûlante déchire le malade, les hoquets, les convulsions, les déchiremens d'entrailles, une soif inexstinguible le tourmentent, & le soulagement le plus prompt qu'il puisse desirer, c'est de périr par une gangréne rapide.

Le traitement qu'on a proposé jusqu'à présent, dans ce cas, c'est de faire boire abondamment du lait, de l'huile & des décoctions faites avec les plantes & les graines mucilagineuses, afin d'embarrasser les pointes des acides : nous croyons ce traitement insuffisant & trop doux dans une occasion aussi urgente. Il est peu fait pour combattre une inflammation aussi vive & prévenir la mortification. Nous pensons que si l'on est appellé assez-tôt, & qu'il y ait peu de tems que le patient ait avalé le poison caustique, il faut lui faire boire de l'eau-de-vie, de l'esprit de vin, ou quelqu'autre liqueur spiritueuse, comme l'eau de Mélisse, de Cologne, de la Reine de Hongrie, &c, en un mot, la premiere qui se présentera sous la main, pour ne pas perdre de tems dans le choix. On ne doit pas craindre de l'enivrer, si c'est pour lui racheter la vie. Une pareille ivresse ne feroit qu'un très-petit mal. On enivre bien avec l'opium, pourquoi ne seroit-il pas permis, & salutaire même, d'enivrer avec des liqueurs spiritueuses ? S'il restoit encore dans l'estomac quelque peu de l'esprit acide, il se changeroit bien vîte en éther salutaire, qui rafraîchiroit les parties brûlées, & préviendroit la pourriture. Nous n'avons pas l'expérience de ce que nous avançons ici, nous le proposons seulement comme une conjecture, & nous sommes persuadés que si l'on faisoit d'abord boire à quelque animal une dose déterminée d'esprit de vin, qu'immédiatement après on lui fît avaler quelque peu d'acide minéral pur, & que par-dessus enfin on lui donnât encore une dose d'esprit de vin, il n'en résulteroit pas un grand mal.

Comme ces accidens n'arrivent que par méprise, ou par une méchanceté détestable, ils sont fort rares. Il est une autre maniere d'éprouver toute la malignité des miasmes acides, c'est lorsqu'on est enfermé dans des endroits qui contiennent beaucoup de ces parties acides volatilisées, comme les mines de soufre ou de charbon de terre & les atteliers de ceux qui distillent des eaux fortes. Le poumon est le viscère qui est le premier exposé à leur action. Sa texture délicate en est irritée & déchirée, & les miasmes qui s'introduisent dans le sang rissolent sa partie rouge, & lui donnent un caractére d'épaississement difficile à vaincre. Delà cette toux séche, ces crachats sanglans, cette oppression, cette fiévre lente, cette maigreur & cette phthisie si redoutable.

Quand on aura à vaincre une phthisie qui dépendra de pareille origine, on fera d'abord éviter avec soin la cause qui y a donné lieu. Ensuite on fera saigner, si les fibres pulmonaires sont trop tendues, trop irritées &

trop irritables. On prefcrira un régime délayant & adouciffant, on fera refpirer un air continuellement humide tel que celui des étables, ou, fi l'on veut, on répandra une vapeur humide dans l'atmofphère de la chambre qu'on habitera, en y faifant bouillir des plantes mucilagineufes & abondantes en eau. Comme c'eft là le reméde principal fur lequel il faut infifter pour détendre les fibres pulmonaires, en diminuer l'irritation & l'efpéce de phlogofe qui y exifte, on pourra encore fe fervir d'une machine faite en maniere de chocolatière, fermée par un couvercle auquel eft adapté un long tuyau. On met ce tuyau dans la bouche, afin qu'en refpirant on attire la vapeur humide de l'eau qu'on a jettée fur des plantes renfermées dans cette efpéce de chocolatière.

II. Nous étions tenté de parler de la morfure de la vipère à la fuite de ce que nous avons dit de la piquûre de l'hémorroïs & du boicininga. C'eft une plaie faite par un animal vénimeux, elle doit avoir des rapports effentiels avec toutes les plaies de ce genre. Mais, comme tous les Auteurs prétendent que le venin de la vipère condenfe le fang, & que nous n'avons pas d'ailleurs de raifons fuffifantes pour les refuter, nous avons auffi placé le venin de la vipère au rang des caufes qui en condenfant la partie globuleufe, occafionnent en peu de tems la mort de l'animal piqué. Cet arrangement ne doit préjudicier en rien à la façon de penfer qu'on voudra adopter.

Si on examine en effet les fymptômes produits par la morfure de la vipère, on verra qu'ils différent peu de ceux qui font enfantés par les animaux redoutables dont nous venons de faire mention, que nous fommes affez heureux pour ne pas rencontrer dans notre continent, & qui corrompent le fang en le diffolvant. Ces fymptômes font une douleur aiguë & piquante dans l'endroit de la morfure : une tumeur, qui d'abord eft rouge, enfuite livide, & qui gagne peu-à-peu les parties voifines; la peau eft échauffée, & il s'y éleve des veficules. Au bout de quelques heures il furvient une langueur confidérable, les yeux font abattus, le pouls eft fréquent & foible, & quelquefois intermittent. Les fens s'engourdiffent, on éprouve un ferrement de poitrine, une extrême douleur à l'eftomac avec des vomiffemens bilieux, des tourmens vers le nombril ou vers la region du foie, une difficulté de refpirer, des hoquets, des tremblemens, des convulfions, des fueurs froides. Enfin la mort termine la fcène, à moins que par des remédes convenables on n'apporte du fecours à un fi grand mal, ou que la force extraordinaire & la vigueur du malade ne furmontent le venin. Dans ce cas là il refte pendant quelque tems une tumeur inflammatoire ; quelquefois il fort de la piquûre une efpéce de fanie, & tout au tour il s'éleve des puftules qui reffemblent à une dartre rongeante ; toute la peau devient jaune, comme il arrive à ceux qui ont la jauniffe.

Tous ces fymptômes font plus ou moins violens & fe fuccédent plus ou moins rapidement felon la force ou la délicateffe du fujet, felon la faifon plus ou moins chaude, felon la groffeur ou le degré de fureur de la vipère, selon la blessure plus ou moins profonde, & selon la partie plus ou moins nerveuse, pourvu toutes fois que le venin ait eu le tems de pénétrer dans la plaie; car sans cela il n'y auroit aucun accident. Les plus excellens Observateurs, tels que *Redi* (*t*), *Charas* (*u*), *Mead* ont remarqué, qu'il se séparoit du sang de la vipère une liqueur jaunâtre, par le moyen de deux petites glandes conglomerées, qui sont situées à la partie antérieure de sa tête, & composées de plusieurs autres plus petites, lesquelles sont couvertes d'une membrane commune, & ont chacune un petit conduit excrétoire. Tous ces petits conduits venant à s'unir ensemble, n'en forment qu'un seul qui vient se rendre à la racine des dents incisives percées exprès, pour laisser passer la liqueur filtrée par les glandes, & rassemblées dans une petite vessie que la seule compression, occasionnée par la morsure, fait dégorger. Cette liqueur est remplie de particules salines & pointues, d'une petitesse extraordinaire, comme le Docteur *Mead* l'a observé avec le microscope (*x*).

Celse nous apprend que les Psylles, ces Africains qui enchantoient, disoit-on, les serpens, & qui ne craignoient point leur morsure (*y*), n'avoient pas d'autres secrets que de succer la plaie qu'ils en recevoient. Cette suction étoit sans doute le moyen le plus prompt & le plus efficace pour attirer au-dehors la petite portion du venin introduite dans la plaie, & pour mettre la vie de l'animal en sûreté (*z*). Cette méthode est excellente & doit être employée dans la curation des morsures de tous les animaux. On peut l'exécuter soi-même à l'instant; & lorsque la blessure est placée sur une partie à laquelle sa propre bouche ne peut pas atteindre, il faut avoir recours à l'aide de quelqu'un qui voudra bien se prêter à rendre ce service. Cette pratique n'est vraisemblablement tombée en désuétude, que parce qu'on a craint de se faire beaucoup de mal, en avalant quelques atômes d'un pareil poison; mais on doit se rassurer par l'expérience qu'on a que de certains venins, n'agissent qu'autant qu'ils pénétrent immédiatement dans la masse du sang, & qu'ils sont sans effet, lorsqu'ils sont mêlés avec la salive, qu'ils descendent dans l'estomac pour y subir l'action des sucs digestifs, & celle de la bile qui se trouve au passage du duodenum. On le fera avec d'autant moins de risques qu'on aura le soin de cracher à mesure qu'on aura succé & qu'on observera le précepte donné par *Celse*, qui prévient de ne pas se prêter à une pareille opération lorsqu'on a quelque plaie ou quelque ulcère, soit aux gencives, soit aux palais ou à toute autre partie de l'intérieur de la bouche.

(*t*) *Osservazioni intorno alle vipere.*

(*u*) Nouvelles expériences sur la vipere, seconde édition, *Paris* 1694, *in*-8°,

(*x*) *Tentamen* 2, *de viperâ*, pag. 22.

(*y*) *Voyez* Pline, *Hist. Nat. liv.* 5, *chap.* 4 Ælian, *Hist. animal lib.* 1, *cap.* 51.

(*z*) *Neque hercules scientiam præcipuam habent hi qui* Psylli *nominantur, sed audaciam usu ipso confirmatam. Nam venenum serpentis, ut quædam etiam venatoria venena, quibus Galli præcipuè utuntur, non gustu, sed in vulnere nocent... Ergò quis quis exemplum* Psylli *secutus, id vulnus exsuxerit, & ipse tutus erit, & tutum hominem præstabit. Illud intereà ante debebit attendere, ne quod in gingivis, palatove, aliâve parte oris ulcus habeat.* C. Celsi. *Medicina*, lib. 5, cap. 27, §. 3.

Diximus hominum genera, qui venena serpentium suctu corporibus eximerent. Plinius *Hist. Nat.* lib. 11, cap. 53.

A cette méthode, qui étoit bien simple, on en a substitué une autre plus douloureuse & moins efficace, c'est d'appliquer promptement sur la plaie un fer le plus chaud qu'on peut le souffrir. *Boile* indique ce reméde dans son Livre de l'*Utilité de la Science naturelle.* M. *Blondel* dit qu'en Amérique, dès qu'on se sent piqué par quelque serpent, on jette de la poudre à canon sur la plaie, & qu'on y met le feu, ce qui dissipe le danger (*a*). D'autres recommandent de frotter d'huile d'olive la partie blessée (*b*). D'autres enfin prétendent après des expériences multipliées, que de tous les remédes, il n'en est pas de plus souverain que la graisse de vipère, pourvu qu'on en frotte à l'instant l'endroit de la morsure (*c*).

Malgré ces préservatifs, qui ne sont pas sans mérite, il est prudent de prendre intérieurement quelque spécifique, qui mette à l'abri de tous les accidens. Parmi les spécifiques, celui qui mérite la préférence c'est l'alcali volatil. On peut mettre dans cette classe le sel volatil de vipère. M. *Charas* fut mordu d'une vipère en présence de l'Académie, il prit 24 grains de sel volatil de vipère dans un verre de vin, pour s'exciter à la sueur, & fut guéri (*d*). On peut le donner à plusieurs reprises. Au mois de Juillet 1747, un jeune homme qui herborisoit, fut piqué trois fois par une vipère en fureur. M. *Bernard de Jussieu* lui fit prendre à l'instant une forte dose d'eau de Lusse, & en fit frotter en même tems la partie. Le bras néanmoins enfla prodigieusement, ce qui fut suivi de nausées, de foiblesses & d'un léger délire. On continua à donner pendant la nuit quelques gouttes d'alcali volatil dans un peu de vin. Le jeune homme eut des sueurs abondantes, & fut en état dès le lendemain matin de continuer son herborisation (*e*). Cela n'empêcha pas que l'enflure subsistant encore, on ne fît une embrocation avec de l'huile d'olive, dans laquelle on mit un peu d'eau de Lusse. L'effet de ce reméde fut très-prompt. Pendant les huit jours suivans, le blessé prit deux gouttes de cette eau dans un verre de sa boisson, trois fois par jour : & réussit de la sorte à faire entiérement disparoître les restes d'engourdissement & d'enflure, & une jaunisse qui étoit survenue aux deux avant-bras. Un semblable traitement a réussi à Malesherbes en 1766, sur un domestique de M. le Chancelier de *Lamoignon.*

III. Le *Napel*, qui est un *aconit*, a reçu différens noms; on l'appelle quelquefois *tueloup*, & quelquefois *capuchon de moine*, par rapport à la forme de sa fleur. *Aconitum cæruleum*, *sive napellus.* C'est un des plus grands poisons qui se trouvent parmi les végétaux. En le touchant seulement il engourdit la main ; engourdissement qui se prolonge le long du bras & à l'épaule. M. *Miller* (*Gardener's Dictionary*), témoigne avoir connu des personnes que l'odeur seule des fleurs avoit rendues aveugles pendant quelques jours. Ce poison est si actif qu'il fait non seulement mourir ceux qui

(*a*) *Tom. X*, des Memoires de l'Académie des Sciences, *pag.* 166.

(*b*) Transactions philosoph. *n.* 443, & Mémoires de l'Académie des Sciences, *année* 1737.

(*c*) Mead, *tentamen de viperá*, pag. 36.

(*d*) *Tom. X*, des Mémoires de l'Académie des Sciences, *pag.* 166.

(*e*) Voyez la thèse soutenue aux Ecoles de Médecine de Paris, par M. *Morand*, le 13 Novembre 1749. *Ergò specificum viperæ morsûs antidotum*, alcali volatile, *paragr.* 4. Voyez aussi l'Histoire de l'Académie des Sciences, 1747.

ont le malheur d'en uſer intérieurement, mais auſſi ceux qui ſont bleſſés avec les fléches imbues de ſon ſuc ; ils pâliſſent d'abord, puis ils deviennent bleuâtres ou livides, parce que leur ſang s'arrête & ſe fige dans les vaiſſeaux, enſuite ils ſentent des friſſons, des nauſées, leur pouls devient petit, concentré, intermittent. La langue, les lévres s'enflent & s'enflamment. Les yeux ſemblent ſortir de la tête. Enfin les ſyncopes, les vertiges, les convulſions ſurviennent bientôt après, s'ils ne ſont promptement ſecourus. Les remédes contre ce poiſon, ſont les vomitifs, la thériaque, les ſels volatils de vipère, de crâne humain, de corne de cerf, & une autre eſpéce d'*aconit* nommé *Anthora*, que quelques Auteurs ont regardé comme un reméde très-efficace contre la morſure de la vipère & des autres animaux vénimeux. *Cluſius* cependant aſſure que ſon uſage eſt ſuſpect, & conſeille de ne pas s'en ſervir, quoiqu'on lui ait donné le ſurnom d'*aconitum ſalutiferum*.

M. *Stork* prétend que le *Napel* n'eſt pas un poiſon ; qu'au contraire c'eſt un très-bon diaphorétique qu'on peut employer dans les cas où il s'agit d'exciter la tranſpiration, comme dans les paralyſies, les douleurs rhumatiſantes, &c. Il l'ordonne en forme d'xtrait, qu'il adoucit avec du ſucre Au reſte, il recommande de n'en commencer l'uſage qu'en petites doſes, telles que deux ou trois grains & d'augmenter d'un grain ſucceſſivement d'un jour à autre, juſqu'à ce qu'on ſoit parvenu à la doſe de vingt grains. Comme nous n'avons pas en France des faits aſſez conſtatés ſur l'uſage de ce reméde, & que d'ailleurs tous les Médecins ſe ſont méfiés, avec raiſon, des qualités nuiſibles de cette plante, nous ne conſeillons pas d'en faire uſage. On trouvera dans la Matiere Médicinale un grand nombre d'autres médicamens diaphorétiques, qui ne ſont ni ſuſpects, ni dangereux (*f*).

ARTICLE II.

Vices de la Lymphe.

QU'ON ſe rappelle ici dans la mémoire ce que nous avons dit ſur la lymphe. C'eſt une ſubſtance qui conſerve ſa fluidité tant qu'elle éprouve la chaleur animale : & qu'elle roule dans les vaiſſeaux ; mais à peine eſt-elle ſortie des veines, qu'elle ſe condenſe & forme une maſſe ſolide. C'eſt elle qui conſtitue le caillot en raſſemblant les globules, & en retenant captive une portion du mucilage & de la ſéroſité qui y eſt enveloppée comme dans un réſeau. C'eſt elle qui eſt le lien des parties du ſang, & qui en forme les concrétions. Nous la conſidérons comme étant compoſée de deux parties diſtinctes, l'une filamenteuſe & l'autre mucilagineuſe.

La partie filamenteuſe ſe durcit, ſe raſſemble & eſt rendue palpable à une

(*f*) Voyez le Dictionnaire univerſel des plantes de la France, par M. *Buchoz*, article *Aconit*.

chaleur bien moindre que celle de l'eau bouillante. C'eſt ce que l'on peut démontrer par les ſaignées du pied, où l'on remarque dans l'eau une eſpéce de filaſſe, qui eſt en partie ſuſpendue, & en partie précipitée au fond du vaſe. La chaleur de la fiévre lui donne quelquefois une conſiſtance conſidérable : c'eſt ce que l'on obſerve ſur-tout dans les pleuréſies. La couenne du ſang des pleurétiques eſt quelquefois dure comme un cuir. Dans le tronc des gros vaiſſeaux elle forme ſouvent des maſſes fort allongées & fort conſidérables, qu'on appelle polypes, dont nous ferons mention en parlant des maladies propres du cœur & du ſyſtême vaſculaire. Cette matiere filamenteuſe dégagée des autres parties conſtituantes du ſang & expoſée à l'air, ſe deſſéche & ne paroît pas ſuſceptible ni de fermentation, ni de putréfaction : au contraire, ce ſont les matieres putrides ou putréfiantes qui en ſont les vrais diſſolvans, ainſi que nous l'avons déja dit. C'eſt pourquoi les maladies putrides ne peuvent pas être rapportées à la claſſe des affections produites par cette ſubſtance.

La matiere gélatineuſe que nous regardons auſſi comme muqueuſe, eſt diſſoluble dans l'eau, lors même qu'elle a été deſſéchée : elle reprend ſa fluidité, ſi on lui fournit une nouvelle eau ; car on la retire également des parties ſolides & deſſéchées, ſi on les fait tremper dans un menſtrue aqueux. Elle différe en cela de la lymphe, que la chaleur lui donne plus de fluidité, tandis que le froid la coagule. On en trouve un exemple dans le bouillon qui eſt fluide quand il eſt chaud, & qui ſe condenſe par le froid, s'il eſt chargé de beaucoup de parties gélatineuſes. De même que le bouillon s'aigrit quand il eſt conſervé trop long-tems à une chaleur même tempérée, de même auſſi la gelée eſt ſujette à cette altération : alors elle perd de ſa denſité, & elle devient plus fluide. C'eſt la ſeule matiere du ſang, qui s'aigriſſe, & il eſt probable qu'après avoir ſubi cette premiere fermentation acide, elle tourne bientôt à la putridité : car toutes les expériences démontrent que les ſubſtances animales, avant de ſe putréfier, donnent une odeur acide.

Ainſi que la partie filamenteuſe, jointe à cette partie gélatineuſe, ſert de nourriture aux ſubſtances compactes, dures, élaſtiques, de même la partie gélatineuſe, unie à la fibreuſe, eſt la nourriture des parties molles & ſouples. La nature les a faites pour marcher enſemble, & nous ne les ſéparerons pas en faiſant mention de leurs qualités. Elles pénétrent par-tout avec la ſéroſité qui en eſt le véhicule, parce que depuis le moment de notre naiſſance, chacun de nos organes a beſoin d'abord d'accrétion, enſuite d'entretien & de réparation. Nous attribuons donc à la partie fibreuſe la force & la ſolidité de notre machine, tandis que la partie muqueuſe lui donne la ſoupleſſe. Cette même partie muqueuſe enduit tous les conduits qui ſont ouverts, afin de les défendre du contact immédiat de l'air qui les deſſécheroit, & de l'impreſſion trop vive des corps étrangers qui les bleſſeroit. C'eſt la raiſon pour laquelle il s'en ſépare une ſi grande quantité dans les inteſtins, l'eſtomac, la trachée-artère, la membrane pituitaire, &c. Ces deux ſubſtances unies enſemble ſe prêtent de mutuels ſecours ;

l'une prête à se condenser par la chaleur & entretenue dans sa fluidité par l'autre qu'une douce chaleur rend trop fluide. Celle-ci, peu susceptible d'être animalisée par son peu de disposition à la fermentation, forme un tout avec la liqueur animale par la médiation de celle-là, qui a une tendance particuliere à l'acidité, premier degré de fermentation nécessaire pour parvenir à l'alcalescence. C'est par cette harmonie que se soutient la nutrition, la santé & la vie, & c'est de la rupture de cet accord que naissent les maladies qui dépravent sur-tout le développement & la réparation de nos corps.

Nous avons vu dans l'article précédent, que c'étoient les acides qui remportoient la palme pour y guérir les vices occasionnés par la partie globuleuse, toujours tendante à l'alcalescence, comme on peut s'en assurer, par ce que nous avons dit sur la nature du scorbut, des fiévres pétéchiales & de la peste. Dans cet article on verra au contraire, que ce seront les absorbans & les alcalins qui joueront le plus grand rôle, parce que l'acide de la partie mucilagineuse se développe aisément, & que les alcalis sont les fondans de la lymphe. C'est ce dont on sera assuré par l'examen que nous allons faire des maladies des enfans & des concrétions lymphatiques. Pour la faire avec méthode, rentrons dans l'ordre proposé; examinons la quantité & la qualité de la lymphe, & considérons les affections qui naissent de l'une & l'autre source.

PARAGRAPHE I.

Quantité trop grande de la Lymphe.

LA lymphe, considérée sous l'aspect que nous l'avons présentée, forme la portion la plus considérable de la masse du sang; elle surpasse de plus du double la partie rouge. Elle y est sans doute plus nécessaire, elle y est destinée à un plus grand nombre d'usages, & il y a grande apparence que l'homme pourroit vivre quelque tems sans la partie rouge. C'est ce que l'on peut conclure de l'exemple de quelques hommes qu'on a vu rechapper de certaines maladies après les avoir saignés jusqu'à ce qu'il ne paroisse plus de parties rouges; & d'autres qui étoient tellement épuisés par les hémorragies que leurs vaisseaux ne contenoient plus que de la lymphe. On peut encore le conclure de ce que plusieurs animaux, tels que les testacés & un grand nombre d'insectes vivent sans que l'on découvre aucune trace de parties rouges dans le fluide qui leur entretient la vie. Malgré sa nécessité, elle ne doit pas être surabondante & surpasser la proportion requise pour maintenir le juste rapport entre les parties constituantes du sang. C'est encore une suite du même principe, que de penser que cette quantité ne doit pas être moindre. Souvent elle est trop abondante dans toute la masse sans qu'on l'y soupçonne, & les ravages qu'elle produit sont d'autant plus certains & plus dangereux qu'on ne les prévoit pas, & qu'on n'y met pas d'obstacles. Ravages qui arrivent sans que la lymphe ait aucune mauvaiſe qualité. Quelquefois auſſi le ſyſtême vaſculaire ſurchargé d'un poids inutile, rejette avec fureur ce ſuperflu de la lymphe ſur une partie qui donne des ſignes de ſon engorgement par le gonflement & la douleur. C'eſt ce que nous allons développer dans toute l'étendue qu'exige un objet auſſi intéreſſant.

MEMBRE I.

Qantité trop grande de la Lymphe dans toute la maſſe.

LA Lymphe étant la matiere nutritive, c'eſt dans le développement & la nutrition qu'on doit reconnoître ſes vices, & c'eſt là principalement que nous allons les rechercher. Les enfans ſont d'une texture molle & ſpongieuſe, & ils abondent en ſucs lymphatiques. La nature devoit les en pourvoir dans cet âge, puiſque c'eſt celui où la machine humaine croît dans toutes les dimentions, & que ces ſucs ſont deſtinés à l'accroïſſement & à l'entretien de cette machine. Tant que l'on fait obſerver aux enfans un bon régime, cette lymphe eſt dans une exacte proportion avec les autres ſucs, & les vaiſſeaux n'en ſont pas ſurchargés. Mais ſi les meres, ſans conſulter les forces du tendre ſujet qui eſt confié à leurs ſoins, lui fourniſſent une nourriture trop ſucculente, & trop abondante, il en réſulte mille maux, qui ne peuvent être attribués qu'à la ſurcharge des ſucs nourriciers. Telles ſont les raiſons vraiſemblables qui peuvent nous faire concevoir pourquoi les enfans ſont plus ſujets aux maladies lymphatiques, que les adultes & les vieillards.

On doit donc ſoupçonner la quantité trop grande de la lymphe dans toute la maſſe, lorſque le corps de certains enfans ſe developpe avec trop de précipitation. Cette promptitude dans le développement ne leur arrive ordinairement que quand ils ſont élevés par des nourrices trop vigoureuſes, trop voraces, trop âgées. Elles ont un lait fort épais & trop ſubſtantiel, qui tient toujours en travail les organes de la digeſtion. Comme elles ne gardent pas elles-mêmes de meſure dans la maniere dont elles vivent, elles en agiſſent de même à l'égard de leurs nourriſſons. Elles les gorgent de lait & de bouillie, le jour, la nuit, à toute heure, à tout moment. Elles ſe réjouiſſent d'avoir un éleve bien gras, bien potelé, & les peres ſe félicitent de leur côté de voir un enfant bien dodu, pour me ſervir du terme conſacré par l'uſage. Mais c'eſt un malheur pour les enfans, que de tomber entre les bras de pareilles nourrices. *Omne nimium eſt naturæ inimicum.* Cependant c'eſt celles qu'on préfére, & qu'on devroit rejetter. Un peu d'attention ſur ce qui ſe paſſe tous les jours ſous nos yeux, auroit dû en convaincre.

Lorſqu'au moment du développement de l'enfant, la maſſe du ſang eſt ſurchargée d'une telle quantité de ſucs lymphatiques, que la nature ne puiſſe l'employer toute entiere, tant à l'accroiſſement, qu'à la nourriture, elle en détourne une partie vers quelques organes, & ce ſont ordinairement les plus foibles qui en sont accablés ; car il en est de même dans l'ordre physique comme dans l'ordre moral. Comme ce développement plus considérable se fait vers le tems de l'éruption des dents, & sur-tout des dents canines, c'est sur-tout dans ce moment que la plupart des enfans sont tourmentés de vomissemens, de diarrhées, d'une salivation abondante. S'ils sont constipés, le ventre se gonfle, & ils ont des insomnies, des terreurs paniques : des convulsions, ou des accès épileptiques. Plus ils auront d'embonpoint, plus le mal est imminent & violent. Si cette même lymphe prend alors un caractère d'épaississement ou d'acidité, elle enfante d'autres maux, selon la partie ou la force sistaltique des vaisseaux la rejette pour s'en débarrasser. Lorsqu'elle est portée vers les glandes lymphatiques, elle occasionne des obstructions dans le mésentère, & les écrouelles ; lorsqu'elle est rejettée sur les articulations, elle y occasionne la noueure & des défauts de conformation dans les os. Tels sont les accidens fréquens qui arrivent aux enfans dans le tems de leur développement, c'est-à-dire, dans le moment où la lymphe est la plus abondante & le plus en action pour remplir les devoirs auxquels elle est destinée. Les plus heureux n'éprouvent qu'un simple gonflement, soit au col, soit aux aisselles, que le vulgaire appelle glandes de croissance.

L'Etiologie des maladies des enfans que nous venons de donner, nous paroît hors de doute. Cette histoire du développement est simple & conforme à l'expérience. On a pris le change sur cet article, on a accusé l'éruption des dents de faire tous ces ravages ; de sorte qu'on s'est arrêté à un effet particulier, tandis qu'on a négligé la cause générale : erreur qui a influé sur le traitement, & qui a été vraisemblablement la cause de la mort d'une infinité d'enfans. La nature nous auroit-elle donc tellement fabriqués, que nous courrions les plus grands risques de perdre la vie au moment qu'elle vient de nous la donner, & qu'elle s'occupe à nous la conserver, & cela pour nous procurer des dents, meuble utile sans être d'une nécessité absolue ; tandis que tous nos autres membres s'accroissent sans douleur & sans risques. Nous ne pouvons le croire, & nous devons rejetter cette erreur sur le mauvais régime des meres & des nourrices, qui pour avoir le plaisir de s'entendre dire qu'elles ont de beaux nourrissons, les bourrent de lait nuit & jour, & les égorgent ainsi par vanité, ou par ignorance. Nous sommes fondés à le penser & à le dire, parce qu'il se trouve des enfans qui n'ont éprouvé aucun accident dans le tems de la nutrition, ce que les meres avouent hautement en disant, que tel de leurs enfans n'a pas été malade aux dents. D'où vient que ces êtres seroient privilégiés ? Ils ne le sont sans doute que parce qu'on a été plus prudent à leur égard, & qu'on leur a fait observer un meilleur régime. Voyez ce que nous avons dit dans notre Traité des maladies de la tête à l'article des convulsions.

Si vibratile que soit le genre nerveux, l'éruption de la dent ne peut être assez douloureuse pour donner la mort à un sujet même délicat. En le supposant, quel tourment devroit-on imaginer dans l'allongement d'un gros os tel que le femur. Cette douleur si vive n'existe peut-être que dans l'imagination des nourrices, qui veulent se mettre à l'abri des reproches, s'il arrive que leurs éleves périssent par leurs mauvais soins. Il y a lieu même de penser que cette éruption n'est pas souvent douloureuse. Combien y a-t-il d'enfans auxquels il a percé des dents sans qu'ils s'en apperçussent. Or, s'ils ne s'en sont pas apperçus, il faut que le mal n'ait pas été bien sensible, ou plutôt qu'il n'ait pas existé. Mais, d'où vient une erreur si générale qui regne même parmi des gens assez instruits : c'est que l'on a vu que la plupart des accidens arrivoient dans le tems de la dentition, & on en a accusé la dentition. Les enfans n'ont pu se plaindre de cette méprise, ils ne parlent pas encore, & n'ont pas d'ailleurs assez de connoissance pour se récrier sur une pareille manœuvre, qui en conduit un grand nombre au cercueil. C'est ce silence des enfans qui a valu un consentement, & qui a rendu si hardis plusieurs vendeurs de drogues dans le traitement des enfans du bas âge. En traitant ces sujets muets, ils ne craignent pas leurs reproches quand même ils auroient traité une affection de la tête comme une maladie du bas-ventre. Pour peu qu'ils sçachent ordonner de l'eau de rhubarbe, ou du sirop de chicorée composé, & un peu d'huile d'amandes douces, ils s'affichent pour être les Médecins des enfans, & s'applaudissent d'un succès qu'ils doivent toujours au hasard, & jamais à leurs lumières. Mais ce seroit en vain que nous lancerions la foudre de notre éloquence contre un pareil abus : nous passerions pour des déclamateurs satyriques, on nous nommeroit même perturbateurs du repos public. Les hommes veulent être trompés, & rougissent d'être détrompés. *Qui vult decipi, decipiatur.* Au reste, faisant notre devoir en avertissant les hommes des mauvais guides qu'ils prennent pour rétablir la santé de leurs héritiers présomtifs, nous enjoignons aux autres Médecins de se joindre à nous en faisant aussi leur devoir, qui est celui de l'honnête homme. *Medicus est vir probus*, dit *Hippocrate.*

C'est donc à vous, gens sensés, que je m'adresse pour réformer des préjugés, établir un traitement conforme à la raison, & combattre une cause qui est une hydre du tronc de laquelle sortent mille maux aussi redoutables les uns que les autres. Lorsque par les signes déja établis, & par les informations nécessaires, vous découvrirez qu'il y a surabondance de sucs lymphatiques, vous chercherez à en diminuer la quantité par les moyens les plus convenables, & d'un seul coup vous abbattrez toutes les têtes de cette hydre formidable. Ces moyens se réduisent à deux, qui sont bien simples, la diéte & la purgation. Par la diéte vous tarirez la source de cette lymphe. Si vous ne jugez pas à propos qu'elle doive être trop austère, elle doit être au moins sévère. Par la purgation souvent réitérée, vous enleverez la surabondance de cette lymphe, & vous préviendrez tous les désordes qu'elle auroit produits dans l'économie animale. Cette purgation doit être douce & un peu tonique. L'expérience a fait donner la préférence dans ce cas à la rhubarbe, & nous croyons aussi que c'est avec raison que la plupart des Praticiens regardent l'eau de rhubarbe comme la panacée des enfans.

Si la pléthore est si grande que la vie soit en danger par des spasmes continuels, par des convulsions réitérées & fréquentes, il n'est plus possible de différer, il faut à l'instant un remède décisif, & tout délai seroit préjudiciable. Faites tirer une poëlette ou deux de sang au petit malade, vous détruirez promptement l'engorgement par ce moyen, & vous rétablirez en peu de tems tout dans l'équilibre. Quoique nous sachions bien qu'il faille être très-circonspect lorsqu'il s'agit de répandre le sang des enfans, nous avouons que cette pratique est conforme à la raison, & l'on en a vu plus d'une fois le succès. Appellé pour voir un fils unique, riche & chéri, qui depuis plusieurs jours étoit agité par des convulsions, je prescrivis la saignée, & je n'eus pas lieu de m'en repentir. Cet enfant étoit âgé de dix-huit mois environ. Il avoit beaucoup d'embonpoint, déja on remarquoit quelque gonflement aux poignets, il avoit été nourri par une paysane vigoureuse, qu'on avoit eu encore l'attention de nourrir avec de bons potages & des viandes succulentes. Au sévrage, cet enfant fut livré à des femmes, qui ne s'occupoient que de le faire boire, manger & dormir. Le tems vint qu'il fallut payer tant d'aisance. Lorsque je le vis, il n'y avoit pas une seule partie de son corps qui ne fût convulsive. La saignée fut faite, la tranquillité revint peu-à-peu, & dès le lendemain l'orage parut dissipé. Je recommandai la diéte, on me fit des objections que je n'eus pas beaucoup de peine à résoudre, mais on m'écouta sans avoir intention d'exécuter mes ordres. On donna d'abord des soupes légères, les femmes enhardies par les premieres soupes, que l'enfant naturellement gourmand dévoroit, en donnerent de plus amples, jointes à de forts consommés. Trois ou quatre jours après les convulsions recommencèrent, & l'enfant périt. Si les exemples sont faits pour corriger, nous souhaitons que celui-ci fasse toute l'impression dont doivent être susceptibles des familles qui veulent conserver leur lignée.

Nous n'avons considéré ici que la quantité trop grande de la lymphe en général, en faisant abstraction des autres vices dont elle est susceptible, c'est pourquoi nous renvoyons le traitement de plusieurs maladies que nous avons indiquées, aux articles que nous employerons à déterminer les qualités peccantes de la lymphe.

MEMBRE II.

Qantité trop grande de la Lymphe dans un organe particulier.

SANS que la lymphe soit affectée d'aucun vice singulier, elle peut être déposée en trop grande quantité sur quelque partie, seulement par cette raison qu'elle surabonde dans la masse qui tend à s'en débarrasser. Nous en avons des exemples dans l'édéme & dans la goutte. Mais l'édéme suppose toujours

toujours de la foiblesse dans le systême vasculaire, & de l'inaction dans la partie sur laquelle la lymphe est reportée ; c'est pourquoi sa cause conjointe appartient plus à l'histoire des tégumens, qu'à celle d'aucun autre département. Nous n'en parlerons qu'après avoir traité de la leucophlegmatie. La goutte au contraire suppose une grande force sistaltique dans les vaisseaux qui rejettent avec effort le superflu qu'ils contiennent sur la partie la plus éloignée des forces centrales, & qui jouit de tout son ressort. Les goutteux sont ordinairement d'une santé vigoureuse, cela ne suppose pas de défauts dans la lymphe. Ils sont adonnés aux plaisirs, au vin, à la bonne chère, à l'oisiveté, ce qui donne lieu à la surabondance de la lymphe. On objectera sans doute que les adultes seuls, & les vieillards, y sont sujets, tandis que les enfans, dont la constitution est toute lymphatique, n'en sont pas attaqués. Cette difficulté sera levée, si l'on fait attention 1°. que dans l'enfance le systême vasculaire n'a pas encore assez de force pour le mouvement de protrusion dont nous parlons, & que les dépôts lymphatiques qui se font dans cet âge, n'arrivent que par simple engorgement, comme on le remarque dans les écrouelles & l'obstruction du mésentère. Si l'on fait attention 2°. que par des circulations réitérées à l'infini, par un régime varié, par un exercice souvent répété, par des passions qui jouent souvent leur rôle, la lymphe change de qualité naturellement avec l'âge, & que de douce qu'elle étoit, elle devient plus saline sans intervertir l'ordre des fonctions. 3°. Quoique l'on put se contenter de ces raisons, qui nous paroissent satisfaisantes, une observation plus exacte devroit faire tomber l'objection. C'est cette même observation qui nous a appris que les enfans sont pour le moins aussi sujets à la goutte que les adultes. La prévention qu'ils ne doivent pas l'avoir, fait que plusieurs se trompent, & ne la voient pas dans les sujets mêmes dans lesquels elle existe.

TITRE I.

De la Goutte.

LA goutte est une maladie plus ordinaire chez les Nations civilisées que chez les peuples grossiers, plus commune à la ville qu'à la campagne, plus fréquente au printems & en automne que durant l'hiver & pendant l'été. C'est une maladie périodique des articulations, accompagnée de fièvre plus ou moins forte, de douleur plus ou moins vive dans la partie affligée de chaleur plus ou moins grande, & qui se termine par une tumeur de différent volume qui ne tourne jamais en suppuration.

Les Grecs & les Latins en ont distingué plusieurs espéces suivant les parties qu'elle occupoit. De-là lui sont venus les noms de *Podagre*, de *Chiragre*, de *Gonagre*, de *Pechiagre*, & de *Sciatique*, c'est-à-dire, occupant les pieds, les mains, les genoux, le coude, & la partie externe de la cuisse. Enfin ils ont donné à la matiere qui produisoit le mal, le nom d'*Arthritique*, parce qu'elle se dépose ordinairement sur les articulations. Mais lorsque la matiere arthritique est en même tems répandue sur les membranes des muscles, sur les ligamens & les tendons, & même sur le périoste, on lui donne le nom de *Rhumatisme goutteux.*

La goutte est *régulière* ou *irrégulière.* Elle est *régulière* quand elle attaque toujours les mêmes articles; elle est *irrégulière* ou *anomale*, lorsqu'elle se porte indifféremment sur différentes jointures, & qu'elle quitte une articulation pour se porter tout-à-coup sur quelque viscère. Nous entendons par goutte *vague*, celle qui n'a pas encore de siége fixe, & qui donne des signes de sa présence, tantôt aux articulations, tantôt dans quelque viscère. Quand l'humeur abandonnant les extrémités où elle s'étoit fixée, reflue dans la masse du sang & se jette ailleurs qu'aux articulations, principalement sur la tête, la poitrine ou le bas ventre, on dit qu'elle est *remontée.* On nomme goutte *nouée*, ou *noueuse*, celle qui est accompagnée de nœuds dans les jointures. Ces nœuds sont remplis d'une matiere gypseuse, assez ressemblante à de la craie.

Par rapport à ses causes on la distingue en *héréditaire* & en *accidentelle.* Elle est *héréditaire*, lorsqu'elle tire son origine de la semence des ayeux qui la transmettent à leur postérité. Elle est *accidentelle*, ou *acquise* quand on l'a méritée par son mauvais régime & ses débauches. Quelques Médecins admettent une goutte *siphilitique*, & une autre *scorbutique*, selon qu'elle participe du caractère de la vérole ou du scorbut. D'autres la divisent aussi en *récente* & en *invétérée.* Ces termes emportent leur signification par eux-mêmes, il suffit seulement de savoir que la *récente* est beaucoup plus curable que l'invétérée.

La distinction qui nous paroît la plus importante, c'est celle qui est rapportée par les anciens qui divisoient la goutte en *chaude*, & en *froide.* Aujourd'hui nous nommons *inflammatoire* ou *érésipelateuse* la goutte chaude des Anciens, & nous nommons *édémateuse* celle qu'ils ont appellée froide, c'est-à-dire, celle qui se fait sentir sans qu'il paroisse à l'extérieur des signes d'inflammations, qui est souvent accompagnée d'édéme, & où l'impression reste pour peu qu'on comprime la partie avec le doigt.

Après nous être expliqués sur la valeur des termes qu'il a plû à quelques Auteurs de prendre en différens sens, nous allons examiner la marche de la goutte. La goutte commence ordinairement par attaquer la jointure du gros orteil, ou le talon, ou la cheville du pied, ou quelques jointures des doigts de la main. Au bout de vingt-quatre heures d'une douleur vive accompagnée de chaleur, il survient un gonflement, de la rougeur à la peau, de l'élévation & de l'engorgement dans les veines, une chaleur plus ou moins brûlante; enfin une pesanteur & l'impuissance de faire aucun exercice de la partie attaquée : symptômes qui font diminuer la douleur. Tous ces tourmens sont précédés par des inquiétudes, des insomnies, de la tristesse involontaire, de légers frissons, des mouvemens de fiévre, du dégoût pour les alimens. Le mal arrivé à son dernier période, il s'éleve une douce moiteur sur la partie, le gonflement commence à se dissiper, la douleur cesse, & il ne reste plus qu'une démangeaison à la peau. L'épiderme jaunit ensuite, peu à peu se seche, tombe par écailles, & la partie reprend son état accoutumé. Il y subsiste néanmoins une grande foiblesse pendant assez long-tems avec une couleur violette ou bleue, ressemblante à une meurtrissure. Si la goutte a été édémateuse, l'enflure est long-tems à se dissiper.

Les Médecins ont été partagés sur la cause de cette maladie. *Hippocrate* prétend que la goutte est la corruption de la bile & de la pituite qui se déposent dans les veines. *Galien*, & beaucoup d'autres Anciens, reconnoissent pour sa cause la fluxion des humeurs dans les parties affligées, à laquelle *Ætius* ajoute la foiblesse de ces mêmes parties. *Paracelse* l'attribue à l'acrimonie de l'humeur sinoviale; *Vanhelmont* la fixe dans l'acidité de la semence. *Sennert* pense qu'elle est le produit d'un acide vitriolique des plantes; presque tous les Chimistes ont donné sur ce sujet leurs conjectures, & la plupart sont convenus que c'étoit une acrimonie particulière du fluide lymphatique, entretenue par un sel lixiviel quelconque, soit fixe, soit volatil. *Fernel* l'attribue à la pituite; enfin *Boerrhaave*, dont le sentiment est d'un si grand poids dans les questions litigieuses de la Médecine, assure que cette maladie a pour cause prochaine un vice dans les parties nerveuses les moins considérables par leur volume, & l'acrimonie ou la viscosité dans les humeurs qui les arrosent.

M. *Liger*, Médecin de la Faculté de Paris, qui a fait un Traité particulier sur la goutte (*a*); réfute avec avantage tous ces raisonnemens, qui ne sont appuyés que sur des conjectures ou sur des fondemens fragiles. Il démontre avec sagacité, que la cause de la goutte n'est autre chose que la surabondance d'un mucilage qui gêne le sang dans sa circulation. En effet, il est facile de se convaincre par la vue & le toucher que l'humeur arthritique est elle-même un mucilage. Elle a la même consistance, la même transparence que les humeurs mucilagineuses. Elle est douée d'une tenacité, d'une viscosité, ou glu qui colle les parties qui la touchent; effet propre au mucilage. Nous entendons par mucilage un mixte composé de très-peu d'huile, de beaucoup de terre, d'une très-grande quantité d'eau & d'air, & qui jouit en conséquence d'une qualité visqueuse & gluante. Cette matiere se trouve précisément dans les alimens dont usent ordinairement les goutteux, & dans les boissons dont on fait usage dans les endroits où la goutte est comme endémique. Tous les alimens en contiennent plus ou moins; ceux qui en renferment plus, sont aussi plus nourrissans que ceux qui en contiennent moins. Au reste cette matiere est de très-facile digestion, & ne peut nuire que par sa surabondance qui rend la lymphe plus massive & plus épaisse.

(*a*) *Traité de la goutte*, dans lequel après avoir fait connoître le caractère propre, & les vraies causes de cette maladie, on indique les moyens les plus sûrs pour la bien traiter & la guérir radicalement, par M. *Charles-Louis Liger*, D. M. P. *Paris* 1753.

Lorſque cet épaiſſiſſement eſt parvenu à un certain degré qui gêne la circulation, la nature d'elle-même tâche de ſe débarraſſer de ce qui lui nuit. La circulation qui a été rallentie pendant un certain tems, devient plus prompte, les ſecrétions ſont augmentées, ſur-tout dans le cas préſent, celles des glandes ſinoviales. La ſurabondance du mucilage s'y dépoſe, parce que le diamétre des vaiſſeaux dont les articulations ſont pourvues, eſt proportionné à cette humeur, & qu'il y a ſans doute dans les glandes ſinoviales un méchaniſme particulier pour cette ſécrétion, comme il y en a un dans les reins pour la ſécrétion de l'urine.

La goutte eſt donc occaſionnée par une ſurabondance de lymphe trop épaiſſie par des matieres mucilagineuſes, dont la nature doit chercher à ſe débarraſſer, ce qu'elle fait par une eſpéce de dépuration. C'eſt ici où il faut conſulter l'Ouvrage de M. *Liger*. L'explication qu'il donne du méchaniſme des ſymptômes de cette maladie, eſt très-vraiſemblable, n'a rien de forcé, & n'eſt pas aſſurément éloignée de la vérité.

Cette ſurabondance de lymphe eſt le fruit des bonnes digeſtions, autrement elle occaſionneroit toute autre maladie, comme fiévres, obſtructions, diarrhées. Ce ſuperflu de bonnes digeſtions vient de ce que les goutteux uſent d'alimens trop mucilagineux; c'eſt ce qu'on peut prouver aiſément par les boiſſons dont on fait uſage dans les pays où la goutte eſt très-fréquente. En France nous voyons que la plus grande quantité des goutteux ſe trouve dans une partie de la Flandre, dans le Maine & dans la Normandie; tandis que d'un autre côté on en voit très-peu dans la Bourgogne & dans la Champagne. Dans le Maine & la Normandie on boit beaucoup de cidre & de poiré; en Flandre, c'eſt de la bierre; enfin dans les autres Provinces c'eſt du vin. Ces trois eſpéces de boiſſons paroiſſent bien différentes & peu analogues entre elles; cependant ſi l'on y fait attention, ces trois boiſſons, lorſqu'elles ſont de nature à donner la goutte, péchent toujours par le même principe, qui conſiſte dans une grande abondance de mucilage. Car outre les preuves que l'analyſe chimique peut fournir, il eſt aiſé de s'en convaincre par la vue & par le toucher. Toutes ces liqueurs ſont moins tranſparentes que celles qui contiennent moins de mucilage, elles ſont douées d'une viſcoſité très-ſenſible à tous ceux qui les touchent, ou qui s'en frottent les mains. Mais la preuve la plus convaincante qu'on puiſſe exiger, que la goutte eſt le produit des boiſſons, & autres alimens ſolides, qui contiennent beaucoup de mucilage, c'eſt que les boiſſons dont nous parlons, la procurent d'autant plus facilement, qu'elles en contiennent une plus grande quantité. C'eſt pourquoi dans le Maine & la Normandie, ceux qui ont fait uſage des bons cidres, deviennent plutôt goutteux que ceux qui ne boivent que du petit cidre, dans lequel on a mêlé beaucoup d'eau en le faiſant. On obſerve en Flandres la même différence; ceux qui boivent de la bierre forte, reſſentent promptement les douleurs de la goutte, tandis que ceux qui ſe contentent de la petite bierre en ſont rarement atteints. Les vins de liqueurs, tels que les vins muſcats & de Condrieux, ſont plus propres à procurer les douleurs arthritiques, que les vins de Bourgogne & de Champagne, qui bien loin de donner la goutte, sont plus propres à en garantir.

Souvent ce ne sont pas les boissons qu'on peut accuser dans cette occasion, ce sont quelquefois les alimens solides qu'on doit regarder comme auteurs des maux qu'on ressent. La bonne chère sans aucun exercice, les mets succulens accommodés avec des coulis, qui sont les extraits des viandes, différens légumes préparés avec des jus, en un mot, les substances nourrissantes sont propres à procurer la goutte, parce qu'elles contiennent beaucoup de mucilage. C'est ce qu'on pourroit prouver par un examen particulier, mais qui nous conduiroit trop loin.

La matiere de la goutte étant d'un caractère mucilagineux, & ne donnant des signes de son abondance que lorsqu'elle commence à tourmenter; il s'ensuit qu'il y a deux façons différentes pour la combattre avec succès. Premiérement en détruisant la cause qui a pu l'occasionner; secondement en écartant les causes secondes qui ont déterminé les accès.

On obtiendra facilement la destruction du mucilage par un régime opposé à celui qui a causé la maladie. La chose nous paroît facile; parce que ce qui a produit le levain goutteux, provient de matières étrangères à la masse de nos humeurs, c'est-à-dire d'alimens & de boissons, dont l'usage n'est pas absolument nécessaire à la vie & à la santé, & dont par conséquent la privation ne doit causer aucun dommage. On seroit promptement guéri, si on avoit une véritable envie de l'être; sur-tout si dans les commencemens que la goutte se fait sentir, on s'astreignoit à ne vivre que de boissons & d'alimens très-peu nourrissans, qui contiennent par conséquent très-peu de mucilage. Nous avons entendu parler d'un moyen de guérir la goutte, moyen sévère, il est vrai, on l'appelle le *Reméde du Capucin*, parce qu'il ne coute pas fort cher, ou plutôt, parce qu'il ne faut pas d'argent pour s'en servir, c'est de se mettre à l'eau pour toute boisson & pour tout aliment pendant quarante jours. On assure la réussite de ce régime. Nous ne connoissons aucun goutteux qui ait été tenté d'essayer de faire un pareil Carême. On ne les a jamais taxés d'être les hommes les plus sobres, ni ceux qui aiment le plus un régime régulier. Il résulte de leur conduite peu austère, qu'ils ne sont pas long-tems à ressentir quelquefois des accès plus violens que ceux qu'ils ont déja éprouvés. Dans ce cas il n'y a pas de guérison à espérer. S'il y a quelques goutteux qui aient à cœur de guérir, & qui veuillent tant soit peu se prêter au soulagement, ce ne sera pas en vain. Nous leur indiquerons un moyen moins rigoureux que le reméde du Capucin. Il leur suffira de se retrancher un repas, sur-tout le souper, de se contenter d'un bon dîner, composé seulement, de mets qui contiennent peu de nourriture dans un volume considérable, & de faire usage de médicamens savoneux. Ces médicamens sont l'infusion de petit chêne, ou germandrée, d'ivette, de chicorée sauvage, ou de toute autre plante amere, dont les sucs soient de vrais savons végétaux; le savon lui-même, qui seul est capable de guérir la goutte dans tous les cas possibles. Le savon au raport de *Boerrhaave* dans ſon Traité de Chimie, eſt le diſſolvant univerſel, le plus puiſſant & le plus actif qu'il y ait dans la nature. 2°. Il pénétre facilement dans les vaiſſeaux ſanguins, il y ſubit les loix de la circulation. 3°. Mêlé avec la maſſe des humeurs, il les rend plus analogues les unes aux autres. 4°. Après avoir parcouru toutes les routes du corps humain, il ſe diſſipe par les évacuations ſans avoir été altéré, & preſqu'en auſſi grande quantité qu'il y eſt entré : il ne perd de ſa propre ſubſtance que ce qui peut en être néceſſaire pour diſſoudre les matieres groſſieres mêlées avec les humeurs. 5°. Il augmente le reſſort des vaiſſeaux par l'irritation légére qu'il leur cauſe ; & les rend plus propres par ce moyen à diviſer & à attenuer les humeurs mucilagineuſes épaiſſies qui croupiſſent dans leurs canaux. En faut-il davantage pour détruire l'humeur goutteuſe ? Non ſans doute, l'expérience e prouve ſuffiſamment, puiſque le ſavon eſt capable d'aller fondre dans la veſſie la pierre même, qui n'eſt autre choſe qu'une concrétion muqueuſe, comme nous l'avons prouvé dans nos Mémoires ſur différens ſujets de Médecine. Nous y avons prouvé en même tems qu'il y avoit une grande analogie entre les humeurs des goutteux & celles des calculeux, ce qui étoit cauſe que les goutteux étoient très-ſujets à la pierre. Après une pareille obſervation on ne doit pas être ſurpris ſi le même traitement convient dans l'un & l'autre cas.

On a ordonné avec ſuccès dans la goutte la poudre ou la décoction de la buſſerole, ou raiſin d'ours, *uva urſi*, ce qui pourroit être également bon dans la goutte noueuſe, puiſqu'on l'a fait prendre pour détruire les graviers qui produiſent les coliques néphrétiques, & qu'il y a une analogie poſitive entre la cauſe qui produit les pierres & celle qui produit la goutte noueuſe (*b*). En ſuivant toujours les mêmes vues, vous preſcrirez les racines de piſſenlit, de petit houx, d'arrête-bœuf, d'impératoire, la premiere écorce de racine de chauſſe-trape, les fruits d'alkekenge, d'acmelle, la doradille, la brimbelle, le pareira-brava, la ſemence de carotte ſauvage, &c, toutes plantes qu'on a employées avec avantage dans les douleurs cauſées par la préſence des calculs, ſoit dans les reins, ſoit dans la veſſie.

En ſe conduiſant de cette façon, on préviendra donc la ſurabondance du mucilage, & on la détruira en même tems. Ce n'eſt pas, à la vérité, l'affaire d'un moment ; mais que ne doit-on pas ſacrifier pour ſe ſoulager d'une maladie ſi terrible, par les tourmens dont elle eſt accompagnée lorſqu'elle eſt régulière, ſi funeſte & ſi dangereuſe, lorſqu'elle eſt irrégulière ?

Joignez à ce régime l'uſage prudent des purgatifs, c'eſt un ſûr moyen d'enlever la ſurabondance des ſucs nourriciers, & par conſéquent la cauſe premiere de la goutte. Le Docteur *Woodward* a guéri en Angleterre par les ſeuls purgatifs, un grand nombre de goutteux qui n'oſoient eſpérer aucun ſoulagement, bien loin de prétendre à une guériſon radicale.

(*b*) Voyez les Ouvrages de M. *Haën*, fameux Médecin de Vienne. Voyez auſſi le *tom.* 6, *pag.* 387 du Traité hiſtorique des plantes qui croiſſent dans la Lorraine, par M. *Buc'hoz*.

Nous rejettons absolument avec M. *Liger* tous les topiques qu'on emploie ordinairement dans l'accès de la goutte. 1°. Les repercussifs, parce qu'ils sont très-pernicieux. 2°. Les émolliens, parce qu'ils sont insuffisans. 3°. Les résolutifs, parce qu'ils sont dangereux de la façon dont on s'en sert. Le topique le meilleur & le plus actif qui convienne dans toutes les espéces de gouttes, c'est le savon blanc qu'on fait fondre dans de l'eau commune, & dont on baigne la partie affligée. Il suffit de faire dissoudre cinq ou six onces de savon blanc dans sept à huit pintes d'eau commune. Ce topique, si ce n'est quant à la maniere de s'en servir, n'est pas nouveau. *Alexandre de Tralles* le vante beaucoup, & d'autres Médecins plus anciens que lui, déclarent qu'ils ont eu beaucoup de succès par des composés savonneux, tels que l'huile jointe à la chaux. La vertu de ces topiques dépend uniquement des sels alcalis, qui administrés seuls, produiroient de grands ravages, mais unis intimement avec des huiles, leur causticité est tellement enveloppée qu'elle perd la faculté de nuire, & ne conserve assez d'action que pour dissoudre plus facilement les humeurs coagulées. On peut réduire le savon en pâte, & l'appliquer sur les pieds & sur les mains le plus long-tems qu'il est possible; c'est un des meilleurs remédes pour fondre les nœuds. Si la matiere des nœuds est encore mucilagineuse, elle reprend peu-à-peu sa premiere fluidité; si elle est si desséchée, qu'elle ne ressemble plus qu'à du plâtre, on l'attaquera avec l'esprit de sel, comme nous le dirons ci-après.

La goutte ne doit donc point passer pour une maladie incurable, si l'on s'applique à détruire l'humeur mucilagineuse qui la produit. Il seroit dangereux d'en entreprendre la guérison si on n'en connoissoit pas la cause; de-là vient qu'on a pensé qu'il y avoit plus de risque à travailler à détruire la goutte, qu'à n'y faire aucun remède. Il n'y a qu'un Médecin qui soit capable d'entrer dans l'examen particulier des causes des maladies; ce n'est donc qu'à lui seul à décider les cas & les circonstances où tels remédes doivent être placés. Ce sera donc à lui à prescrire les saignées, les purgatifs, les délayans, les diaphorétiques, qui non-seulement diminuent le volume de l'humeur goutteuse, mais tendent aussi à la détruire. S'il est des tems où ces remédes sont favorables, il en est d'autres où ils deviendroient très-préjudiciables. La saignée convient dans les tempéramens sanguins pour prévenir les accès, ou en diminuer la violence. Les purgatifs conviennent dans les constitutions bilieuses & flegmatiques, & dans ceux, qui toujours adonnés à la bonne-chère, font très-peu d'exercice. Les délayans seront prescrits aux constitutions inflammatoires, & les diaphorétiques à ceux qui ne transpirent pas aisément, où dont la transpiration s'arrête avec facilité. Je sai, dit M. *De la Marre*, qui a présidé à la nouvelle Edition du Dictionnaire Economique, Article *Goutte*, je sai que des personnes ont été guéries de goutte invétérée & considérable, en prenant tous les matins habituellement de la fleur de sureau infusée dans de l'eau bien chaude. Succès qu'on ne peut attribuer à un remède aussi simple, que parce qu'il entretient & soutient la transpiration.

On pourroit citer de pareils exemples en faveur de la saignée & des purgatifs ; mais nous le répétons encore une fois, ils ne sont favorables que quand ils attaquent directement la cause, & que quand ils sont appliqués à propos.

Le traitement que nous venons d'indiquer, paroît mieux convenir dans la goutte froide que dans la goutte chaude, parce que comme on n'est pas pressé par une douleur trop aiguë, on a plus le tems & la patience d'insister sur le régime, qui est toujours long à guérir ; & on a plus de raison pour se livrer à une suite de remédes âcres & stimulans. Dans le cas de la goutte inflammatoire, nous donnons donc la préférence à la pratique de M. *Paulmier*, qui conseille d'appliquer les sangsuës sur la tumeur goutteuse enflammée (*c*). Les exemples de guérison qu'il rapporte en suivant cette méthode, sont trop frappans pour ne pas se laisser convaincre de l'efficacité d'un pareil traitement. M. *Paulmier* nous avertit lui-même que ce reméde n'est pas nouveau, & que dans le premier âge de la Médecine, on l'appliquoit sur la partie affectée, comme le plus excellent topique qu'on put imaginer (*d*) pour guérir non-seulement plusieurs maladies, mais même la goutte ; ce qui étoit confirmé par la plus fidéle expérience (*e*), & l'on préféroit l'application des sangsuës aux scarifications, parce qu'elles attirent de plus loin la matiere morbifique (*f*). Les sangsuës sont de petites pompes aspirantes qui attirent à elles la lymphe arrêtée dans ses couloirs ; lymphe qui par son abondance & son séjour distendoit les parois des vaisseaux sanguins au-delà de leur ton naturel, irritoit les filamens nerveux & occasionnoit un spasme violent. Cet engorgement dissipé, l'érétisme s'appaise, les fibres deviennent plus souples, la douleur se dissipe, la tumeur disparoit, les fluides retenus rentrent facilement dans les vaisseaux de rapport, & suivent les loix de la circulation. Les sécrétions ne sont plus interrompues, l'équilibre entre les solides & les fluides est rétabli, & la matiere arthritique étant épuisée, la goutte est guérie, toujours sans danger & souvent sans retour. On est étonné qu'ayant de si grands avantages, un moyen de guérir si facile, si simple, si commun, soit resté pendant tant de siécles dans l'oubli. Nous ne pouvons attribuer cette triste fatalité, qu'à ce que dans les siécles d'ignorance la plupart des Médecins n'ont fondé leur pratique que sur des

(*c*) Traité méthodique & dogmatique de la goutte, où on fait voir par le méchanisme du corps, par l'autorité de savans Médecins, & par quantité d'observations, que la goutte n'est pas incurable, principalement la goutte inflammatoire, qui est la plus cruelle, & qu'on en fait cesser les symptômes par un moyen sûr & facile, qui produit le même effet sur toutes les tumeurs inflammatoires, qui ont quelque rapport à la goutte, par M. *Paulmier*, Docteur-Professeur, & ancien Doyen de la Faculté de Médecine d'Angers, 1769.

(*d*) *Nullum hirudine in parte affectâ impositâ præstantius poterat excogitari remedium, quo ferè pro topico utebatur antiquitas. Ad hoc tanquam ad sacram anchoram veteres, necessitate quâdam coacti, accedebant.* Zacutus Lusitanus, *de Medic. princip. Hist. lib.* 1, *hist.* 4, *ibid.*

(*e*) *Sic in omni arthritico dolore fidissimo experimento confirmatum est hirudines super affectam partem imponere.* Cælius Aurelianus, *lib.* 5, *tard. pass. cap.* 15. Voyez sur-tout sur cette pratique *Matthæus de Gradibus* & *Savonarola*.

(*f*) *Priscorum doctissimi plus commendant Hirudines quam scarificationes, quia ab ipsâ ægrâ parte peccantem humorem altiùs educant.* Aretæus, *lib.* 2, *acut.* 6.

suppositions

ſuppoſitions quelquefois abſurdes & ridicules ; qu'à ce que la chimie, encore dans l'enfance, prônoit quelques ſecrets tirés des minéraux, ou d'un mélange informe des végétaux ; qu'à ce que quelques imprudens auront fait appliquer les ſangſuës ſur la goutte édémateuſe, ou elles ſont très-préjudiciables par la foibleſſe qu'elles procurent ; qu'à ce que des perſonnes peu attentives, ou peu inſtruites, ſe ſeront contentées d'une ſeule application qu'on auroit dû réitérer pluſieurs fois, & juſqu'à ce que tous les ſymptômes euſſent été entiérement diſſipés. Elles auront mis ſur le compte des innocentes ſangſuës les fautes que leur inattention, leur timidité, ou leur impéritie leur auront fait commettre.

On pourroit faire une objection aſſez plauſible contre le traitement propoſé par M. *Paulmier*, c'eſt que les ſangſuës par leur ſuction n'ôtant pas la cauſe conjointe, c'eſt-à-dire la matiere goutteuſe, qui eſt répandue dans toute la maſſe des liqueurs, elles ne peuvent par conſéquent procurer tout au plus qu'une cure palliative & paſſagere ; la cauſe conjointe ſubſiſtant toujours, la goutte ſera toujours ſujette à récidive.

Cette objection demande une diſtinction. S'il eſt vrai que les ſangſuës n'ôtent pas entiérement de la maſſe des liqueurs toute la matiere qui y eſt répandue ; il eſt vrai auſſi que celle qui réſide dans les petits vaiſſeaux, & qui par ſon ſéjour forme la tumeur inflammatoire, eſt pompée, en plus grande partie, & miſe au dehors par la ſuction : par conſéquent il en rentre moins dans la maſſe, & par là les accès de goutte ſont moins fréquens & plus ſupportables. Ils pourroient même ne plus reparoître, ſi après la ceſſation de l'accès, les malades obſervoient un régime exact & convenable, & s'ils ne donnoient pas occaſion par leur intempérance à la reproduction d'un nouveau mucilage ſuperflu. En ſe ſoumettant donc à un régime plus ſévère, la matiere arthritique qui reſteroit dans les vaiſſeaux, ſeroit briſée & détruite par leur ſeule force ſiſtaltique & pourroit être regardée comme nulle.

La matiere de la goutte n'eſt pas toujours fort mobile ; elle ſe durcit quelquefois comme du plâtre ou de la craie. Alors elle déplace les os, les contourne en différens ſens, les détruit & fait naître diverſes difformités. Ces accidens n'arrivent guéres que dans les gouttes invétérées, & ſur-tout aux vieillards, & confirment ce que nous avons dit ſur l'analogie qu'il y a entre la goutte & la pierre. Les anciens regardoient cette eſpéce de goutte que nous nommons la *noueuſe*, comme incurable. *Tollere nodoſam neſcit Medicina podagram*, dit *Horace*. Mais de même qu'on a attaqué avec quelque ſuccès la pierre avec le reméde ſavoneux de Mademoiſelle *Stephens* ; de même auſſi on peut ſe flatter de retirer quelques avantages en traitant la goutte noueuſe avec le ſavon. Si ce lithontriptique ne ſuffiſoit pas, on doit avoir recours à d'autres plus actifs. Par des expériences répétées, nous avons appris que l'acide marin attaquoit vivement les pierres humaines, & qu'en l'adouciſſant juſqu'à un certain point, on pouvoit le faire pénétrer ſans riſque dans les veines. Tel eſt le lithontriptique qu'il faut choiſir, & quand même il ne ſeroit pas adopté par la raiſon, les épreuves heureuſes qu'en ont fait quelques-uns, devroient engager à lui donner plus de célébrité. En effet, quelques-uns ſe ſont ſervis intérieurement avec ſuccès de la compoſition ſuivante. Dans une pinte de vin blanc, mettez le ſoir deux gros d'eſprit de ſel rectifié. Le lendemain prenez-en la ſeptiéme partie, & tenez-vous bien chaudement. Deux heures enſuite, buvez un bouillon après avoir changé de linge. Le reſte de la journée vivez ſobrement. Pour être guéri radicalement, il faut en prendre pendant vingt-huit jours de ſuite. Des perſonnes dignes de foi, nous ont atteſté pluſieurs guériſons opérées par ce remède, & nous n'avons pas de peine à le croire.

C'eſt encore par les mêmes principes que nous adoptons le topique annoncé par le Docteur *Ward*, pour fondre les concrétions goutteuſes. Prenez égales parties d'eſprit de ſel bien rectifié, & d'excellente huile de thérébentine, mêlez bien enſemble, trempez-y des linges, que vous appliquerez ſur les parties affligées. Il n'y a pas de nodoſités qui y réſiſtent (*g*).

Ce n'eſt ſans doute que par l'efficacité de l'acide marin qu'agit un topique fort recommandé par *Galien*, & d'autres Auteurs célebres qui l'ont ſuivi, & qui s'en ſont ſervis avec un ſuccès prodigieux. Prenez du vieux fromage preſque putréfié & devenu extrêmement rance, faites-le macérer dans le bouillon d'un vieux jambon, pour le rendre encore plus ſalin & plus pénétrant, enſuite appliquez-le ſur la partie affligée, pour détruire la matiere gipſeuſe, fournie par le dépôt goutteux. M. *Paulmier* dit page 170, qu'il en a fait ſeulement une eſpéce de pâte avec le vieux oing qui lui a parfaitement réuſſi.

Ceci nous conduit à faire une réflexion aſſez oppoſée à la façon ordinaire de penſer : c'eſt que l'on conſeille preſque toujours aux goutteux & aux calculeux, de ſe mettre au régime le plus doux, d'éviter les mets ſalés, le fromage, le jambon, on va même juſqu'à accuſer le ſel d'aider à former les concrétions pierreuſes. Ne ſeroit-ce pas une erreur préjudiciable, & ne ſeroit-il pas plus à propos de recommander ce que l'on défend ? Si l'on fait pour quelques inſtans abſtraction du préjugé, & que l'on réfléchiſſe ſur les propriétés du ſel marin, ne verra-t-on pas qu'il aiguillonne les digeſtions, la circulation, les ſécrétions & les excrétions, & qu'il eſt propre par conſéquent à briſer l'humeur mucilagineuſe, mere des deux maladies dont nous venons de parler. Cette réflexion ſera d'autant mieux fondée, que l'on ne voit pas beaucoup de perſonnes ſoulagées par ce régime fort doux, & que c'eſt au contraire celles qui y ont été le plus ſoumiſes, qui ſouffrent les plus violens & les plus longs accès.

Si ces armes ont été aſſez puiſſantes pour détruire la goutte régulière, il n'y a plus à craindre que cette même goutte devienne irrégulière. Mais il eſt des perſonnes négligentes qui oublient les maux paſſés & ne ſongent pas à leur retour ; d'autres enveloppées dans un tourbillon d'affaires, ne prennent aucun intérêt à leur ſanté ; d'autres enfin ſe contenten

(*g*) Voyez le Journal économique de Juillet, 1751.

de consulter quelques Empiriques, ou des gens peu éclairés qui leur donnent quelque mauvaise recette. Au bout de quelque tems la goutte reparoît, & de régulière qu'elle étoit, elle s'annonce par des irrégularités. Il est donc nécessaire de nous occuper pendant quelques momens de cet objet.

Deux espéces de gouttes doivent être mises au rang des gouttes irrégulières, celle qui est vague & celle qui est remontée. Tant que la goutte vague ne fait que voltiger d'une articulation sur une autre, elle n'est pas plus à craindre que la goutte régulière; mais si elle quitte une articulation pour se fixer sur quelque viscère, elle occasionne les mêmes accidens que la goutte remontée, & exige le même traitement. Ce qui donne lieu à ce transport dangereux de l'humeur goutteuse, c'est souvent l'application imprudente des topiques vantés, ou comme innocens, ou comme spécifiques, c'est le régime peu sévère, c'est la foiblesse même naturelle des organes.

Les symptômes de la goutte déplacée des articulations varient suivant les organes qu'elle affecte. Si le dépôt s'est fait à la tête; on devient sujet à l'esquinancie, à la migraine, aux maux de tête, aux étourdissemens, aux éblouissemens, à la phrénésie, à l'assoupissement, à l'apopléxie. Est-ce sur le poumon que l'humeur s'est fixée? Aussitôt on a une toux séche, on devient asthmatique, pleurétique, ou phthisique. Cette humeur dans l'estomac cause des nausées, des vomissemens, des hoquets; dans les intestins elle occasionne des coliques, des vents, des borborigmes, la diarrhée, les dyssenteries, & quelquefois une constipation rebelle; dans le foie, elle produit la colique hépatique, le défaut de sécrétion de la bile, les déjections blanchâtres, des petites pierres; dans les reins elle entraîne après elle la colique néphrétique & la formation de graviers assez considérables.

On saura que c'est la goutte qui produit tant de ravages quand on aura appris, 1°. Que le malade étoit sujet à la goutte. 2°. Que sans aucune crise apparente, la goutte a disparu des articulations. 3°. Que par des topiques trop froids, ou trop chauds, on a repercuté l'humeur dans la masse. 4°. Que par une mauvaise conduite, on a occasionné cette métastase. 5°. Si la force de la fiévre ne répond pas à la vivacité de la douleur.

Lorsque l'on sera assuré de la nature du mal, on doit faire tous ses efforts & employer tous les secours de l'art, tant pour rappeller l'humeur dans les extrêmités le plus promptement qu'il est possible, que pour en débarrasser le viscère qui est dans la souffrance. Voici les deux indications à remplir, & qui tendent au même but. On remplit la premiere indication par les bains tièdes, les saignées & les épispastiques. En mettant tremper les pieds dans de l'eau tiéde pendant quelque tems, & à plusieurs reprises, on relâche les tégumens, on affoiblit l'articulation, on attire vers les parties inférieures une plus forte colomne de sang, & on y facilite par conséquent le dépôt arthritique. La saignée du pied, qui est toujours celle qu'on doit préférer dans ces circonstances, occasionne un grand vuide dans les extrêmités. Le cœur venant à se contracter, renvoie dans cette partie une plus grande quantité de sang, parce qu'il y a moins de résistance. Mais le sang ne peut aborder dans ces parties en grande abondance, sans entraîner avec lui une grande quantité d'humeur goutteuse qui s'y déposera, n'y trouvant plus les mêmes obstacles qu'auparavant. La saignée du pied doit être préférée aux bains dans les occasions urgentes, & lorsque le malade est pléthorique. Si l'un & l'autre moyen n'ont pas secondé ses intentions, on appliquera aux pieds un cataplasme de moutarde. La douleur qu'il y occasionnera, pourra y déterminer la fluxion de l'humeur goutteuse. Quelques-uns préférent dans ce cas l'emplâtre vésicatoire bien poudré de mouches cantharides. Son effet est plus prompt & les parties volatiles qui pénétrent dans la masse divisent l'humeur, augmentent le ressort des vaisseaux, ce qui est nécessaire pour rendre l'humeur goutteuse plus mobile & la décantonner du viscère où elle faisoit sa résidence.

On remplira la seconde indication en donnant de bons cordiaux, tels que quelques verres de vin de Bourgogne ou d'Espagne. On ne risque rien de fortifier alors les viscères ; en leur donnant plus de force, ils chassent avec plus de facilité l'ennemi qui les accable, sur-tout quand on a eu le soin d'affoiblir auparavant une partie où il puisse se réfugier. Si les douleurs sont vives, ordonnez une dose suffisante de thériaque pour les calmer. Ceux qui dans toutes les douleurs ne voyent que l'inflammation, prescrivent une diéte antiphlogistique & font beaucoup de mal. Par ce régime les tourmens augmentent, sont prolongés, & ne sont jamais terminés. En général il faut fortifier le centre quand on veut pousser à la circonférence.

Les personnes avides de la nouveauté & des choses singulières, non de celles qui n'ont de réalité que dans l'imagination, mais qui sont constatées par les faits, auront sans doute lieu d'être satisfaites de l'opinion, qui nous fait regarder *la brûlure faite avec* le moxa *comme le remède de la goutte.* Cette opinion fut défendue ingénieusement par M. *Hatté*, dans sa Thèse du 16 Mai 1754 (*h*) Les Japonnois ont appris à se garantir ainsi de cette cruelle maladie, à laquelle la nature sembloit les avoir singuliérement condamnés. Le *moxa* est un duvet, ou une étoupe mollette de couleur cendrée, facile à enflammer, extrêmement célebre au Japon & à la Chine, par son antiquité & sa vertu. Comme dans ce pays les plantes, ainsi que les hommes, changent de nom suivant leurs différens âges, les Japonnois appellent la plante qui porte le moxa, *Futz*, quand elle commence à croître, *jamoggi* & *nophouz*, quand elle paroît adulte ; & enfin *moxa* dès qu'elle est fanée. Cette plante est la même que la grande *Armoise*, connue sous plusieurs autres dénominations. Le cotton dont ces feuilles sont revêtues, parut dans l'Europe sous le nom mystérieux de *moxa*, jusqu'à ce qu'*Hartmannus Kormann*, à l'aide du microscope, parvint à la déviner (*i*). On peut également se servir du duvet qu'on trouve sur l'absinte, le chardon, l'arti-

(*h*) *Ergò* Moxæ *ustulatio Arthritidi.*
(*i*) *Miscellan. curios. ann.* 4, *obs.* 1.

chaut, la renoncule des prés, &c. Ce duvet fournit un feu doux & modéré que le Médecin cherche dans la fin qu'il se propose. L'instant qu'il faut choisir pour cette opération, est celui où la douleur commence à se faire sentir dans l'articulation & avant qu'une tumeur considérable fasse trop d'obstacle à l'évaporation de l'humeur morbifique. Pour cet effet, on roule le moxa en forme de petite corde de la grosseur d'une plume, qu'on tourne ensuite en spirale à la hauteur d'un pouce, de sorte que la base ait autant de diamétre. Cette pyramide ainsi figurée, s'applique sur l'endroit de l'article où le mal se fait plus vivement sentir, en évitant soigneusement les nerfs, les vaisseaux un peu considérables. Ensuite on allume le moxa, qui laisse d'aborde exhaler une odeur agréable; tandis que le feu gagne insensiblement le pied de la pyramide, une chaleur douce & tempérée se fait sentir, & la partie échauffée s'enfle alors légérement; quelquefois on remplace une pyramide par une autre, & cela successivement jusq'uà ce que celui qui préside à l'opération le juge à propos, c'est-à-dire, jusqu'à ce qu'il ne reste plus de douleur au malade, ni de soupçon au Médecin sur l'entiere évaporation de la matiere goutteuse.

Le moment où doit finir l'opération, paroît être celui où une odeur extrêmement infecte, sort tout-à-coup de la partie, où l'on tient le moxa appliqué. A peine est-il consumé, qu'il semble qu'Esculape lui-même ait touché le mal de sa main divine. La goutte n'exige pas du malade qu'il éprouve la torture du feu, elle ne demande d'autre encens pour s'appaiser que la vapeur du moxa. Pour me servir des expressions des Hollandois, guéris par ce moyen, la douleur paroît fuir à l'approche du moxa, comme la souris à la vue du chat. Qu'on bannisse toute crainte là-dessus, la douleur est si momentanée, que le Chevalier *Temple* ne put compter sur ses doigts, jusqu'au nombre de soixante, peut-être avant que la sensation douloureuse ait entiérement fini (*k*). *Kempfer*, d'ailleurs a vu cent fois appliquer le moxa sur les enfans, sans qu'ils aient laissé remarquer le moindre geste de douleur (*l*); & c'est dans la nature du moxa lui-même, que tout Physicien trouvera la raison de ce phénoméne. Ce corps est peu chargé de parties incombustibles, & fournit le feu le plus doux qu'il soit possible. A l'aide de ce feu, ami de la nature, l'article se fortifie, & les miasmes goutteux sont dissipés.

Si nous ajoutons ici le témoignage de l'expérience, ce n'est que pour dissiper une répugnance que plusieurs inspirent aux malades, aussi inconsidérément qu'ils l'ont conçue pour eux-mêmes. *Buschove* instruit par l'exemple des Japonnois mêmes, fit sur lui l'épreuve du moxa; & charmé de la réussite, il la répeta en Allemagne avec un pareil succès sur un nombre infini de goutteux (*m*). *Ten-Rhyne*, célebre Médecin, qui avoit été plusieurs fois le témoin oculaire des heureux succès de ce reméde (*n*) en devint le principal Apologiste, comme le Chevalier *Temple* le fut ensuite parmi les Hollandois par un esprit de reconnoissance. L'exemple de la

(*k*) Œuvres mêlées, *tom.* 2, *pag.* 107.
(*l*) *Amænitat. exot. fascicul.* 1.
(*m*) *Libr. de Podagrâ per moxam curandâ.*
(*n*) *Lib. de Arthritide.*

guérifon d'un Médecin doit lever tous nos doutes; *Ferhius*, tourmenté depuis plufieurs années d'une douleur très-aiguë, qui occupoit à la fois l'épaule, le coude, & l'épine entiere, avoit employé fans foulagement les anodins, les véficatoires & le cautère même, quand il s'avifa de fe fervir du moxa; à peine eut-il fait appliquer ce fpécifique fur l'épine du dos, où la goutte s'étoit placée d'abord, qu'il fentit la douleur s'évanouir pour toujours, dès ce moment le Médecin malade, qui avoit paru jufques-là attaché à fon lit, fe leva difpos de tous fes membres fans éprouver davantage de récidive (*o*).

On prendroit au refte le change, fi l'on penfoit du moxa ce que l'on a remarqué de l'anti-goutteux des Turcs. Le *kna*, ou *Alkanna* des Arabes & des Egyptiens (*p*), appliqué fur la tumeur goutteufe, n'en fait difparoître la douleur que pour un tems, & on la voit renaître enfuite avec plus de fureur. Le moxa au contraire, loin de repouffer l'humeur au dedans, femble un aimant qui l'attire des parties internes à l'extérieur pour la confumer fur le bûcher. Ainfi la goutte remontée, après avoir réfifté aux purgatifs, aux véficatoires même, céde inévitablement au moxa, qu'on voit employé fi heureufement par les Africains, pour rappeller à la peau les humeurs repercutées (*q*). Les Négres s'en fervent pour faire quelques brûlures auprès de la future coronale, & il leur arrive fouvent de guérir par ce moyen l'épilepfie, ce mal fi redoutable (*r*). En fuivant ici la chaîne des conféquences néceffaires de tous ces principes, que ne tentons-nous plus fouvent la revulfion que la nature opère elle-même quelquefois dans les maladies aiguës? C'eft ignorer le pouvoir de l'art, que de le borner aux feules chofes qu'on a coutume de faire. Le jour apprend au jour, & la poftérité trouvera encore par de nouvelles découvertes, de quoi fimplifier le moyen de guérir. Il nous fuffit d'avoir établi ici que le moxa, en détruifant le miafme goutteux & en fortifiant l'article, bannit toute difpofition à la goutte & à toutes les maladies qui en découlent. Cette brûlure eft fort peu de chofe; fouvent elle ne laiffe après elle qu'une tache cendrée fur la peau. Si elle laiffe après elle une petite cloche, on la coupe avec des cifeaux, & on couvre la croûte qui fe fait deffus avec une feuille de plantin, qu'on a foin d'amortir entre les mains. Nous n'avons fait qu'une fois cette opération en préfence de M. *Hatté*.

En 1755, dans le tems qu'on méditoit la prife de Mahon, un Capitaine de Vaiffeau, preffé de partir pour faire fon fervice, étoit détenu dans fa chambre à Paris, par la goutte qu'il avoit au pied. Il auroit tenté les moyens les plus difficiles & les plus douloureux, pour fe délivrer promptement d'un mal qui l'empêchoit de fe rendre à fon devoir. Je lui propofai la brûlure faite par le moxa, il l'accepta volontiers. La pyramide fut appliquée fur le cou-de-pied, & la douleur ne tarda pas à fe diffiper; mais

(*o*) *Mifcell. curiof. ann.* 9, *obf.* 2.

(*p*) Bellon *obferv. lib.* 2, *cap* 7, *Mifellan. curiof. ann.* 5, *pag.* 322. *Garim* lui a donné le nom de *Frutex perficus foliis Liguftri, flore & fructu racemofo*, Henna *vulgò dictus.* Voyez le Journal économique du mois de Novembre 1754, *pag.* 141.

(*q*) Junker, *Chirurg. confpect.* pag. 579.

(*r*) Kempfer, Hiftoire du Japon, *tom.* 2, *part. append.*

il se fit une escarre ronde qui tomba, & qui fut assez longue à cicatriser. Le malade impatient de partir vouloit tous les jours changer de reméde, & essayoit sans cesse à marcher pour se disposer à son départ. Il fut enfin guéri par l'application de l'emplâtre de Nuremberg. Il partit & fut tué devant Mahon.

Nous ne ferons ici qu'une simple mention de la goutte compliquée avec la vérole & le scorbut, c'est au Médecin à être assez adroit dans l'un & l'autre cas à prescrire les médicamens qui conviennent à chacun de ces états, à guérir le vice dominant, avant que de chercher à guérir la goutte, à prendre garde dans le traitement de fortifier une cause en affoiblissant l'autre. Il ne nous reste plus qu'à parler de la *sciatique*, maladie très-douloureuse, à laquelle les Médecins ont donné, tantôt le nom de goutte, tantôt celui de rhumatisme; & c'est avec raison, car elle est effectivement, tantôt une goutte, tantôt un rhumatisme. Nous regardons la sciatique comme une vraie goutte, lorsque l'articulation de la tête du fémur enchassée dans la cavité cotiloïde, est idiopathiquement affectée. Il se fait quelquefois dans cette cavité un tel épanchement de la matiere arthritiqué, que la tête du fémur en est expulsée. C'est en vain qu'on en tente la réduction, elle ressort dans le moment, & les malades restent boiteux pour toute la suite de leur vie. La curation est la même que pour la goutte régulière & la goutte noueuse. Nous appellons la sciatique rhumatisme, lorsqu'elle n'affecte pas immédiatement l'article, & que l'humeur morbifique réside uniquement dans les membranes des muscles comme du sacrolombaire, des psoas, des fessiers, du fascialata sur-tout, & sur la tunique extérieure des plus gros nerfs, tels que sont les nerfs cruraux, dont l'assemblage forme le nerf sciatique, le plus gros, le plus ferme, le plus sec de tous les nerfs du corps, qui s'étend jusqu'à l'extrémité du pied, & qui donne des branches à tous les muscles de la cuisse & de la jambe. Cette affection appartient à l'histoire des maladies des muscles; nous en parlerons lorsqu'il sera question du département des tégumens.

A la suite du traitement de la goutte, nous aurions pu parler encore de la pierre, puisque ces deux maladies sont congénères comme nous l'avons déja dit, mais ce détail nous jetteroit dans de trop longues discussions. Nous renvoyons d'ailleurs à un Mémoire que nous avons déja donné sur la formatioin de la pierre dans les corps humains, & nous donnerons par la suite au public nos expériences sur un nouveau fondant de la pierre.

PARAGRAPHE II.

Quantité trop petite de la Lymphe.

LA quantité de la lymphe peut être trop petite dans la masse sans qu'elle ait contracté auparavant aucune qualité vicieuse. Cette quantité trop petite de la matiere nourriciere, produira la maigreur, de même que sa trop grande abondance a occasionné l'embonpoint, & la trop grosse corpulence.

Par ce défaut de lymphe les fibres s'affoiblissent, se desséchent & cessent d'être propres au mouvement. Plusieurs causes produisent ce défaut; les jeûnes, les passions de l'ame, les digestions imparfaites, la nature des alimens, la fatigue, l'imperméabilité des vaisseaux. C'est par l'examen de ces causes & de leur maniere d'agir qu'on pourra connoître ce qui convient à chaque état de maigreur.

On n'aura pas de peine à se persuader qu'une diéte trop rigoureuse, ou une abstinence absolue, soit volontaire, soit involontaire des alimens, frustre le corps d'une portion de nourriture qui lui est nécessaire ; qu'alors le corps continuant à perdre une partie de sa substance par la transpiration & les sécrétions, il doit diminuer de poids & de volume. Nous avons l'exemple de plusieurs animaux dormeurs qui sont engourdis pendant l'hiver, & qui passent cette triste saison sans manger. A leur réveil ils sont maigres & décharnés. La provision de graisse qu'ils avoient amassée pendant la belle saison, & qui s'étoit déposée dans le tissu cellulaire, repasse dans le sang, le rafraîchit dans le tems qu'il s'échauffe par les frottemens répétés d'une circulation continuelle, & répare les pertes qu'il fait en passant par des couloirs destinés à en séparer divers récrémens. Mais en général les hommes ne peuvent vivre aussi long-tems sans manger, à moins qu'il n'existe une cause morbifique. Le sang qui n'est pas renouvellé par un chile frais, s'alcalise & occasionne des maladies putrides, terribles. On cite, il est vrai, l'histoire des personnes qui ont long-tems supporté une abstinence absolue. Telle est l'histoire de cette jeune fille de Confolens dont parle Citois (*s*), qui fut trois ans sans prendre la moindre nourriture, soit solide, soit liquide. Telle est celle d'*Apollonie Schreier*, & de plusieurs autres, citées par *Lentulus* (*t*). On doit attribuer ce phénoméne à des causes particulieres, comme au défaut de transpiration, occasionné par le desséchement & l'imperméabilité de la peau. C'est la raison pour laquelle les vipères, les serpens, ou autres animaux couverts d'une peau garnie d'écailles aussi denses, peuvent vivre aussi long-tems sans prendre d'alimens. Dans le cas que nous proposons, la cause est toute naturelle, & le reméde n'est pas difficile à trouver, c'est de fournir par degrés une nourriture restaurante à celui qu'une diéte trop longue, soit volontaire, soit forcée, a desséché. Quelques verres de bons vins restaureront peu-à-peu les esprits, & consoleront l'estomac de son jeûne.

Le plus grand nombre des passions, lorsqu'elles tourmentent l'ame trop long-tems, font aussi dépérir les corps par les soins, les soucis, les veilles, la perte de l'appétit qu'elles occasionnent. On voit journellement cet effet produit par l'amour, la haine, la jalousie, la tristesse, l'avarice, l'ambition, & tous les desirs trop vifs. On n'a employé jusqu'à présent que les préceptes de la morale contre les efforts de ces passions tumultueuses. Je les

(*s*) *Abstinens confolentanea*, *in* Fr. Citesii *opusculis*, Paris *in*-4°. 1639.

(*t*) *Historia admiranda de prodigiosâ* Apolliniæ Schreieræ *virginis in agro Bernensi inediâ*, à Paulo Lentulo. *Bernæ Helvetiorum* 1604. Cet Auteur a rassemblé dans son Ouvrage plusieurs faits de cette nature. Voyez aussi la Thèse soutenue aux Ecoles de Médecine de Paris, le 16 Avril 1750, par M. *Combalusier*. *Ergò diù potest homo sine cibo, potuque vivere, non verò valere.*

crois

crois très-bons, quoiqu'ils n'aient pas eu beaucoup de ſuccès juſqu'à préſent auprès des ames préoccupées; mais je crois que les moyens phyſiques, s'ils étoient admiſſibles, ſeroient les meilleurs. Un Amant, par exemple, qui eſt au comble du déſeſpoir, parce qu'il eſt ſéparé de ſa Maîtreſſe, ſeroit bientôt dans un état plus tranquille ſi on le rapprochoit d'elle. Un prompt mariage opéreroit bien mieux qu'un beau Sermon, dont les phraſes ſeroient bien compoſées. Un autre homme eſt plongé dans la triſteſſe, parce qu'il eſt tracaſſé par ſes créanciers, pour une ſomme qu'il ne peut payer. Si quelque perſonne charitable vouloit éteindre ſes dettes, elle le conſoleroit bien mieux par cette louable généroſité, que par des remontrances ſouvent déplacées, ou par les penſées de *Sénéque* & d'*Epictete*. Il ſeroit à ſouhaiter que les choſes puſſent ſe paſſer ainſi, mais nous nous gardons bien d'en donner ſeulement le conſeil, car on ne manqueroit pas de nous reprocher que nous écrivons des originalités, ou des abſurdités. Cependant nous propoſerons un cas où les préceptes moraux ne peuvent rien : c'eſt la jalouſie que conçoivent certains enfans contre d'autres enfans du même âge. Ils ſe chêment, ils maigriſſent tant qu'ils ſont enſemble, & ſont prêts à périr ſi on ne les ſépare. Ce fait eſt aſſez difficile à concevoir, car, comment comprendre qu'un être qui n'a pas encore l'uſage de la raiſon, & qui témoigne à peine par quelque ſigne extérieur qu'il connoît ſa mere, ſon pere & ſa nourrice, puiſſe nourrir une paſſion aſſez violente pour troubler ſon repos & ſes fonctions, tant naturelles que vitales? Nous ſerions fort embarraſſés pour expliquer un pareil phénoméne : nous répondrons ſeulement par un fait, c'eſt que la ſéparation produit l'effet qu'on en attendoit, & c'eſt le reméde que nous conſeillons plutôt que les châtimens qui irritent davantage, & fomentent encore plus la haîne, & plutôt que les remontrances faites à des êtres peu capables de les entendre & de les apprécier. Si je ne m'étois pas impoſé ſilence, je demanderois pourquoi l'on ne nous traite pas de même dans un âge plus avancé, nous qui ſommes ſi enfans dans toutes nos paſſions.

L'eſtomac eſt l'organe qui prépare la nourriture à tous les autres départemens. S'il manque à ſes fonctions, il faut que tous les membres languiſſent. S'il les fait mal, ils ſe reſſentent des fautes de ce mauvais cuiſinier. Sa manœuvre vicieuſe dure-t-elle long-tems? le corps n'engendre que des ſucs impurs, & pour parler le langage des Ecoles, ces mauvaiſes digeſtions ſont la ſource de la *cacochimie*, c'eſt-à-dire, de la dépravation des humeurs. La *Cacochimie* eſt à ſon tour mere de la *cachexie*, qui eſt l'état dépravé des ſolides; diſpoſition du corps qui rend le teint pâle, livide, plombé. La maigreur qui la ſuit, n'eſt pas toujours apparente; elle eſt quelquefois accompagnée d'une eſpéce d'enflure, ou de bouffiſſure des parties charnues, il en ſera queſtion dans une autre partie de cet Ouvrage. Si les fautes de ce cuiſinier ne ſont que paſſageres, les maux qui en réſultent ne ſont pas toujours d'une grande conſéquence. Cependant il en naît des vomiſſemens & des diarrhées aſſez opiniâtres, qui fatiguent, qui épuiſent & qui maigriſſent beaucoup. Rien en effet ne maigrit plus vîte que ces diarrhées, & sur-tout les séreuses, comme on peut le voir dans les enfans, qui au bout de huit jours d'un dévoiement glaireux, ne sont plus reconnoissables. Cela ne paroîtra pas étonnant, si l'on fait attention que la plus grande portion de la matiere gélatineuse, & par conséquent de la matiere nutritive, est enlevée par cette excrétion fréquente. On attaquera cette cause en donnant quelque vomitif, ou quelque purgatif tonique, tels que l'ipécacuanha & la rhubarbe, & donnant ensuite quelques cordiaux analeptiques, tels que le vin chaud avec la canelle, la thériaque, le diascordium, en prescrivant un usage prudent de quelques médicamens amers, mais sur-tout en ordonnant un bon régime.

Il est des alimens durs, coriasses, qui ne contiennent pas beaucoup de mucilage, & qui ne peuvent par conséquent fournir beaucoup de sucs nourriciers; tels sont le pain où il y a trop de son, les viandes endurcies à la fumée, les poissons salés & desséchés, les fromages vieux, &c. Il est des gens qu'une dure nécessité contraint de ne se servir que de pareils alimens. Aussi sont-ils très-maigres & presque décharnés. Ce seroit en vain qu'on leur conseilleroit un autre régime; ils n'ont pas à choisir, & n'ont pas d'autre alternative que de manger cette nourriture grossiere, ou de mourir de faim, encore l'achetent-ils quelquefois à la sueur de leur front, & ne l'obtiennent-ils qu'avec rigueur d'un Maître qui profite de leurs travaux. Qu'ils se consolent dans leur misere, la peine qu'ils prennent les aide à digérer un pain qu'ils ne pourroient digérer dans l'indolence & le repos.

D'un autre côté, la fatigue contribue encore au dépérissement de ces êtres malheureux. On ne peut pas être médiocrement misérable. Ce n'est pas que l'exercice ne contribue à la santé, mais il faut que cet exercice soit modéré. Lorsqu'il est outré, trop pénible & trop long-tems continué, il consume les sucs destinés à l'entretien de la vie. Tout animal livré à des travaux trop durs, maigrit sensiblement, c'est ici où l'on peut se faire une idée de la maigreur. En effet, la maigreur est cet état où l'animal n'a pas de graisse sous la peau, & où il a perdu celle qui est dans l'interstice des muscles; de maniere que sous l'enveloppe de la peau, qui est amincie, on apperçoit les muscles comme disséqués, & on remarque tous leurs mouvemens. C'est donc la graisse qui repasse dans le torrent de la circulation pour y être dissipée. Les vésicules du tissu cellulaire s'affaissent, & par un travail trop fatiguant s'obliterent souvent au point qu'elles ne peuvent plus se relever. Conseiller le repos aux gens qui ont besoin de leur travail pour vivre, ce seroit vouloir leur ôter la vie. Ils n'ont d'autre ressource que de continuer à mourir douloureusement tous les jours.

Il ne nous reste plus qu'à parler de l'imperméabilité des vaisseaux; c'est ce que nous nous proposons de faire en parlant de l'Atrophie, qui suppose cependant très-souvent un épaississement dans la lymphe; mais nous ne pouvons en parler dans un lieu plus convenable.

TITRE I.

De l'Atrophie.

LA racine de ce terme ſignifie défaut de nourriture. Dans les enfans ; cette atrophie eſt cauſée par l'obſtruction des glandes du méſentère & des vaiſſeaux lactés, qui s'oppoſent au paſſage du chile, & par conſéquent des ſucs deſtinés à l'accroiſſement & à l'entretien de la vie. L'ouverture des cadavres des enfans qui ſont morts d'atrophie, a toujours fait voir les glandes du méſentère gonflées & obſtruées, de façon que le chile n'ayant pu les traverſer, les parties ont été néceſſairement privées de leur nourriture. Alors les viſcères s'extenuent, le ventre ſe gonfle & s'endurcit, les matieres chileuſes paſſent avec les matieres fécales, & il s'établit un dévoiement qu'on ne peut dompter, à moins qu'on n'ait levé les obſtacles. Nous avons de plus remarqué que ces enfans devenoient très-voraces, parce que le corps étant privé de ſa nourriture par des déjections fréquentes, la nature qui ne veut rien perdre de ce qui doit lui revenir, appéte ſans ceſſe pour être réparée.

Les meres qui voient leurs enfans tomber dans cette extrême maigreur, diſent qu'ils ſont en chartre. *Du Cange*, *Nicot*, *Menage*, *Jouet*, & d'autres Etymologiſtes, prétendent que ce terme vient du vieux mot *Chartre*, qui ſignifie, *priſon*, & que comme la priſon eſt un lieu de langueur & de triſteſſe, on a auſſi donné ce nom à la maladie qui fait périr les enfans en langueur. Sans trop adopter cette étymologie, ne pourroit-on pas penſer que le peuple ne pouvant retenir, ou prononcer le terme grec & ſavant d'*atrophie*, l'aura ainſi défiguré par contraction ἀρθρῶν ἀτροφια, *Chartre* ; le Peuple a eu encore des idées bien ſingulieres ſur cette maladie. C'eſt par alluſion de *Chartre* à *Chartreux*, que l'on porte par dévotion les enfans qui ſont en *chartre*, dans une Chapelle qui eſt aux *Chartreux* de Vauvert, proche Paris alors, & dans Paris actuellement (*u*). C'eſt par la même alluſion, que les bonnes femmes vouent leurs enfans à ſaint *Mandé*, & leur font faire le voyage au Village de ce nom près Paris, afin que par la protection de ce Saint, ils puiſſent être *amandes*, & revenir à une meilleure ſanté.

Nous reſpectons ces innocentes dévotions, mais nous ne voudrions pas que ces perſonnes pieuſes ſe contentaſſent de leurs prieres, ou de leurs neuvaines, & négligeaſſent trop les ſecours phyſiques, qui ſont propres à guérir leurs enfans. Ces ſecours conſiſtent à réformer le régime qu'ils ont obſervé juſqu'alors, à leur retrancher le lait & la bouillie, qui n'eſt qu'une vraie colle indigeſte, à leur donner une nourriture plus légere & d'une digeſtion plus facile, à ne pas leur ſerrer le ventre & l'eſtomac

(*u*) Voyez *Dubreuil*, antiquités de Paris, *édition de* 1608, *fol.* 304.

avec des bandes & des corps, à les purger dans le cas de néceſſité. Quand on aura ainſi attaqué la cauſe & enlevé les premiers obſtacles, on cherchera à pénétrer plus avant par les apéritifs. Les préparations de Mars ſont convenables dans ce cas, ainſi que quelques petites doſes de Mercure doux. Les infuſions avec les plantes légérement amères & ſavoneuſes, conviennent auſſi pour boiſſon, & nous avons l'expérience que l'infuſion de véronique réuſſit ſinguliérement. Les remédes volatils peuvent être encore placés à propos. D'excellens Praticiens, tels que *Sydenham* & *Boerrhaave*, recommandent avec éloge l'eſprit de corne de cerf, ſur-tout au moment de la dentition. Les convulſions ſont heureuſement arrêtées par ce remède. Nous avons déja dit que les médicamens ſeptiques fondoient la lymphe, ainſi nous n'héſitons pas à propoſer de donner à ces enfans, malgré l'opinion contraire qui a prévalu, de la viande & des œufs. Les matieres animales deviennent aiſément putrides, & ſont propres à fondre la lymphe.

Rapportez à l'Atrophie la maladie, que les bonnes-femmes appellent *le carreau*. Ce n'eſt quelquefois qu'une obſtruction ſimple du méſentére, qui devient ſchirreux & dur comme une pierre. Quelquefois ce ſont les glandes du méſentere qui deviennent écrouelleuſes. On le diſtinguera facilement par d'autres glandes engorgées, qui ſe manifeſtent d'abord au col & aux aiſſelles. Dans ce cas il faut avoir recours au même traitement que celui que nous propoſerons pour les écrouelles. Pour entendre ce que le Peuple a voulu déſigner par le terme de *Carreau*, il faut ſe rappeller dans la mémoire, qu'on donnoit autrefois le nom de *Carreau* aux groſſes pierres qu'on jettoit dans les Villes avec les Mangonneaux, peut-être à cauſe qu'elles étoient *carrées :* de-là on a appellé *carreau*, les pierres prétendues que l'on dit tomber quelquefois avec la foudre ; c'eſt de-là auſſi que vient notre mot de *Carrieres*.

Les Auteurs du Journal de Leipſick 1682, page 316, parlent d'une eſpéce de *Chartre* fort différentre de celle que nous venons de décrire. Elle fait maigrir les enfans, les rend inquiets, les empêche de dormir, & leur cauſe une extrême démangeaiſon. Le bain donné à propos fait ſortir des pores de la peau quelques corpuſcules ſemblables à de gros poils épais, ce qui fait qu'on les appelle *Crinones*, & la maladie *Pilaris morbus*. Quelques Médecins, qui ſont perſuadés que ces eſpéces de poils ſont de véritables inſectes, les appellent *Comédones*, mangeurs. On a fort diſputé pour ſçavoir ſi c'étoit un excrément qui ſortoit par les tuyaux extérieurs des glandes ſébacées, ou ſi c'étoient des inſectes. Les microſcopes démontrent que ce ſont en effet des animaux vivans. Ils ſont griſâtres, tirant quelquefois ſur le noir, ils ont deux eſpéces de cornes fort longues, deux yeux ronds fort gros, & une queue longue & velue au bout. Ils viennent plus ordinairement aux enfans, & ſur tout aux cuiſſes, aux bras, au dos, & aux épaules. Ce qu'il y a de certain, c'eſt que quand on les a fait ſortir une ou deux fois, les enfans ſe portent mieux. *George-Jerôme Velschius* a fait une exercitation, *de vermiculis capillaribus infantum*, dans laquelle on trouve tout ce que différens Auteurs ont écrit ſur ce ſujet.

Il eſt une autre eſpéce d'atrophie, qui ne convient qu'aux vieillards, ou à ceux qui parviennent à une vieilleſſe précoce par des débauches outrées. Avec l'âge les vaiſſeaux ſe durciſſent, leur circonférence ſe rapproche de l'axe, ils deviennent une fibre ſolide, la lymphe ne peut plus y pénétrer. C'eſt ainſi que la maſſe s'affaiſſe, que le corps décroît, qu'arrivent la décrépitude & la mort naturelle. Celui qui a l'art de prévenir, ou de retarder ce deſſéchement, a trouvé en même tems le moyen de reculer l'heure de ſon trépas. Le plus grand art eſt de vivre d'un bon régime, de ne jamais faire d'excès, de ne pas ſe livrer à de trop grandes paſſions, & de ſe trouver placé ſous un climat avantageux. Si quelque choſe peut completter toutes ces attentions, ce ſont certainement les bains fréquens, ils amolliſſent la peau, ils entretiennent la ſoupleſſe dans le tiſſu cellulaire, ils empêchent le deſſéchement des vaiſſeaux. Nous avons vu une femme âgée de quatrevingt douze ans, qui avoit ſçu conſerver encore beaucoup de fraîcheur en ſe baignant fréquemment. On objectera peut-être qu'un grand nombre de ceux qui ont vécu fort long-tems, ne ſont pas ceux qui ont mené la vie la plus régulière. Nous ne l'ignorons pas, & en même tems nous ferons faire attention, que pour vivre long-tems, il faut être d'abord doué d'une forte conſtitution; or les fortes conſtitutions ne ſont pas aiſément altérées par des cauſes qui dérangeroient de foibles complexions. La vigueur du tempérament porte quelquefois à des excès, il eſt vrai, mais cette même vigueur a bientôt réparé les torts qu'on auroit pu avoir dans quelques inſtans.

L'atrophie n'eſt pas toujours univerſelle, elle eſt quelquefois particuliere. Alors elle prend le nom d'*Aridure*. Il n'eſt pas rare d'obſerver cette aridure d'un ſeul membre. Ce membre, tel qu'un bras, une jambe, un œil, ceſſe de prendre nourriture, maigrit peu-à-peu, ſe flétrit & ſe deſſéche à la fin. Deux cauſes générales produiſent cet accident. 1°. Lorſque les nerfs ne donnent plus aux muſcles la vigueur qui leur eſt néceſſaire; ce qui arrive quand ils ſont comprimés, coupés, paraliſés. 2°. Lorſque les vaiſſeaux ſanguins ne portent plus à ces mêmes muſcles le ſang & la lymphe deſtinés à leur nourriture, ce qui arrive également quand ils ſont liés, comprimés, ou coupés. Par une autre raiſon, dans les hydropiques, les parties ſupérieures ſont atrophiées, parce que toute la lymphe eſt ramaſſée dans une cavité particuliere, deſorte que les autres parties ſont privées de celle qui devoit leur appartenir.

Nous ne parlons pas ici de l'atrophie, qui eſt la ſuite de quelqu'autre maladie grave, comme des obſtructions, des ſchirres, des ſuppurations internes. Il faut attaquer les maladies principales pour détruire l'atrophie qui en dérive. Il nous paroît que dans quelques-uns de ces cas on a donné un autre nom à l'atrophie. On dit, par exemple, que les phthiſiques ſont tombés dans le *maraſme*, lorſque leur maigreur eſt extrême, & qu'ils paroiſſent comme des ſquelettes qui n'ont que la peau collée ſur les os. On nomme *Hectiſie*, qu'on prononce *Etiſie*, une eſpéce de fiévre lente, qui conſume peu-à-peu les malades, c'eſt pourquoi on ſurnomme *Hectiques* les personnes maigres & exténuées. La *Consomption* est encore une maladie de langueur, qui cause la mort après avoir desséché insensiblement le corps. Elle est fort ordinaire en Angleterre. Nous avons cru devoir faire ces observations, afin de fixer les idées On confond si souvent ces termes, que le Lecteur ne sçait souvent à quoi s'en tenir.

PARAGRAPHE III.

Qualités peccantes de la Lymphe.

NOUS ne nous jetterons pas ici dans des discussions physiques très-embarrassantes, pour déterminer quelle espéce & quel degré de salure la lymphe peut contracter pour produire des maladies. Avec cette théorie subtile & sujette à beaucoup d'erreurs, nos peres ont fait peu de progrès dans l'art de guerir. Nous nous arrêterons seulement à ce qui peut être démontré sans souffrir de contestation. La lymphe par sa nature est susceptible d'épaississement, d'atténuation & d'acidité. L'examen impartial que nous allons faire de ces qualités de la lymphe nous éclairera sur le traitement des maladies qui en naissent.

PARTITION I.

Epaississement de la Lymphe.

NOUS n'entendons pas parler ici de l'épaississement inflammatoire de la lymphe. L'épaississement de la lymphe considéré sous ce point de vue, appartient à l'article de l'inflammation, dont nous parlerons dans son lieu. L'épaississement dont il va être question ici, est une espéce de coagulation lente, qui ne force pas tout-à-coup le jeu oscillatoire des vaisseaux, &, qui par conséquent n'occasionne pas une phlogose véritable. Cet épaississement peut venir de trois causes générales. 1°. De l'air. 2°. De la nourriture. 3°. Des miasmes.

C'est le propre de l'air froid de condenser la lymphe. Son action est plus immédiate sur la trachée-artère & sur les poumons. De-là vient que ces organes sont les premiers affectés par les vents froids du Nord & du Nord-ouest. De-là vient la quantité de rhumes, de catarres, de coqueluches, qui régnent lorsque ces vents soufflent brusquement ou avec trop de constance.

Les alimens grossiers & trop incrassans favorisent la trop grande consistance de la lymphe. Cette tenacité de la lymphe donne trop de rigidité aux solides, favorise trop l'ossification, & devient par cette raison la cause prochaine de la mort de quelques sujets robustes dont on a trouvé non-seulement les os très denses, mais encore quelques parties molles, telles que l'origine de l'aorte & les valvules du cœur offifiées. Cette tenacité de la lymphe dans les enfans voraces produit les écrouelles. Ce mal attaque plutôt les enfans que les adultes, parce que leur lymphe tend un peu à l'acidité, que la moindre caufe augmente la difpofition à la condenfation, & que leurs fibres n'ont pas encore affez d'élafticité pour atténuer les humeurs trop épaiffies, & leur donner le degré d'animalifation convenable.

Parmi les miafmes qui coagulent la lymphe, il en eft un qui n'eft que trop commun, c'eft le virus vénérien. L'engorgement des glandes conglobées, les exoftofes & les autres fymptômes prouvent affez qu'il n'agit qu'en épaiffiffant la lymphe d'une maniere particuliere. C'eft à raifon de cet épaiffiffement, que la vérole & les écrouelles fraternifent entre elles. C'eft pourquoi les enfans nés de parens qui ont été attaqués de maux vénériens, font plus fujets que d'autres à être écrouelleux.

TITRE I.

Des Rhumes, de la Toux, de l'Enrouement, des Catarres.

Il eft affez ordinaire que l'*enrouement* précéde les rhumes. C'eft une affection, foit du larynx, foit de la trachée-artère, qui fe reconnoît par le fon rauque de la voix. L'air froid avant de pénétrer jufqu'aux véficules pulmonaires, frappe d'abord la glotte & les parois de la trachée, & épaiffit l'humeur muqueufe qui enduit ces organes de forte que le tuyau de la trachée, & les fibres vocales ne peuvent plus rendre ces fons moelleux & délicats qui plaifent à l'oreille. Un coup de vent, la fraîcheur du ferein, la boiffon à la glace, le chant forcé, les cris, &c. font prefque toujours les caufes de cet efpéce d'enrouement, qu'il faut diftinguer de celui qui eft l'effet & le fymptôme de quelques autres maladies, comme de la phthifie, du fcorbut, de la vérole, des vers, &c. Celui dont nous parlons ici, eft, comme nous l'avons dit, caufé par l'épaiffiffement de la matiere mucilagineufe, qui enduit les canaux de la refpiration, qu'on rejette, non par la toux, mais par une efpéce de raclement volontaire, qui n'eft incommode que par fa durée. Les délayans, les adouciffans, les béchiques, les légers diaphorétiques fuffifent pour guérir l'enrouement accidentel. Il faut traiter la maladie principale pour détruire l'enrouement des phthifiques, des fcorbutiques, des vérolés. Ce n'eft qu'en diffipant l'affection catarrale, qu'on viendra à bout d'enlever l'enrouement qui précéde les rhumes.

Si c'eft non feulement l'humeur bronchique qui eft épaiffie, mais encore l'humeur attachée aux véficules pulmonaires, alors on ne peut pas par un fimple râclement l'attirer au-dehors, il faut de plus un effort particulier du poumon, ce qu'il ne peut exécuter que par des fecouffes répetées. On a donné le nom de toux à ces fecouffes réitérées, qui tendent à expulfer des poumons quelques matieres étrangeres, comme pituites, pus, ou quelques concrétions pierreuses. La toux catarrale qu'on attribue, avec juste raison, au changement subit du chaud au froid, est ordinairement précédée par l'enchifrenement, par une pesanteur de tête, & par le rhume de la membrane pituitaire dont nous avons parlé à la fin de notre Traité des maladies de la tête. L'enrouement, le mal de gorge, les urines épaisses l'annoncent aussi fort souvent. On tousse dans les commencemens, mais on expectore peu de chose. Quelques jours après, les crachats deviennent plus épais, plus ou moins abondans. Ceux du matin sont toujours plus visqueux, & il faut un plus grand nombre de secousses de la poitrine pour les détacher, les faire remonter le long de la trachée, & les pousser au-dehors. La fiévre qui accompagne le plus souvent cette toux dans les premiers jours, est annoncée par le frisson, ou par un léger sentiment de froid; elle a des exacerbations vers le soir pendant son cours. Dans ces premiers jours les uns deviennent si frileux, qu'ils ne peuvent quitter le coin du feu sans trembler, les autres sentent entre les épaules comme un glaçon qui les pénétre de froid, & qui les empêche de se réchauffer. Lorsque la seule transpiration pulmonaire a été arrêtée & condensée dans les vésicules, l'expectoration est prompte, la toux n'est pas grave, &, rarement dans ce cas il y a de la fiévre. Mais lorsque c'est la transpiration de toute l'habitude du corps qui a été répercutée par le froid, toute la lymphe prend un caractére d'épaississement, le poumon qui lui sert d'émonctoire en est accablé, la respiration est quelquefois fort gênée, la nature excite des mouvemens de fiévre assez vifs, soit pour briser la lymphe, soit pour établir des sueurs, qui ne manquent pas de paroître au déclin de cette fiévre.

Dans la premiere espéce de ces toux, il n'y a presque rien à faire, & les gens les plus prudens attendent leur guérison du tems & de la nature, sans négliger cependant la diéte, quelques boissons incisives & diapnoïques, une chaleur modérée, car il est certain qu'une chaleur excessive, est aussi nuisible aux poumons, qu'un air trop froid leur est contraire.

Dans la seconde espéce, la maladie est plus grave & exige un traitement plus sérieux, qui demande presque toujours l'attention & du malade & du Médecin. Si la fiévre, l'oppression, la toux, sont considérables, on est obligé d'avoir recours à la saignée. Le sang qu'on tire des veines, dans ces circonstances, est couvert d'une croûte épaisse comme dans la péripneumonie. Il y a à ce sujet un préjugé répandu dans le public, qui craint, dit-il, de fixer par la saignée le rhume sur la poitrine. C'est pourquoi dans la pratique vous trouverez beaucoup de gens qui répugnent à la saignée, & qui ne veulent pas même se faire saigner quand ils sont affectés des rhumes les plus graves. Ils ne s'y déterminent que quand par les efforts de la toux qui les importune jour & nuit, ils commencent à cracher du sang. La crainte de plus grands malheurs les force alors de suivre de bons conseils. On ne pourra déraciner ce préjugé qu'en représentant souvent, que par la saignée on ne fixe pas l'humeur sur la poitrine, & que le mal y eſt déja; qu'en allégeant la maſſe que le poumon doit mouvoir, on diminue ſon travail, ſes engorgemens, ſon oppreſſion; qu'on calme les ſymptômes, qu'on prépare les voies à la guériſon, qu'on prévient les plus grands dangers, la phthiſie elle-même, qu'on accuſe ſouvent être la ſuite d'un rhume négligé. La plus grande négligence qu'on ait eue alors, c'eſt de ne s'être pas fait ſaigner, puiſque le cas le requeroit; la ſaignée ſera répétée ſelon que le ſujet ſera plus ou moins pléthorique, & que la croûte inflammatoire ſera plus ou moins épaiſſe.

La diéte ſera plus ou moins ſévère ſelon l'exigence des ſymptômes. Donnez d'abord des délayans, des adouciſſans & des béchiques, tels que les infuſions de guimauve, de bouillon blanc, de pied de chat, de pas-d'âne, de régliſſe, &c, l'eau de ſon, d'orge, de ris, de gruau, de miel, &c, les bouillons de mou de veau, de chou-rouge, de navets, le lait, le lait coupé, le lait de poule, le lait d'amandes, les pâtes, les tablettes, les ſirops, les ſucres d'orge, candi, tords, &c, en un mot, tous les bonbons que les Dévotes ont inventés & préparés pour la poitrine fatiguée de leurs Directeurs. La liſte en ſeroit trop longue & rempliroit ſeule un volume. Ordonnez quelques-uns de ces remédes, pour ſatisfaire au préjugé vulgaire; mais les vrais remédes ſont les antiphlogiſtiques, tels que la limonade, l'oxymel ſimple, les bouillons avec l'oſeille. Ne craignez pas que ces acides végétaux excitent la toux & la rendent plus fréquente ou plus vive. Ils fondent la couenne du ſang, le rendent plus fluide, & rendent par conſéquent ſa circulation plus libre à travers les filieres du poumon. Nous parlons ici d'après l'expérience, & vous trouverez cent perſonnes qui ſe vantent de guérir avec de la limonade leurs rhumes, qu'elles appellent des *rhumes de chaleur*.

Rejettez abſolument les huileux, leur douceur n'eſt qu'apparente & infidéle. Nous avons donné un Memoire pour en proſcrire l'abus dans le traitement des maladies de poitrine, l'on y trouvera des raiſons démonſtratives qui détermineront aiſément à abandonner un remède qu'on employoit aveuglément ſans en connoître les mauvais effets. Lorſque par l'uſage de ces béchiques, le pouls ſera devenu plus ſouple, la peau moins ſeche & la lymphe moins viſqueuſe, ſongez à rétablir la tranſpiration & à provoquer doucement les ſueurs; car il ne faut pas perdre de vue que c'eſt la tranſpiration arrêtée qui eſt la ſource du mal, & que ce n'eſt qu'à ſon rétabliſſement qu'on devra la parfaite guériſon. C'eſt en ſuivant cette indication curative que vous preſcrirez les infuſions diaphorétiques, telles que les infuſions de capillaire, d'hyſſope, de lierre terreſtre, de ſafran, de véronique, de petite ſauge, &c. Les narcotiques pris le ſoir en ſe couchant rempliront les mêmes vues; c'eſt pourquoi vous preſcrirez la thériaque, le ſirop de coquelico, de diacode, de pavot blanc, de karabé, &c, quelques gouttes de laudanum liquide, les pilules de cynogloſſe, &c. L'oxymel ſcillitique preſcrit dans un tems favorable, diviſe les crachats, facilite l'expectoration & les ſueurs. C'eſt un remède excellent, mais il demande de la prudence dans celui qui l'adminiſtre. Il en eſt de même du kermès minéral, c'eſt un remède qui ſuit les déterminations de la nature, & qui irrite quand il n'y a pas de criſes préparées.

On a beaucoup diſputé ſur l'adminiſtration des purgatifs : ils ne ſont utiles que vers la fin de la maladie, & l'on doit les donner avec circonſpection dans les autres tems, parce qu'ils attirent toute l'humidité du côté du bas ventre, en forçant les excrétions des glandes inteſtinales, qu'ils privent par conſéquent de cette humidité la poitrine, ce qui deſſéche les crachats, les ſupprime quelquefois, & donne lieu à des oppreſſions allarmantes. Ce n'eſt pas que nous blâmions quelques purgatifs doux, lorſqu'il y a des ſignes de ſaburre dans les premieres voies, & nous avons vu alors bien des fois prendre avec avantage de la manne dans du lait. La manne eſt une eſpéce de miel qui doit être miſe au rang des béchiques. Nous rejettons ſeulement les purgatifs irritans. Le ſéné qu'on emploie preſque toujours comme un évacuant innocent, a fait quelquefois cracher le ſang dans ces circonſtances, & nous en avons été plus d'une fois le triſte témoin. Ce que nous diſons des purgatifs, nous l'entendons auſſi des émétiques; on ne doit les donner qu'avec les plus grandes précautions, & ſe perſuader qu'ils ne conviênnent en général que dans les toux ſtomacales dont nous parlerons ſous ce titre.

La fiévre catarrale eſt quelquefois épidémique & très-dangereuſe. Tantôt elle affecte ſinguliérement la tête ou la gorge, tantôt elle excite une toux vive avec oppreſſion & s'empare de toute la poitrine, de ſorte qu'elle ſe préſente ſous deux aſpects différens ; tantôt elle reſſemble à la fiévre maligne, tantôt elle imite la péripneumonie. Quand cette fiévre eſt ainſi épidémique, il a plu au peuple de lui donner les noms de *Follette* ou de *Grippe*, parce qu'un grand nombre de perſonnes en ſont *agrippées*. Nous avons vu cette maladie regner avec beaucoup d'empire à Paris pendant tout le cours de l'année 1767, où le vent du Nord-oueſt, fut celui de tous les vents qui fut le plus dominant. Si elle eſt légère, ſa durée n'eſt que de deux ou trois jours, & ſe termine heureuſement par les ſueurs ; mais lorſqu'elle ſe montre avec plus de violence, elle ne ſe termine que vers le ſeptiéme, & va même juſqu'au quatorziéme. Si elle s'étend plus loin, on doit craindre la fiévre lente, les malades ſouffrent des douleurs à la tête, au dos & aux jambes ; des oppreſſions, des anxiétés, des défaillances, &c. Quelques-uns ont des taches pourprées, des éruptions miliaires, des ſueurs abondantes, &c. Ce ſont ces derniers ſymptômes qui induiſent en erreur ceux qui n'obſervent pas les conſtitutions épidémiques. Ils prononcent d'abord que c'eſt une fiévre maligne, quoique cette maladie n'en ait ni la marche, ni le caractére. Les urines qui dépoſent, & les ſueurs ſont d'un bon augure dans ces affections catarrales. Elles dégénérent quelquefois en toux habituelle, ſoit par un traitementt mal entendu, ſoit par la mauvaiſe conſtitution du ſujet.

La fiévre catarrale épidémique, qui eſt portée à ce haut degré, exige le plus ſouvent la ſaignée ; au reſte, n'en faites pas une loi générale, il y a des biſarreries dans les épidémies, qui ne peuvent être imputées qu'aux qualités de l'air & aux irrégularités des saisons. La seule regle générale qu'on puisse établir, c'est de saigner lorque les accidens sont inflammatoires. Encore dans ce cas ne faut-il saigner qu'avec modération. La saignée convenoit assez bien dans le catarre épidémique qui régna en 1767, parce que la tête étoit affectée de vertiges, qu'elle étoit pesante, & qu'il y avoit souvent du délire & de la sécheresse à la peau. A peine la veine étoit-elle ouverte, que le calme & les sueurs paroissoient. Il nous a paru alors que c'étoit des sueurs qu'on pouvoit attendre le plus grand soulagement, c'est pourquoi il falloit diriger de ce côté-là toute la curation. Les sudorifiques brûlans n'étoient pas les remédes qu'il falloit choisir, ils n'auroient fait qu'augmenter l'aridité de la peau. Quand on veut faire suer, il faut d'abord préparer les voies à la sueur & relâcher le systême vasculaire. On ne sue pas dans l'érétisme, on ne sue que dans la foiblesse. Les voies étant donc préparées par la saignée nécessaire, ou par les vomitifs, donnés suivant l'exigence des symptômes, ayez recours aux diaphorétiques aqueux, tels que ceux que nous avons conseillés en parlant des rhumes simples, ou bien, prescrivez des aposêmes avec la racine de bardane, les feuilles de bourache & de buglose, les fleurs de coquelico & un peu de miel. Outre cela, donnez le soir quelque potion calmante & narcotique. L'opium est le plus sûr de tous les sudorifiques. Le lait dans lequel on a fait bouillir du persil, produit une douce transpiration, on y peut mettre du sucre, mais si on y délaye un gros de thériaque, c'est un sudorifique sûr, & qui calme très-promptement les douleurs rhumatisantes

La fiévre & les sueurs étant terminées, la toux se prolonge quelquefois au-delà du terme fixé pour la guérison. Ayez recours au lait d'ânesse, ou au lait de vache, coupé avec de l'eau d'orge. Vous pourrez leur substituer quelqu'autre boisson incrassante. M. *Clerc* rapporte qu'il a eu occasion de traiter une toux ferine qui duroit depuis trois ans, & qui avoit produit différentes hémorragies du poumon. Il guérit le malade avec une émulsion de gomme arabique, dont il faisoit dissoudre une once dans deux livres d'eau d'orge. Ce médicament est analogue à celui dont *Bonnet* vantoit l'efficacité dans les toux opiniâtres & invétérées. Prenez quatre scrupules de cachou, de sucre en penides dissous dans l'eau-rose six drachmes, du mucilage de gomme adragant, ce qu'il en faut pour former des trochisques. On tient ces trochisques sous la langue, on les laisse fondre dans la bouche, afin d'envelopper la pituite âcre qui excite à tousser.

Nous avons vu employer avec succès le mêlange suivant. Prenez une cuillerée d'huile de Palme (*x*), autant de sirop de capillaire, & autant de vin, mêlez le tout ensemble, & prenez le soir en vous couchant. Ce remède calme la toux, & fait aller le lendemain une couple de fois à la selle. On laisse un jour d'intervalle, & on prend le lendemain la même dose. On cesse quand on en a pris trois fois. Ce remède guérit assez sû-

(*x*) On la nomme aussi *l'huile de Sénégal*, ou *Pumicin*. Elle est épaisse comme du beurre, de couleur jaune dorée, d'une odeur d'iris agréable : on l'exprime de l'amande d'un fruit gros comme un œuf, appellé *Auvara*, qui croît sur une espece de Palmier au Sénégal, à Cayenne, au Brésil.

rement les toux invétérées. Nous savons qu'une personne charitable a guéri avec ce reméde un enfant qui avoit des obstructions au mésentére. Elle le lui fit continuer long-tems, en lui faisant observer un bon régime.

De la Coqueluche.

Une maladie, qui est souvent épidémique, & qui régne sur-tout sur les enfans, c'est la *coqueluche*. Elle a reçu ce nom, parce qu'on couvroit autrefois la tête de ceux qui en étoient attaqués avec des *coqueluchons* de laine, afin de les tenir plus chaudement, & d'empêcher, disoit-on, de descendre de la tête cette pituite visqueuse qui produit cette toux convulsive & glapissante.

On croit que cette maladie n'a commencé à paroître en France que vers l'an 1414, suivant *Mezerai*, vers l'an 1510, suivant *François Valeriola*, Médecin d'Avignon, & vers le milieu du seiziéme siécle, suivant *Guillaume Baillon*, Médecin de la Faculté de Paris (*y*). On ne la trouve décrite dans aucun Ouvrage des Médecins, qui ont vécu avant ceux que nous venons de citer. *Hippocrate*, *Galien*, & d'autres exacts observateurs, n'en ont fait aucune mention dans leurs Livres. *Baillon* l'appelle *Quinte*, *Sydenham* la nomme *toux convulsive*, *Ettmuller*, *toux stomacale*, & le public *coqueluche*.

Elle s'annonce d'abord par un mal de tête, la voix devient rauque & la respiration difficile. Surviennent ensuite quelques frissons & un peu de fiévre, & la toux est si violente, qu'on appréhende que le malade n'en soit suffoqué. Pendant les premiers jours, la toux est séche & profonde; vers le septiéme, ou quatorziéme jour, les crachats sont épais & glaireux, & le malade vomit souvent pendant les secousses de la toux une grande abondance de lymphe visqueuse. Si l'estomac est chargé d'alimens, il les rejette bientôt par les efforts de cette toux effrayante, qui ne tarde pas à survenir lorsqu'on prend quelque aliment solide pour réparer ses forces. Après le vomissement, le malade est beaucoup plus tranquille, & sa respiration est moins laborieuse. L'accablement, les lassitudes, le dégoût, la perte de l'appétit accompagnent ordinairement ce mal jusqu'à la fin. Par sa violence, cette toux excite quelquefois le saignement de nez, le crachement de sang, l'écoulement involontaire des urines, la sortie des excrémens, l'avortement, & différentes sortes de hernies.

Autrefois la coqueluche attaquoit indistinctement les personnes de différens âges; mais à présent elle n'attaque guere que les enfans: ce qu'on doit attribuer à leur voracité, à leur mauvais régime, & à leur défaut de transpiration. Cependant nous avons remarqué qu'en 1753, non-seulement un grand nombre d'enfans en furent attaqués, mais qu'il s'est trouvé aussi des personnes d'un certain âge qui ont été cruellement fatiguées par cette maladie: ce qui a été moins fréquent depuis ce tems-là. Tout paroît démontrer que le siége de la coqueluche est dans l'estomac, la profondeur & le son de la toux, les envies de vomir, les vomissemens, le dégoût,

(*y*) *Epidemiorum & Ephemeridum*, lib. 2, *Constitutio æstiva anni* 1568, pag. 237 & seq.

ſont des preuves inconteſtables que c'eſt l'eſtomac qui eſt affecté le premier, & que la poitrine n'aſt attaquée par contrecoup, ſoit par l'irritation du diapragme, ſoit par la ſurcharge des matieres glaireuſes qui ont paſſé dans la maſſe du ſang, & qui ſe dépoſent ſur les poumons.

Pour parvenir à une guériſon parfaite, il y a deux indications très-naturelles ; c'eſt de débarraſſer l'eſtomac de cette ſurabondance de lymphe viſqueuſe qui le gêne & l'embarraſſe, & de rétablir la tranſpiration, afin que l'eſtomac ne ſoit plus ſurchargé de cette matiere, qui eſt le produit de la tranſpiration répercutée. Pour remplir la premiere indication, il n'y a pas de remédes plus certains & plus puiſſans que les vomitifs. Telle eſt auſſi la méthode raiſonnée qu'on enſeigne aux Ecoles de Médecine de Paris ; méthode qui ſera toujours couronnée du ſuccès (z). Ce ſeroit en vain qu'on nous objecteroit que les vomitifs doivent violenter la foible conſtitution des enfans : car, 1°, il faut toujours ſuivre l'intention de la nature dans la guériſon des maladies. Ici la nature cherche par le vomiſſement à ſe débarraſſer d'un poids qui l'accable. Ces vomiſſemens ſont le plus ſouvent inſuffiſans, & fatiguent long-tems le malade ſans aucun ſoulagement. Dans ce cas un vomitif donné à propos & avec précaution, aide la nature, lui fait vaincre un obſtacle qu'elle étoit incapable par elle-même de ſurmonter & augmente la tranſpiration dont la ſuppreſſion eſt la cauſe principale de cette maladie.

2°. Les fibres de l'eſtomac des enfans ſont fort lâches par elles-mêmes, & ſont dans ce moment détendues par l'abondance de cette ſéroſité glaireuſe. Les vomitifs agiront alors fort doucement, & l'on n'en doit craindre ni inflammation, ni aucune ſuite funeſte. Ajoutez que les efforts doivent être bien moins conſidérables lorſqu'il y a déja diſpoſition au vomiſſement.

3°. La répugnance des enfans pour toutes ſortes de remédes, que la ſeule raiſon fait prendre aux adultes, & la facilité avec laquelle on peut leur donner des vomitifs ſans qu'ils s'en apperçoivent, doivent ſans doute faire préférer les émétiques à tous ces médicamens diſgracieux au goût & à l'odorat qu'il eſt impoſſible de leur faire prendre.

4°. On peut choiſir parmi les vomitifs, ceux qui ſont les plus doux, & dont l'impreſſion eſt moins à craindre. Tels ſont, par exemple, l'ipécacuanha & le kermès minéral. Nous ne voyons pas cependant ce qu'il y auroit à redouter du tartre ſtibié. C'eſt un médicament ſûr dont on menage l'action, dont on peut arrêter les effets & qu'on peut preſcrire à juſte doſe.

5°. Les remédes adouciſſans ne diviſent pas la lymphe, & augmentent la ſaburre de l'eſtomac. Le miel, les pâtes & les ſirops augmentent encore la viſcoſité des humeurs ; les purgatifs ſont inſuffiſans pour chaſſer cette colle qui enduit les parois de l'eſtomac. Il n'y a que les ſeuls émétiques, qui par leur nature & par leur action diviſent les humeurs, & qui les chaſſent promptement des retranchemens où elles s'étoient retirées.

(z) Voyez la Theſe de M. *Baſſeville*, ſoutenue aux Ecoles de Médecine, le 14 Février 1752 : *Ergo tuſſi puerorum clangoſæ vulgò* Coqueluche, *emeſis*.

On peut conclure de cette pratique qu'autorise le raisonnement, & que l'expérience confirme, le peu de cas qu'on doit faire de tous ces petits remédes béchiques si vantés dans ces circonstances par des personnes, qui, suivant l'usage ordinaire, proposent toujours quelques remédes aux malades, soit en l'absence, soit en présence du Médecin. J'ai toujours observé que c'étoit la plus grande marque d'ignorance. Aussi n'y a-t-il gueres que les femmelettes & les garde-malades qui se donnentcette licence. On peut voir encore de quelle utilité doit être la saignée dans une maladie dont le foyer est dans l'estomac, &, si d'habiles Praticiens n'ont pas raison de la regarder comme un obstacle à la guérison.

Après avoir insisté sur les raisons qui paroissent prouver invinciblement que les vomitifs conviennent dans les coqueluches, nous pensons qu'on n'exigera pas de nous que nous détaillions le reste de la curation, qui consiste à reitérer les mêmes vomitifs à dose refractée; à prescrire quelques diaphorétiques, ou quelques légers sudorifiques pour rétablir la transpiration, qui par sa suppression a produit tant de fâcheux symptômes; symptômes qui ne cesseront pas à moins que les malades ne transpirent un peu plus abondamment, ou qu'un cours-de-ventre plus fréquent que de coutume, ne compense par les évacuations, la quantité de matiere qui auroit dû s'exhaler par les pores de la peau. Mais il ne faut pas que les malades s'en rapportent à eux-mêmes sur cet article, ils doivent consulter les personnes prudentes qui, par état & par zele, veillent à la santé des autres hommes.

Nous finirons par rapporter deux observations dont on peut tirer quelque avantage dans la pratique. Madame la Marquise de P*** avoit une coqueluche considérable. Un Médecin Anglois lui fit prendre, dans l'espace d'une heure, une chopine de vin d'Espagne, mêlé avec autant de lait, & la fit mettre au lit à l'instant. La malade un peu ivre, ne tarda pas à s'endormir & à suer abondamment : elle fut guérie à son réveil.

Le remede suivant n'est pas aussi gracieux, mais il peut-être aussi efficace. Faites une espece de sirop avec une chopine de vinaigre blanc, & demi-livre de sucre. Donnez-en de tems en tems une cuillerée aux enfans affectés de la coqueluche, & ils ne tarderont pas à être guéris. Nous avons vu une classe entiere & assez nombreuse de petites filles guéries par ce remede simple, dont l'effet est d'autant plus sûr, qu'on a eu l'attention de faire vomir auparavant. Nous nous souvenons d'avoir lu déja cette recette dans quelque livre de médecine; & nous nous souvenons encore que dans des toux opiniâtres quelques anciens Médecins ont conseillé le vinaigre scillitique. Le vinaigre est un bon incisif, & un bon diaphorétique. C'est au vinaigre que la recette suivante doit sa propriété de guérir les coqueluches. Prenez trois onces de racines d'aunée coupée par tranches, faites infuser pendant vingt-quatre heures dans une chopine de vinaigre, & remuez de tems en tems. On en donnera toutes les heures une cuillerée avec un tiers de sirop de guimauve; c'est-à-dire, sur six cuillerées de ce vinaigre, ajoutez deux cuillerées de sirop de guimauve.

Du Catarre suffoquant.

S'IL y a quelque matiere où il regne beaucoup de confusion, c'est celle dont il est ici question. Les uns ont pris pour catarres suffoquans des suffocations histériques, des syncopes cardiaques, des especes d'angines, qui ne sont accompagnées d'aucune tumeur ni au-dedans, ni au-dehors; les autres donnent la description d'une apoplexie, d'un asthme convulsif, d'un cauchemar; toutes maladies qui doivent être rapportées à d'autres classes. M. *Lieutaud* a remarqué ces méprises, & pour éviter toute confusion, il distingue deux especes de catarres suffoquants, qui n'ont pas cependant de rapport ensemble; mais qu'on est obligé d'adopter, afin de ne pas introduire de nouveaux termes dans la nomenclature des maladies (*a*). L'une dépend de la constriction de la glotte, & l'autre de l'engorgement des bronches; la premiere attaque quelquefois ceux qui, étant échauffés par le travail, s'exposent imprudemment à l'air froid; les fluxions catarrales y disposent, de même que la vie sédentaire, l'embonpoint excessif, l'excès du vin, &c. La seconde espece est un engorgement subit du poumon & des bronches; elle n'attaque que les enfans & les veillards. M. *Lieutaud* a observé dans les cadavres de ceux qui avoient été enlevés subitement par cet accident, les bronches & la trachée artère farcis d'une matiere muqueuse plus ou moins épaisse, qui obstruoit la plupart de ces canaux au point qu'il étoit difficile que l'air s'y insinuât. *Morgagni* a fait lui-même la même observation.

Dans la premiere espece, la constriction de la glotte est produite ou par un spasme violent, ou par une inflammation subite. Les malades se plaignent d'un picotement & d'un étranglement au larinx, semblable à celui qui pourroit être occasionné par quelque portion d'aliment qui seroit tombée dans sa cavité. La respiration est difficile, & ne se fait qu'avec sifflement & râlement. Cet état est très-allarmant, la perte de connoissance le suit de près, ainsi que la mort, si les secours tardent à arriver. Les saignées réitérées peuvent seules diminuer promptement le spasme ou l'inflammation, & écarter le danger. L'émétique ne peut avoir lieu que quand on a désempli brusquement les vaisseaux; sans cette précaution, il précipite les malades. La boisson d'eau fraiche, ou acidulée avec le vinaigre, peut donner du soulagement. Les antispasmodiques seroient convenables; mais il faudroit avoir le tems de les placer, & qu'ils eussent le tems d'agir.

Dans la seconde espece, qui est plus du genre des catarres que la précédente, on a une suffocation brusque, on sent un poids sur la poitrine, & on est bientôt privé de la connoissance & de la vie. Il n'y a de ressource que dans l'expectoration que la foiblesse des enfans, & la débilité des vieillards rendent presque impossible. Cette maladie est plus commune qu'on ne pense; mais les Médecins ne peuvent guere la voir, parce que les malades y succombent le plus souvent avant qu'on ait eu le

(*a*) Précis de la Médecine Pratique, *édition de 1769, tom. 1, pag.* 364.

tems de les appeller ; outre qu'elle attaque ordinairement au milieu de la nuit, circonstance qui prive de tout secours la plupart des malades. Mettez ces catarres au rang de ces causes des morts subites ; car ce que plusieurs n'ont regardé que comme symptômes, en disant que ces malades agonisans avoient le râle, étoit bien la cause de leur mort. Donnez quelque secousse vive à ces malades, soit par un mouvement forcé, soit par l'émétique, afin de déboucher les vésicules pulmonaires & les bronches. Faites avaler quelque liqueur spiritueuse, du sel volatil de succin, de l'esprit volatil de corne de cerf, pour exciter la toux & donner un peu de force. Faites respirer quelque vif sternutatoire, afin que par l'éternuement, la poitrine se débarrasse. Si le malade a été assez heureux pour se retirer de cette premiere attaque, tâchez de prévenir la rechute par des incisifs, des diaphorétiques, des purgatifs, des antiasthmatiques, vous avez alors le tems d'administrer ces remedes, qu'un danger trop pressant, & la lenteur de ces remedes à agir, empêchoient de mettre en usage dans le tems de la crise. Vous employerez encore avec utilité les vésicatoires & les cautères, soit comme stimulans, soit comme faisant une dérivation de l'humeur qui se portoit sur les bronches. Nous pensons que cette humeur peut être souvent goutteuse, sur-tout chez les veillards. Dans ce cas, servez-vous de tous les moyens que nous avons conseillés pour rappeller vers les extrêmités la goutte remontée.

Nous ne ferons pas mention des toux symptomatiques qui ne dépendent pas de la viscosité de la lymphe, & qui sont la suite de l'affection d'un autre viscère que le poumon. C'est ainsi que l'engorgement du foie, & les vers nichez dans les intestins, occasionnent la toux ; c'est ainsi que la gale & les autres dartres rentrées produisent la toux & la phthisie. Tous ces accidens regardent d'autres districts du corps humain, & il en sera question dans le détail des maladies de ces districts.

TITRE II.

Des Ecrouelles.

CHACUN connoît les écrouelles lorsque les glandes du col sont gonflées & durcies ; mais chacun ne les apperçoit pas au moment de leur naissance, & c'est le moment où elles sont le plus curables. Présumez une disposition écrouelleuse dans ceux qui sont sujets aux fluxions aux yeux, à des maux aux oreilles ; qui ont la lévre supérieure gonflée, le nez morveux, rouge, douloureux, les joues élargies, les extrêmités amaigries, le ventre gros, les têtes des os tuméfiées. Avec une telle disposition, les glandes lymphatiques ne tardent pas à s'engorger. Ce sont les glandes du col & du mésentère qui se durcissent les premieres, puis celles des aisselles & des aînes. Lorsque le mal augmente, les glandes du col s'ouvrent & suppurent ; il se forme des ulcères aux articulations, différentes portions d'os se ſe gonflent & ſe carient, la toux & la fiévre ſe mettent de la partie, la maigreur, le maraſme & le dévoiement précédent la mort de ceux qui ſuccombent.

Les enfans ſont plus ſujets à cette maladie que les adultes, parce que leur conſtitution eſt plus lymphatique ; puiſque dans leur origine, ils ne ſont qu'une eſpece de glaire, & qu'au moment de leur développement, ils ſont nourris d'un aliment qui tend à l'aceſcence : tandis que la conſtitution des adultes eſt plus bilieuſe, que leurs glandes ſont plus élaſtiques, & que la nourriture tend plus à l'alcaleſcence.

Les gens qui habitent les bords de rivieres & les montagnes, & qui ſe nourriſſent d'alimens aceſcens, y ſont plus ſujets que tous les autres ; il n'eſt point d'Auteur qui n'ait fait cette obſervation. L'eau, l'air & les alimens des montagnes concourent à diſpoſer la lymphe à cet état qui favoriſe les écrouelles. Les eaux de neige & de glace, dit *Hippocrate*, ſont toutes très-mauvaiſes, parce qu'une eau qui a été gelée, ne recouvre jamais ſa premiere qualité ; elle perd, ajoute-t-il, en ſe glaçant ce qu'elle a de plus clair, de plus léger, & de plus doux. Les eaux de tous les torrens qui ſe trouvent dans les montagnes, viennent de certains réſervoirs toujours pleins de neige & de glace. Elles ſont crues, dures & froides ; elles ne prennent pas bien le ſavon, & ne blanchiſſent pas bien le linge ; elles ſont plus rudes au tact que toutes les autres ; elles ne cuiſent pas bien les légumes & la viande, & ne font jamais du pain parfait. Tous ces faits doivent faire préſumer, que ſi elles ne dérangent pas les digeſtions, elles les rendent au moins imparfaites, ou ne donnent pas au chile cette prédiſpoſition néceſſaire pour la parfaite animaliſation. Le froid, les vents & l'air ſubtil des montagnes agiſſent ſingulierement ſur la tranſpiration. Un air trop vif a beſoin d'être adouci par certaines vapeurs, pour ne pas porter de déſordre dans le poumon & dans les liqueurs. Ce déſordre vient ſans doute de ce que cet air trop pur retarde le développement du principe d'animaliſation : principe dont le pouvoir eſt vraiſemblablement retardé ou empêché dans les écrouelles. Le lait, le petit lait, le fromage & les farineux ſont la nourriture ordinaire des montagnards. Ils combinent différemment ces ſortes de mets pour en faire des bouillies, des pâtes & du pain : tous ces mélanges ne ſont pas préparés par la fermentation, & doivent fatiguer la digeſtion. Le chile qui en réſulte a beaucoup plus de penchant à s'aigrir que celui qui eſt fait avec la viande. L'urine des montagnards donne plus communément des ſignes d'acidité que celle des gens de ville : on a prouvé qu'elle rougit plus ſouvent le ſirop violat. L'urine des enfans principalement ſent l'acide ; elle eſt ſouvent laiteuſe, & ſe concret comme la crême. La tranſpiration de ces mêmes Habitans eſt ſi évidemment chargée d'acides, qu'il eſt impoſſible de reſter dans un endroit où ils ſont aſſemblés ; on y ſent l'aigre le plus vif. Ainſi, les montagnards ſont continuellement expoſés à un enchaînement de cauſes qui fomente l'acidité des humeurs, & qui les rapprochent de l'état qui caractériſe le tempérament des enfans (*b*).

(*b*) Voyez la diſſertation de M. *de Bordeu* ſur les tumeurs écrouelleuſes, *édit. de 1767, pag. 33 & ſuiv.*

Or, cette disposition des humeurs à l'acescence est la cause prochaine de l'épaississement de la lymphe dans les écrouelles : cette lymphe ainsi épaissie, & qui n'a pas reçu ce degré d'animalisation pour s'identifier avec l'animal, séjourne dans les glandes conglobées, s'y durcit, & ne céde que difficilement à l'action de la nature & des remedes. Nous citerons un exemple frappant de cette acidité dans les maladies qui ont le caractère scrofuleux. Un enfant de cinq ans eut la petite vérole au commencement de l'année 1769; dans le tems de sa convalescence, il se fit vers les muscles fessiers un dépôt assez considérable que l'on ouvrit lorsqu'on le jugea à son point de maturité. Il en sortit d'abord plus d'une chopine de pus. On laissa suppurer jusqu'à ce que la tumeur disparut; la plaie se cicatrisa, & l'enfant, qui ne sentoit plus de douleur, fut en état d'aller se promener. Au bout de quelques jours, sans qu'il fût arrivé le moindre accident, le jeune convalescent sentit des douleurs incroyables vers la tête du fémur, il ne pouvoit plus se tenir debout, l'inflammation occupa toute la partie intérieure & extérieure de la partie supérieure externe de la cuisse, une fiévre violente s'alluma, la cicatrice ancienne se rouvrit & rendit une sanie tenue & verdâtre. Je fis faire des fomentations émollientes pour calmer la douleur, l'inflammation & la fiévre. Ces accidens un peu diminués, je fis faire une contre-ouverture avecla pierre à cautère dans la partie la plus déclive, afin d'avoir un égoût continuel qui pût débarrasser l'articulation & l'interstice des muscles abbreuvés par une liqueur âcre & corrosive : cette contre-ouverture ne soulagea pas beaucoup, il se fit pendant ce tems même divers autres trous très-douloureux sur le fascialata. Toute la fesse s'endurcit au point qu'elle ne faisoit plus qu'une masse dans laquelle on ne sentoit plus le jeu des muscles. La cuisse étoit retirée & la jambe paroissoit plus courte que l'autre. J'examinai le malade plus près, il me parut avoir une tournure écrouelleuse. Les environs des cicatrices étoient hérissés de petits poils tels qu'on les remarque sur les bords des ulcères rebelles. Pendant tout ce tems le malade avoit des sueurs qui sentoient l'aigre d'une maniere insoutenable. Les matieres qu'il rendoit avec les excrémens, sentoient aussi l'aigre, & étoient remplis d'une multitude infinie de petits vers qui ressembloient à des morceaux d'une chanterelle hachée. Je lui fis faire usage d'un sirop, dont l'eau mercurielle est la base; je le purgeai souvent avec le jalap; je fis faire des frictions sur la cuisse avec l'onguent mercuriel double, & je la faisois doucher de tems en tems, soit avec de l'eau de Baréges, soit avec une lessive de bois neuf; ce traitement dura près de six mois, l'enfant fut guéri sans qu'il restât la moindre incommodité, & il jouit actuellement d'une parfaite santé.

Il résulte de ces faits, que tout ce qui pourra faire tendre les humeurs à l'alcalescence obviera à ce principe d'acidité dominant dans le vice scrofuleux, & que les remédes septiques doivent fondre les concrétions lymphatiques formées par ce même vice scrofuleux. Ne voit-on pas tous les jours les gelées se liquéfier quand elles se putréfient. Dans cette vue, employez le changement d'air, l'exercice, les alimens & les médicamens.

Aucun Praticien ne révoque en doute la puiſſance du changement d'air pour la guériſon des maladies chroniques. Vous ferez donc bien de faire deſcendre dans la plaine ceux que l'air trop vif des montagnes diſpoſe aux écrouelles ; ſans cela n'attendez qu'une guériſon lente & difficile. Envoyez à la campagne ceux à qui l'air épais des Villes ne convient pas. En changeant ainſi de climat, il en réſulte encore un autre bien, c'eſt que vous changez en même tems d'eau, & quelquefois d'alimens. Ces mutations influent néceſſairement ſur l'économie animale, & nos corps, par de nouvelles habitudes réforment leur conſtitution.

Au changement d'air, s'il eſt néceſſaire, joignez-y un exercice plus fort que de coutume. J'ai remarqué que les écrouelleux étoient nonchalans, pareſſeux & dormeurs. Par un exercice un peu plus violent, les digeſtions en ſeront plus vigoureuſes, les liqueurs ſeront plus briſées, & par ce plus fort degré d'atténuation, elles ſeront plus diſpoſées à l'animaliſation. C'eſt pour ces raiſons que nous conſeillons auſſi aux écrouelleux d'abréger le tems de leur ſommeil.

C'eſt toujours en partant du même principe que nous engageons à faire uſage, plutôt de la viande, que des légumes & des farineux. Les ſucs des viandes tendent davantage à l'alcaleſcence, donnent un chile plus actif, & remédient à la tenacité de la lymphe. Dans le choix, prenez le mouton, le gibier, & les oiſeaux de paſſage. Nous défendons abſolument le lait, parce que s'il n'a pas été la cauſe de la maladie, au moins il la fomente. On ne doit s'en ſervir que dans les cas de néceſſité, & lorſque des ſymptômes graves l'exigent.

Parmi un grand nombre de remédes indiqués pour les écrouelles, on doit donner la préférence au mercure & à ſes préparations. C'eſt un des meilleurs fondans connus de la lymphe. Il ne poſſéde peut-être cette qualité fondante, que parce qu'il diſpoſe les humeurs à la corruption. On s'en apperçoit aiſément à l'haleine de ceux qui en font uſage. Vous l'employerez ſur-tout très-efficacement pour guérir ceux dans leſquels le vice vénérien eſt le germe des écrouelles. Ces deux vices ſe marient très-bien enſemble, & l'on a obſervé que les peres qui avoient eu des gonorhées, ou la vérole, engendroient ſouvent des enfans écrouelleux. Il eſt preſque inutile d'adminiſtrer d'autres ſecours. Une jeune fille âgée de dix ans environ, étoit ſortie du ſein d'une mere qui l'avoit conçue au milieu du bourbier d'une gonorrhée virulente. Elle avoit une tumeur conſidérable au coude, & l'olécrâne étoit fort gonflé. Je lui preſcrivis des petites pilules, faites avec l'aquila-alba & la rhubarbe, une ptiſane faite avec la racine de ſcrofulaire, & un emplâtre de vigo, pour appliquer ſur la tumeur. L'eſpace de tems employé pour la guériſon fut ſi court, que j'en fus étonné.

M. *Bordeu*, qni nous a donné un excellent Traité ſur les écrouelles, veut qu'on joigne au mercure l'uſage des eaux de *Bonnes* en Bearn, ou de celles de *Baréges*, dans le Bigorre. Ces eaux minérales ſont d'ue nature ſavonneuſe, huileuſe, ſulfureuſe. Elles ont l'odeur d'œuf cuit, & donnent au sang une couleur plus vive. La fiévre légère que ces eaux excitent, fait tendre les humeurs à une plus grande alcalescence, & tend à dissiper les dépôts lymphatiques qui engorgent les glandes conglobées. Les expériences réitérées ont démontré leur succès dans ces maladies, lorsqu'on les fait agir conjointement avec le mercure.

Il y a peu d'Auteurs qui n'aient recommandé les absorbans dans les vices scrofuleux, & qui n'en aient fait l'éloge. *Thomas Burnet* parle d'une personne qui juroit avoir souvent guéri des écrouelles avec des pilules, faites avec le miel & les cendres d'une taupe. L'acidité de la lymphe semble d'abord indiquer les absorbans, & les plus communs, tels que la craie, les yeux d'écrevisse, les coquilles d'œufs, les coraux, la magnésie, l'eau de chaux conviennent également, non-seulement parce que par leur union avec les acides, ils purgent quelquefois très-efficacement, mais encore parce qu'ils hâtent la putréfaction, comme on le peut voir par la vingt-troisiéme expérience du troisiéme Mémoire de M. *Pringle*, sur les substances septiques & antiseptiques.

Nous n'avons rien dit des remédes préparatoires, c'est aux Praticiens éclairés à les ordonner suivant les circonstances. En général les purgatifs & les vomitifs sont très-utiles, soit parce qu'ils vuident une portion des matieres glaireuses qui enduisent l'estomac & le canal intestinal, soit parce qu'ils réveillent le ton des nerfs & des vaisseaux. C'est par cette raison que les purgatifs un peu vifs, & qui sont altérans, doivent avoir la préférence sur les minoratifs. Parmi les vomitifs, choisissez l'ipecacuanha, outre qu'il fond les sucs visqueux des premieres voies, il laisse après son action, un ressort que les autres émétiques ne donnent pas.

Notre sentiment sur la cause des écrouelles, & sur leurs remédes curatifs étant suffisamment exposé, on peut juger à présent du plus ou du moins d'efficacité d'une foule innombrable de remédes proposés pour guérir cette maladie. Il y en a de si ridicules, que nous aurions honte de les rapporter. Il ne nous reste plus qu'à dire un mot sur les topiques, qu'on est toujours si empressé d'appliquer sur les glandes engorgées, sans penser au traitement intérieur. Plusieurs de ces topiques sont inutiles, d'autres sont dangereux ; il faut consulter les Praticiens sur leur choix. Nous nous contenterons d'exposer ici les vertus du plantin (c) *Pline* dit que *Thémison*, célébre Médecin, a composé deux Livres en faveur du plantin. Ensuite il ajoute sur sa vertu, *vis mira in siccando densandoque corpore, cauterii vires obtinens. Nulla res æquè sistit fluxiones, quas græci rhumatismos vocant.* Dès la premiere ligne du Chapitre V, liv. 26, il dit *strumis plantago.* Comme *Pline* a passé pour un peu menteur, quelques-uns pourroient hésiter à le croire ; mais la pratique moderne qui emploie les cautères dans la curation des écrouelles, engagera à avoir un peu plus de foi à son assertion, puisqu'il assure que le plantin fait la fonction de cautère. *Dioscoride* étaye le sentiment de *Pline*, en assurant que les feuilles de plantin guérissent

(c) *Lib.* 25, *chap.* 8.

les ulcères les plus rebelles. *Folia plantaginis ulcera vetera & inæqualia cicatrice obducunt, medentur & iis quæ chironia vocantur.*

L'expérience que j'attendois ne tarda pas à se présenter; on m'avertit qu'un Paysan de Villejuif, près Paris, guérissoit les écrouelles. Il n'y a pas de bon Citoyen à qui une pareille découverte ne réveille l'attention. Je fus voir cet homme, nommé *Mansais*, & par sobriquet, *le Commissaire*, & je causai amicalement avec lui. Ses discours sentoient beaucoup les préjugés, qui se transmettent de pere en fils dans les Villages. Il me rapporta, par exemple, qu'il étoit le septiéme enfant mâle, né des mêmes pere & mere, sans aucune fille intervenue, qu'il avoit pour cette raison une fleur-de-lys sur la main, ce que je n'ai pu appercevoir; qu'en conséquence il avoit le privilége de toucher les écrouelles, & de les guérir par son attouchement. Plein de ces idées merveilleuses, il se prépara à cette fonction par trois neuvaines successives à saint *Marcou*, & par la participation des Sacremens; mais après qu'il avoit touché, il appliquoit le plantin & faisoit faire des neuvaines au même saint *Marcou*, qui n'est sans doute invoqué dans cette occasion, qu'afin que le malade n'ait pas de *marque au cou.* Je lui conduisis une petite fille âgée de cinq ans, dont toutes les glandes du col étoient engorgées, & dont quelques-unes étoient ouvertes, afin qu'il en entreprît la guérison. Il ôta tous les emplâtres, fit supprimer le cautère, lava les plaies avec du vin chaud, & y appliqua des feuilles de plantin à feuille large. *Plantago latifolia, sinuata.* C. B. *Plantago septiner via off.* On continua pendant plusieurs mois de suite la même application matin & soir, & la petite fille fut guérie au bout d'un an environ. Il y a déja dix ans que cette cure est opérée, & depuis ce tems elle jouit d'une parfaite santé.

Pendant le traitement cette petite fille mordit son frere à la seconde phalange du doigt annulaire. Quelques jours après il y survint une tumeur considérable, dure, renitente, & qui ne put venir à suppuration par aucun moyen. On eut recours au plantin, qui ne tarda pas à faire ouvrir la tumeur, qui étoit de nature vraiment écrouelleuse. Au bout de quelques mois la seconde phalange se détacha d'elle-même, elle sortit, la plaie se cicatrisa bientôt, les muscles se durcirent, & le doigt acquit autant de solidité que s'il n'eut pas été privé de son os. Je conserve cet os, qui est criblé de trous comme une éponge. Ce jeune garçon est guéri sans retour d'aucun mal depuis ce tems, & jouit de la meilleure santé. C'est ainsi que le Paysan de Villejuif en a guéri plus de trois cens. C'est ainsi qu'en pareilles circonstances j'ai opéré plusieurs guérisons auxquelles je ne me serois jamais attendu avec tout autre reméde. Il est vrai que j'ai souvent aidé la nature par des médicamens internes & appropriés à l'état actuel des malades; ce qui abrégeoit de beaucoup la guérison. Je puis donc certifier que le plantin est un des meilleurs topiques qu'on puisse employer sur les tumeurs écrouelleuses, & dire avec certain Auteur qu'il a été ainsi appellé, parce que c'est la plante par excellence.

Je suis entré dans tout ce détail historique, parce qu'il fait connoître la façon de penser & les usages du siécle ; ce qui peut beaucoup servir a l'histoire de la Médecine. Secondement, parce que l'on a douté si les écrouelles pouvoient se communiquer, & que l'on trouve ici un exemple frappant de communication. Troisiémement, parce qu'on peut en tirer une conséquence assez vraisemblable. C'est que les écrouelles ne sont quelquefois qu'un vice local, ou des tumeurs critiques, comme les parotides & les bubons. On est induit à le croire par la preuve des personnes qui ont été guéries par la seule application du plantin. Nous laissons cette idée à développer par des Praticiens qui voudront faire une étude particuliere de cette maladie.

On ne sera pas fâché de trouver ici rassemblés quelques traits historiques touchant la prérogative des Rois de France de toucher les écrouelles. L'idée qu'on avoit de la vertu du Roi ROBERT, qui a commencé à regner en 996, lui a fait attribuer des miracles. Les malades, & sur-tout ceux qui avoient des ulcères, le suivoient par-tout. Il ne dédaignoit pas de les panser de sa propre main. Souvent il les guérissoit en faisant le signe de croix sur leurs plaies. On prétend que c'est le pre mier de nos Rois à qui Dieu ait accordé le don de guérir les écrouelles : on ne voit pas en effet qu'il soit fait mention de cette prérogative avant le onzieme siecle. L'Abbé *Guibert* dit que l'incontinence de PHILIPPE premier, fils de ROBERT lui fit perdre ce privilege que Dieu voulut bien rendre à ses successeurs. *Scipion Dupleix* l'attribue aussi à l'inceste & à l'adultère qu'il commit avec la femme de *Foulques*, Comte d'Anjou. LOUIS VI, dit le Gros, fils de PHILIPPE I, guérissoit également les écrouelles en faisant le signe de la croix, & en touchant les malades qui accouroient en foule à lui ; tellement que *Guibert*, Abbé de Nogent, étoit souvent obligé de les repousser ; mais le Roi, par sa bonté naturelle, les rappelloit à lui, & les touchoit (*d*).

Les Historiens assurent que Saint LOUIS guérissoit aussi des écrouelles ; & afin que toute la gloire en fût rendue à Dieu, il se préparoit à l'attouchement des malades par la confession & la communion. Il ajoutoit encore à cette cérémonie le signe de la croix. Voilà ce qu'il y a de positif dans notre histoire, quoique quelques-uns croient sans preuve, que ce fut d'abord CLOVIS le Grand, qui obtint ce don par la vertu céleste de l'onction de la Sainte Ampoule. Saint *Thomas* d'Aquin paroît être de cette opinion (*e*). Quelques autres pensent qui leur a été accordé par l'intercession de Saint *Marcou*, Gentilhomme Normand & Abbé : c'est pour cette raison que nos Rois, immédiatement après qu'ils ont été sacrés, vont à l'Eglise qui lui est dédiée à Corbey, diocese de Laon, où sont ses reliques. Là ils font une

(*d*) Voyez les Histoires de France par *Scipion Dupleix*, tom. 2, *in-fol.* pag. 321 ; par le P. *Daniel*, tom. 3, pag. 453 ; par l'Abbé *Veli*, tom. 2, pag. 338 & 493. *Quid quod Dominum nostrum regem* Ludovicum *consuetudinario uti videmus prodigio ? Hos planè qui scrophas circà jugulum aut uspiam in corpore patiuntur, ad tactum ejus super addito crucis signo vidi catervatim, me ei coherente, ac etiam prohibente, concurrere. Quos tamen illâ ingenitâ liberalitate, serenâ ad se manu obuncans humillimè consignabat. Cujus gloriam miraculi cum* Philippus *pater ejus alacriter exerceret nescio quibus incidentibus amisit.* Ce sont les propres paroles de l'Abbé *Guibert*, qui vivoit sous *Louis* le Gros ; elles sont tirées d'un manuscrit de cette Abbé, qu'avoit *Dupleix*, comme il le rapporte lui-même, *tom.* 2, *pag.* 322.

(*e*) Saint Thomas, *lib.* 2, *de regim. princ.*

neuvaine qu'ils passent en prieres, en jeûnant & en faisant des bonnes œuvres (*f*). Ainsi ceux qui rapportent cette prérogative à CLOVIS se trompent, puisque Saint *Marcou*, invoqué pour les écrouelles, vivoit sous CLOTAIRE II, environ cent ans après Clovis, en l'an 558, selon le vocabulaire hagiologique de l'Abbé *Chastelain*. Pour moi, dit l'Historien *Dupleix*, je n'ai encore vu nulle preuve ni vestige quelconque de cette grace dans les deux premieres lignées de nos Rois. Il n'y a pas d'apparence que s'ils en eussent été doués, les Annalistes de ce tems-là, assez curieux d'écrire de beaucoup moindres miracles, en eussent omis un si fréquent, si notable & si glorieux à la Maison de France.

On trouve encore dans la vie de Saint *Marcou*, que le Seigneur d'*Aumont*, Comte Conseigneur de Châteaux-Roux, a la vertu de guérir aussi des écrouelles, par le seul attouchement. *Polidore Virgile* (*g*) attribue cette même grace à EDOUARD, Roi d'Angleterre de l'ancienne tige. Ce Roi mourut en 1067, & le même Auteur assure que cette prérogative a été transmise à ses successeurs, descendus de GUILLAUME le Conquérant, Duc de Normandie ; en effet, on lit dans la bulle de sa canonisation, & dans l'histoire de sa vie, qu'il guérit une femme des écrouelles. On n'y trouve que ce seul miracle au sujet de cette maladie : c'est pourquoi on peut le regarder comme un fait particulier dont on ne peut rien conclure pour le privilege spécial de toucher les écrouelles.

André du Laurens, premier Médecin de HENRI IV dit, (*h*) qu'on amena devant HENRI le Grand un paysan qui guérissoit à l'instant des écrouelles avec le parfum d'une certaine herbe qui faisoit vomir des excrémens pituiteux, mêlés avec des petits an-maux qu'il disoit être le germe de cette maladie. Le Médecin, qui tenoit encore à quelques préjugés de son siecle, dit que c'étoit par l'art du diable, s'imaginant qu'une si prompte guérison ne pouvoit s'opérer par les remedes naturels ; il auroit mieux fait de nous apprendre si ce grand Prince, qui avoit tenu pendant long-tems à la secte protestante, touchoit aussi les écrouelles.

Nous finirons en rapportant l'opinion d'un Docteur de la Faculté de Paris, mort au mois d'Avril 1766, laquelle n'est pas sans vraisemblance. *David Vasse* prétendoit que cet usage venoit de ce que les Rois sont supposés posséder éminemment toutes les grandes qualités de leurs Sujets. Ils sont les premiers Pairs, les premiers Evêques & les premiers Médecins de leur Royaume. Comme ils font des actes annexés à chacune des qualités dont ils sont supposés les premiers titulaires, ils doivent aussi faire quelques actes qui concernent la médecine ; en conséquence ils touchent les écrouelles, qui, par la confiance qu'ils ont dans *l'oint du Seigneur*, peuvent obtenir leur guérison de celui qui dispense la santé & la vie.

Ce seroit ici le lieu de parler du *Broncocele* ou *Gouëtre*, qui est le gonflement & l'endurcissement de la glande thyroïde & du *Schirre*, qui est une tumeur retinente occasionnée par l'épaississement des sucs lymphati-

(*f*) *Ann. vita* St. *Marculfi.*
(*g*) *Lib.* 8.

(*h*) *Liv.* 1, *chap.* 9, des écrouelles.

ques ; mais nous fortirions des bornes prefcrites aux traités généraux. Il nous fuffira de dire que la curation de ces maladies ne doit pas différer du traitement que nous avons propofé pour les écrouelles. Nous avons vu le topique fuivant réuffir dans le traitement des gouëtres. Prenez fel marin, fel ammoniac, éponge préparée ; enfermez dans un linge pour faire un colier dont on peut recouvrir la partie extérieure avec un taffetas noir. Il faut renouveller ce colier tous les quinze jours. Plufieurs en ont été guéris au bout de fix ou fept mois. La guérifon fera plus prompte & plus fûre fi on y joint le traitement intérieur, qui confifte dans l'ufage des apéritifs.

TITRE III.

De la Vérole.

NOUS n'entrerons pas dans de profondes difcuffions fur l'origine de la vérole, & nous ne difputerons pas pour favoir fi elle a exifté du tems du Roi *David*, où fi elle n'a paru en Europe que fous le regne de CHARLES VIII, dans le tems du fiege de Naples en 1493 : on peut s'inftruire de cette queftion & de beaucoup d'autres très-curieufes dans le traité des maladies vénériennes, par le Savant *Aftruc.* Nous nous arrêterons plus volontiers à décrire les fymptômes de cette maladie, & à en connoître la nature & le remede.

Après un commerce impur avec des perfonnes proftituées, on fent bientôt une chaleur aux parties génitales, avec une ardeur plus ou moins vive en urinant. Deux ou trois jours enfuite il fe fait par le canal de l'urêtre un écoulement blanchâtre, purulent, verdâtre, connu fous le nom de *gonorrhée virulente* ou *chaudepiffe.* La matiere de cette gonorrhée eft quelquefois fi âcre, qu'elle enflamme les proftates & le canal de l'urêtre ; la verge, dans ces circonftances, eft fi douloureufe & dans un tel état d'érétifme, qu'elle femble tendue, contournée & torfe comme une corde, alors on nomme cet écoulement *chaudepiffe cordée.* La même chofe à-peu-près arrive auffi aux femmes ; car peu de tems après les combats amoureux avec des hommes infectés, les parties naturelles font arrofées d'une grande quantité de férofité, une démangeaifon fréquente, importune, & accompagnée de chaleur, irrite la vulve, l'ardeur d'uriner furvient & eft bientôt fuivie d'un écoulement d'une matiere âcre, fétide, jaune, verte & véritablement purulente.

S'il n'y a que ces fymptômes, il n'y a pas encore de vérole ; c'eft une fimple inflammation des proftates, des véficules féminales, des glandes de *Cowper* & du canal de l'urêtre. Ces réfervoirs peuvent être affectés tous enfemble ou féparément ; ce qui conftinuera plufieurs différences de gonorrhées par rapport au fiege. La caufe de cette inflammation eft la liqueur féminale

féminale infectée par le mêlange des parties âcres de la femence corrompue de l'un des deux fexes. C'eft l'aggrégation de cette matiere âcre & corrompue, & fa pénétration dans la maffe des humeurs, qui conftituent la vérole; alors naiffent des bubons ou poulains, des chancres, des porreaux, des caries, &c. Tant qu'elle s'écoule au-dehors, fans autres fignes manifeftes qu'elle a pu pénétrer dans la maffe, cet écoulement ne demande pas un autre traitement que celui de l'inflammation, à moins que, pour une plus grande fûreté, on ne défire éteindre par quelque fpécifique jufqu'à la moindre étincelle d'un virus fi actif, qu'il fe réveille au moment qu'on s'y attend le moins.

Ce que nous venons de dire fuffit pour faire preffentir combien il faut d'art & de prudence pour traiter une pareille inflammation, dont l'écoulement virulent n'eft que le fymptôme; cependant il n'y a pas, jufqu'au moindre apprentif barbier, qui ne fe mêle de traiter la gonorrhée: auffi voit-on tous les jours naître les plus grands accidens, tels que des difuries, des ftranguries, des difficultés d'uriner, des écoulemens involontaires de la fémence, des gonflemens des tefticules, des abcès au périnée, l'impuiffance, &c. Ils ne favent pas diftinguer les différens états de cette phlogofe, & placent dès le commencement plufieurs médicamens qui ne doivent avoir lieu qu'à la fin. Ce point eft effentiel; diftinguez trois états, dans la curation de la gonorrhée, le commencement, le terme où finit l'accroiffement & le déclin.

Dans le premier période, il faut diminuer ou prévenir l'inflammation, tempérer l'ardeur d'uriner, adoucir l'acrimonie de la matiere féminale. Pour remplir ces indications, faignez de l'un des bras, & réitérez la faignée felon les forces, la vigueur, le tempérament du malade, & la violence des fymptômes. La boiffon ordinaire fera de l'eau de graine de lin, ou une légere infufion de quelques plantes rafraîchiffantes & mucilagineufes; telles que les racines d'ofeille, de nénuphar, de guimauve, les feuilles de laitue, de pariétaire, de poirée, les fleurs de mauve, de violettes, de bouillon blanc, &c. Ajoutez fur chaque pinte un demi-gros de nitre. Si le ventre n'eft pas libre, donnez largement du petit lait, des émulfions, de l'eau de caffe ou des tamarins, des lavemens émolliens. Si la douleur eft violente, & que la foibleffe de l'eftomac ne permette pas l'ufage d'une ample boiffon de rafraîchiffans, faites prendre des demi-bains tiedes. C'eft le moyen qui foulage le plus promptement & le plus efficacement; il doit l'emporter fur toutes les fomentations & fur tous les cataplafmes; on en fent aifément les raifons. Faites encore des injections avec du lait coupé, avec les infufions mucilagineufes: les injections détergent le canal, le rafraîchiffent, empêchent le pus de s'y arrêter & de caufer, par fon féjour, une irritation durable. On a tellement décrié les injections, qu'on n'ofe plus en faire ufage aujourd'hui; mais on n'a pas fait attention, que fi l'on a blâmé ce moyen, ce n'étoit que par rapport à l'ufage déplacé qu'on en faifoit. Il eft certain que les injections aftringentes & vulnéraires font auffi préjudiciables au commencement de la gonorrhée, qu'elles peuvent être utiles à la fin, & que les injections émollientes sont avantageuses dans le commencement. Chaque chose est bonne en elle-même, mais elle doit être placée à propos. Défendez le vin, les liqueurs spiritueuses, les exercices violens, le commerce avec les femmes, les ragoûts, les viandes salées, les aromates.

La maladie étant parvenue à son dernier état d'accroissement, ce que vous connoîtrez à l'épaisseur & à l'abondance de la matiere virulente, continuez les boissons adoucissantes, l'eau de veau, l'eau de poulet, l'orgeat, les émulsions pendant quelques jours; que le régime soit sévere & raffraîchissant; que l'imagination soit détournée de tous les objets lascifs qui pourroient réveiller l'aiguillon de la chair, & rallumer un feu prêt à s'éteindre; que les injections soient un peu détersives, vous pouvez les composer avec un peu d'eau d'orge, de miel & de camphre.

Vous connoîtrez le déclin du mal par la nature plus lymphatique & plus transparente de l'écoulement, par la diminution de la douleur & de l'ardeur de l'urine. Purgez doucement le malade, de crainte de renouveller l'inflammation; employez des boissons vulnéraires; la ptisane, faite avec la benoite & un peu de réglisse, suffit; continuez les injections de plus en plus détersives, dans lesquelles vous ajouterez un peu de sucre, un peu de vin, un peu de roses. Sur la fin, faites de légeres frictions mercurielles sur les aines, les cuisses & les fesses. Ordonnez quelques gouttes de baume du pérou, de copahu, de canada ou de térébenthine incorporées dans du sucre en poudre, & terminez la curation par les eaux minérales ferrugineuses & vitrioliques, comme celles de Passi, de Forges & de Cransac, à moins que le malade n'aime mieux se mettre à l'usage du lait d'ânesse, ou du lait de vache, coupé avec les capillaires ou les vulnéraires.

Nous pouvons affirmer, avec vérité, que jamais nous n'avons vu résulter aucun inconvénient de ce traitement méthodique, tandis que nous en avons vu naître un grand nombre par le traitement des empiriques. Nous croyons devoir encore attribuer un grand nombre de ces mauvais traitemens à la fausse opinion répandue par des Auteurs accredités; savoir que dans la gonorrhée virulente simple il y avoit des ulcères aux prostates & aux vésicules séminales, des carnosités dans l'urêtre, &c; delà sont venues ces idées de cicatriser les ulcères, de les dessécher au plutôt. En conséquence on a employé une infinité de balsamiques, de remedes échauffans, d'absorbans, d'astringens, &c, au grand détriment des malades, & à la honte de ceux qui les avoient indiqués. Nous pensons qu'il n'y a qu'une phlogose plus ou moins grande dans les parties destinées à la génération, & qu'à l'occasion de cette phlogose, il se fait un écoulement de matiere imitant la purulence. C'est ainsi que l'inflammation de la membrane pituitaire procure une distillation de matiere plus ou moins épaisse par les narines; c'est ainsi que l'inflammation des parties constituantes ou environnantes de l'œil, occasionne un larmoiement qui imite le pus. Nous savons bien que dans les phlogoses, produites par une matiere âcre & irritante, il se fait des exulcérations superficielles qu'on peut comparer aux aphtes qui viennent dans la bouche, ou à ces phlyctènes qui viennent aux lévres, aux aîles du nez & aux narines ; mais ce ne sont pas là de ces ulcères profonds, sanieux, rongeans, tels qu'on s'est plu a nous les dépeindre : ces ulcérations dont nous parlons, entretenues par une matiere légerement caustique, cessent lorsque cette matiere est adoucie, & lorsque se fait la résolution de la phlogose.

Puisqu'il est question ici d'ulcération, nous ferons mention d'un accident qui n'est pas rare à la suite des gonorrhées traitées empiriquement, & dont les Auteurs ne parlent pas. Après avoir employé tous les remedes connus, il reste un petit écoulement rebelle qui désole le malade, parce qu'il n'est pas guéri, & le Médecin, parce qu'il ne connoît pas les moyens de completter la guérison. Le malade s'impatiente de trouver toujours son linge sali par quelques petites taches plus ou moins jaunâtres. En pressant le canal le matin à son réveil, & après avoir uriné, il apperçoit encore à l'extrêmité du gland quelques gouttes purulentes. Le conduit du gland est un peu plus rouge, & un peu plus sensible qu'il ne doit être ; son extrêmité se colle aisément, & est fermé par une lymphe visqueuse qui l'englue. Si l'on touche à la racine du gland, vers l'endroit où le frein prend son origine, on excite une légere douleur : c'est là où se trouve la fosse naviculaire ; c'est là aussi où est le mal. La matiere virulente, en séjournant dans cette cavité, l'a excorié & y a formé une petite ulcération, que tous les remedes pris par la bouche ne peuvent guérir. La cause la plus ordinaire de ce mal, c'est d'avoir négligé les injections pendant le cours de la curation de la gonorrhée. Ces petites lotions auroient entraîné la matiere qui se rassembloit dans le canal, & l'auroit empêchée de séjourner dans la fosse naviculaire. La matiere auroit été au moins adoucie par ces lotions. Le seul moyen que nous connoissions pour terminer cette incommodité, c'est l'introduction d'une bougie un peu grosse. Cette bougie, faite avec quelque emplâtre, ou vulnéraire ou dessicatif, s'applique sur cette légere ulcération, la déterge & la consolide en peu de tems : c'est un fait dont nous avons été témoins plusieurs fois. Si l'on ne veut pas avoir l'incommodité de porter toujours dans l'urêtre un bougie, on portera sur l'endroit ulcéré un peu de basilicum, dans lequel on aura mêlé un peu de précipité rouge, au moyen d'une bougie qu'on retirera immédiatement aprés, & on aura soin de recommencer chaque fois qu'on lâchera son urine. Lorsqu'on jugera que l'ulcère est suffisamment détergé, & que ses bords calleux sont détruits, on n'introduira plus qu'un mêlange de baume d'arcéus, & d'onguent napolitain, pour procurer plus promptement la cicatrice : tous ces pansemens demandent beaucoup de patience & d'adresse.

Soit pour assurer certains esprits inquiets, soit pour éviter d'être dupes des Charlatans, nous avertissons qu'il est une gonorrhée bâtarde qu'on peut avoir sans être entiché d'aucun virus. Il arrive quelquefois à des gens très-sages, & qui n'ont eu aucun commerce suspect, qu'il coule de la couronne du gland, ou de la surface de la vulve une humeur un peu visqueuse, puriforme & de mauvaise odeur. La malpropreté est la cause de cet accident, qui n'arrive qu'aux hommes & aux femmes qui n'ont pas le soin de se laver. Le siege de cette incommodité est dans les glandes sébacées : on la termine aisément, en faisant prendre intérieurement quelques rafraîchissans, & en faisant laver la vulve ou le gland avec la décoction d'orge, de racine de guimauve, de feuilles d'aigremoine, de cerfeuil, de poirée, de laitue, d'épinards. Si la douleur est cuisante, on enduira la partie avec le cerat de Galien, ayant le soin néanmoins d'étuver très-souvent la partie affligée avec quelque décoction émolliente. Si malgré ces précautions l'écoulement continuoit toujours, on chercheroit à rétablir le ressort des glandes sébacées par les fomentations avec l'eau de plantin, le vin rouge chaud, un peu d'eau-de-vie simple ou camphrée, mêlée dans de l'eau.

Nous regardons les chancres & les bubons qui accompagnent souvent les gonorrhées, comme les signes pathognomoniques de la vérole. Ils indiquent que le virus vénérien a passé dans la masse, & qu'il est prêt à infecter toute l'économie animale : c'est pourquoi, si, par négligence ou par un traitement mal entendu on n'a combattu que foiblement ces symptômes, sans avoir eu recours au remede spécifique, on court les risques d'avoir une vérole complette, qui n'attend que des circonstances favorables pour se manifester. Ces symptômes disparoissent quelquefois par un léger traitement, il est vrai ; mais on n'est pas en sureté pour cela, il reste une étincelle qui, long-tems après, allumera un incendie redoutable. Les uns souffrent des douleurs nocturnes dans tous les membres, les autres ont des maux de tête violens qui recommencent tous les soirs & ne quittent qu'au point du jour : ceux-ci ont le front couvert de pustules, la peau couverte de gale, de dartres, de taches pourprées, d'ulcères sordides ; ceux-là ont les os cariés, tuméfiés par des exostoses, & soudés par des anchyloses. Le mal étant invétéré, & parvenu à son dernier terme, il s'éleve une fievre lente à laquelle succède le marasme, la phthisie, l'hydropisie, la chûte des poils & la mort.

Le sentiment le plus reçu sur la cause prochaine de tant de maux, est celui qui affirme que le virus vénérien donne un certain caractère d'épaississement à la lymphe, comme on peut le prouver par l'engorgement des glandes lymphatiques, les exostoses, les anchyloses, &c. Outre cet épaississement, la lymphe contracte encore une espece d'acidité ou causticité suffisamment démontrée par les ulcères & les caries. En comparant la nature de cette lymphe, avec celle qui est le germe des écrouelles, on y trouvera bien de la ressemblance, & cette analogie semble indiquer les mêmes remedes ; ces remedes sont ceux qui sont septiques, & qui disposent le sang à une espece d'alcalescence. Nous avons déja dit que le mercure avoit cette propriété ; c'est aussi presque le seul remede qu'on emploie aujourd'hui efficacement pour détruire la vérole. Il y a plusieurs manieres d'administrer le mercure ; les uns le donnent en frictions, en fumigations, en lavemens ; les autres le font prendre intérieurement par la bouche en ptisane, en liqueur, en poudre, en pilules, en dragées, en sirop, &c. Chacune de ces méthodes a eu ses prosélites, & a eu aussi ses succès ;

parce que c'est toujours le mercure qu'on a employé sous une forme quelconque. Il s'agit seulement de choisir la méthode la plus sûre, la plus éprouvée & la moins dangereuse ; c'est pour ces raisons que nous donnons la préférence aux frictions.

On prépare aux frictions par la saignée, la purgation, les bains, les adoucissans. Cette préparation doit durer plus ou moins long-tems, selon les forces, l'âge, le tempérament des malades, & selon que la maladie est invétérée, a jetté de profondes racines, & est accompagnée de symptômes redoutables. Pendant tout le traitement, on emploie environ quatre onces d'onguent napolitain double, qui contiennent près de deux onces de mercure. On peut souvent en retrancher, & il est assez rare qu'il en faille davantage : on en distribue la quantité déterminée en seize frictions, & plus, qu'on fait dans l'espace de six semaines ou deux mois ; on ne frotte que les extrêmités inférieures en remontant par degrés aux cuisses, aux aînes & aux fesses ; on ne change pas de chaussettes & de caleçon pendant tout ce tems. Nous faisons durer long-tems l'espace qu'on donne les frictions, afin, 1°. que le mercure roule suffisamment dans la masse du sang, & en change la crase ; ce qui ne peut se faire dans l'espace d'un mois, comme le désirent la plupart des malades qui sont toujours pressés d'être guéris ; afin, 2°. qu'on évite la salivation en introduisant insensiblement & lentement le mercure par les pores de la peau. Il est démontré que le ptyalisme, ainsi que les cours de ventre, sont non-seulement inutiles pour guérir la vérole, mais même sont un obstacle à la guérison ; ce qui se trouve d'autant plus vrai dans notre façon de penser, que la mutation que nous demandons dans le sang n'exige aucune crise. Si donc pendant le traitement le mercure portoit à la bouche, on interromproit les frictions, on laveroit les parties en les frottant dans de l'eau de savon, on feroit changer de linge, & on purgeroit pour changer la détermination de la nature. La diete ne doit pas être trop sévere ; c'est encore un des bons moyens pour éviter la salivation. Il faut s'abstenir du vin, des acides & des ptisanes raffraîchissantes : ces boissons s'opposeroient à l'alcalescence qu'on veut procurer, brideroient l'action du mercure, le mettroient peut-être dans un état salin, & donneroient le ptyalisme qu'on veut éviter. La boisson que nous conseillons davantage est la ptisane de salsepareille ; elle soutient la transpiration, elle écarte les dangers de la salivation, & par une vertu qui lui est particuliere, elle dompte le virus vénérien. Nous avons vu des enfans qui ont été guéris de la vérole par l'usage continué de cette seule ptisane. Nous permettons l'usage de la viande, & l'exercice en plein air, si le traitement se fait dans la belle saison. Nous suspendons le traitement pendant le tems des regles, & n'hésitons pas à l'administrer pendant le tems de la grossesse. Enfin, nous terminons la curation par trois ou quatre fumigations avec le cinabre, en observant de mettre l'intervalle de tems nécessaire pour éviter les dangers que trop de précipitation entraîneroit avec elle. Nous observons ce point de pratique, pour attaquer, par des particules plus divisées du mercure, les miasmes vénériens trop subtils, qu'un mercure trop groſſier, & introduit en maſſe, n'auroit pu éteindre: c'eſt alors qu'on voit diſparoître quelques ſymptômes que les frictions n'avoient pu diſſiper.

Ce traitement par les frictions, tel que nous le propoſons, n'eſt pas plus gênant ni plus aſſujettiſſant que tout autre que l'on prône comme très-commode, & échappant aux yeux des curieux. Il y a de plus cet avantage, c'eſt que l'on n'introduit pas, par la voie de l'éſophage, de poiſons décidés, qui, s'ils ne cauſent pas d'abord un mal apparent, ſont par les ſuites l'occaſion de la ruine de toute la machine humaine. Si ces poiſons peuvent avoir lieu, c'eſt lorſqu'après les frictions il ſubſiſte encore des ſymptômes rebelles à tout autre moyen: ce ſont alors des armes puiſſantes & victorieuſes entre les mains d'un homme habile & prudent. Il ſe trouve en effet des ſymptômes locaux qui demandent un traitement particulier de la vérole; tels ſont par exemple certaines caries, certains exoſtoſes, certains ulcères. Ce ſont des foyers particuliers où ſe concentre pour ainſi dire le virus vénérien, pour ſe répandre delà dans toute l'étendue du ſiſtême vaſculaire, comme le penſent pluſieurs Praticiens célébres, & qui, ſuivant cette façon de penſer, ont eu des ſuccès inattendus dans des cas déſeſpérés. Il convient alors d'employer le fer, le feu ou un mercure plus atténué, & peut être devenu cauſtique par ſa préparation.

Si quelque traitement peut approcher de celui qui eſt fait par les frictions, c'eſt celui que nous avons entendu propoſer par M. *Gervaiſe*, Médecin de la Faculté de Paris, en l'Aſſemblée du *Prima menſis*, tenue le 2 Novembre 1769. Il aſſure qu'on guériſſoit ſûrement, & ſans aucun accident, la vérole la plus invétérée, avec le mercure crud pris intérieurement. On bat bien dans un peu de ſirop de capillaire, ou avec un peu de gomme adragrant, vingt-quatre grains de mercure afin d'en unir les globules. On avale cette doſe chaque jour, & on continue ainſi quelques jours de ſuite, juſqu'à ce que l'on ſente beaucoup de laſſitude. Alors on interrompt pour recommencer enſuite de la même maniere. Pluſieurs perſonnes en ont pris juſqu'à deux livres, toujours par détail de vingt-quatre grains, & ont été parfaitement guéries. Ce reméde guérit auſſi les chaudepiſſes en douze ou quinze priſes. Il les rend d'abord très-bénignes, & détruit très-promptement les poulains. Il nous paroît que cette façon de traiter n'entraîne pas plus d'inconvénient que celle qui fait pénétrer le mercure par les pores de la peau. Le mercure crud, pris ainſi par la bouche, enduit l'eſtomac & tout le canal inteſtinal; la lymphe & tous les ſucs récrémenticiels du bas ventre en prennent la teinture, & portent au ſang ce caractére d'alcaleſcence, que nous lui demandons pour corriger l'effet du virus vénérien ſur la lymphe. Si nous avons dit que le mercure étoit trop peſant pour enfiler la route des veines lactées, nous n'avons pas prétendu nier pour cela que ſon uſage long tems continué, ne pût occaſionner des altérations dans la maſſe du ſang. On connoît la diviſibilité du mercure; on ſait encore qu'un nouet de mercure trempé dans l'eau, lui communique la vertu anthelmintique, ſans diminuer de ſon poids. Pourquoi les ſucs ſalivaires, gaſtriques, pancréatiques, muqueux, n'en extrairoient-ils pas la vertu antivénérienne.

Nous nous taifons fur toutes les autres manieres de traiter la vérole, parce que nous comptons avoir expofé la méthode la meilleure & la plus affurée. Que ceux qui aiment les nouveautés s'en rapportent aux charlatans, qui annoncent tous les jours de nouvelles préparations de mercure, ou des médicamens, dans lefquels il n'entre pas de mercure. Cette derniere façon de s'annoncer eft un leurre dans lequel le public donne avec plus de facilité. Mais en nous abftenant de porter notre jugement fur cette matiere, nous renvoyons nos Lecteurs au *parallèle des différentes méthodes de traiter la maladie vénérienne*, Amfterdam 1764. Nous n'entrerons pas dans de nouvelles difputes avec le fieur *Keyfer*, qui a prétendu fans doute avoir remporté une victoire complette, en difant des injures à ceux qui reprochoient à fon remède de n'être pas toujours fuffifant pour guérir toute efpéce de maladies vénériennes. Le difcrédit où font aujourd'hui fes dragées prouve affez leur infuffifance, ou tout au moins, que ce n'eft pas la méthode la plus fûre, la plus aifée, la moins douloureufe & la moins couteufe. Le tems diffipe la prévention, & l'homme fage fe félicite toujours d'avoir dit la vérité. Le fieur *Keyfer* mettra peut-être encore de l'humeur & de l'emportement pour défendre fa caufe; pour nous, nous n'avons autre chofe à lui répondre, finon que les faits que nous avons avancés font véritables, & que plufieurs malades qui ont été confiés à fes foins n'ont pas été guéris.

En vain répondroit-il, que par fes dragées il a guéri plufieurs vérolés, nous le croyons volontiers, & il ne nous paroîtra pas étonnant qu'avec une préparation mercurielle il ait guéri la vérole. Néanmoins il n'en fera pas moins conftant que fes dragées procurent quelquefois tous les accidens que doit occafionner le mercure réduit dans un état falin pris par la bouche, foit que cela vienne de la mauvaife adminiftration, ou de la faute des malades, foit que cela vienne de la part de certaines conftitutions dont la fibre eft très-fenfible & très-irritable. Aucun efprit de parti, ou de vengeance, ne nous dicte ces réflexions; le feul intérêt que nous prenons à la vérité & aux progrès de l'art de guérir, nous les fait mettre au jour.

Ceux qui voudront s'inftruire de la curation particuliere des poulains, des chancres, des verrues, des condylomes, des crêtes, des rhagades, &c, confulteront les ouvrages dont le but unique eft de traiter des maladies vénériennes. En entrant dans tout ce détail, nous pafferions les bornes que nous nous fommes prefcrits. Notre deffein n'eft pas de multiplier les volumes, mais de préfenter à nos Lecteurs les familles des maladies repréfentées dans un tableau fuccinct & méthodique. Un Auteur doit fe taire quand il n'a rien de mieux à dire que ce qui eft écrit dans tous les livres. Nous ne pouvons mieux faire que de confeiller la lecture de l'Ouvrage de M. *Bourru*. Ce Traité eft clair, précis & fondé fur une théorie qui eft peu éloignée de nôtre façon de penfer. Il eft intitulé: *L'Art de se traiter soi-même dans les maladies vénériennes*, *& de se guérir de leur différens symptômes*. Paris 1770, chez Costard *in*-8°. Nous ferons seulement une remarque, c'est qu'il faut, autant qu'il est possible, hâter la résolution des bubons, & empêcher qu'ils ne tournent en suppuration. Par cette conduite on évite bien de la douleur, des disgraces & des accidens aux malades. Pour cet effet, il faut en venir promptement aux frictions, lorsqu'on s'apperçoit que quelques glandes conglobées se gonflent dans l'aine après une copulation impure, qui est suivie de chancres & d'écoulemens.

Il est de mode aujourd'hui d'attaquer la vérole sans employer le mercure; ce qui a donné lieu à beaucoup de supercheries de la part des charlatans. Il seroit à souhaiter, il est vrai, qu'on trouvât parmi les végétaux un spécifique contre les maladies vénériennes; il seroit sans doute plus analogue à l'économie animale, qu'un fluide métallique dont les parties roides & indomptables ne peuvent jamais s'assimiler à notre nature. Chacun sait les différentes épreuves qu'on a faites du gayac, de la salseparcille, de la squine & du sassafras; épreuves qui n'ont pas toujours eu le succès desiré. Il n'y a gueres que la réputation de la salsepareille qui se soit soutenue, à juste titre, pour terminer une guérison, que les frictions mercurielles n'avoient fait qu'ébaucher. La vogue que s'étoient acquis les bois sudorifiques étrangers, a donné lieu aux différentes tentatives sur les plantes sudorifiques de nos contrées. On a administré les ptisannes faites avec les bois de citronier, de ciprès, de pin, de térébinthe, de buis, de cornouiller, de noisetier, de génièvre, de fresne, &c. Si l'on a eu quelques succès par cette méthode, ils ont été trop douteux pour lui donner du crédit; & l'on pourroit assurer qu'ils n'ont pas toujours répondu à l'attente du malade & du Médecin. Les Charlatans d'Andalousie ordonnent la décoction d'*Alipe*, ou *globulaire*, en arbre. Cet arbrisseau, croît dans le Languedoc. *Alypummon speliensium*, *sive frutex terribilis. Globularia caule fruticoso*. C'est un purgatif assez doux, quoique redouté. On soupçonne que le remède anti-vénérien du sieur *Alg*** annoncé par des Affiches publiques, est composé avec cette plante & une teinture des bois sudorifiques.

M. *Bouillet* fils, dans un Mémoire qu'il lut à l'Académie de Besiers en 1766, prétend que les racines de Bardane & de pissenlit, qui croissent sans culture dans nos campagnes, sont préférables dans les maladies vénériennes, aux plantes qui nous viennent des contrées fort éloignées. Il est fondé à le croire, 1°. sur ce qu'un grand Roi fut guéri de la vérole par la décoction de racine de Bardane que lui conseilla le Médecin *Pena*. 2°. Sur l'autorité de *Simon Pauli*, de *Tournefort*, de *Geoffroi* & de *Cartheuser*. 3°. Sur ce que l'usage de ces racines soulageoit beaucoup les personnes attaquées du mal vénérien, & les rendoit plus faciles à guérir par le moyen de quelques légères frictions.

On lit dans le Dictionnaire Encyclopédique, que M. *Kalm* de l'Académie Royale de Suéde, est parvenu à découvrir le remède dont se servent les sauvages de l'Amérique pour se guérir de la vérole à laquelle ils sont fort sujets. Ils emploient pour cet effet la racine d'une plante que M. *Linnœus*

Linnæus a décrite ſous le nom de *Lobelia*, & que *Tournefort* appelle *Rapuntium Americanum*, *flore dilutè purpureo*, la Cardinale bleue. On prend cinq ou ſix de ces racines, ſoit fraîches, ſoit ſeches : on en fait une décoction dont on fait boire abondamment au malade le matin & dans le cours de la journée. Cette boiſſon purge à proportion de la force de la décoction, que l'on fait moins forte lorſqu'elle agit trop vivement. Pendant la cure, le malade s'abſtient des liqueurs ſpiritueuſes & des alimens trop aſſaiſonnés ; en obſervant ce régime, il eſt ordinairement guéri en quinze jours, ou trois ſemaines. On ſe ſert de la même décoction pour laver les ulcères vénériens qui peuvent s'être formés ſur les parties de la génération. Les Sauvages deſſéchent auſſi ces ulcères avec une racine ſechée & pulvériſée, que l'on répand ſur la partie affligée ; cette racine eſt celle d'une plante que *Linnæus* appelle *Geum*, *floribus nutantibus*, *fructu oblongo*, *ſeminum cauda molli plumoſa ; Flor. Suec.* pag. 424. C'eſt la même que *C. Bauhin* déſigne ſous le nom de *Caryophyllata aquatica nutante flore.* Pin. 321, Benoite de Riviere.

Lorſque le malade a fait uſage pendant quelques jours de la décoction de la *lobleia* ſans que l'on s'apperçoive d'aucun changement, on prend quelques racines d'une plante que M. *Gronovius* appelle *Ranunculus foliis radicalibus reniformibus*, *crenatis*, *caulinis digitatis*, *petiolatis ; Fl. Virgin.* 166, Renoncule de Virginie. Après avoir lavé ces racines, on en met une petite quantité dans la décoction de la *lobleia ;* mais il faut en uſer avec précaution, de peur d'exciter des irritations, des purgations trop vives & des vomiſſemens. Toutes ces plantes ſe trouvent en Europe, ou peuvent s'y multiplier avec facilité.

M. *Kalm* nous apprend que d'autres Sauvages d'Amérique ſe ſervent avec encore plus de ſuccès pour la même maladie, de la décoction d'une racine déſignée par *Linnæus*, ſous le nom de *Ceanothus* ou de *Celaſtus inermis*, *foliis ovatis*, *ſerratis*, *trinerviis ; Hort. Cliff.* 73. *Gronov. Fl. Virgin.* 23. Cette plante eſt plus difficile à avoir que les autres ; cependant il y en a des pieds au Jardin Royal des Plantes. M. *Bernard de Juſſieu* ſoupçonne que cette racine eſt la même qu'une racine inconnue qui lui fut donnée il y a quelques années, & dont la décoction guériſſoit en trois jours les gonorrhées les plus invétérées ; jamais il n'a pu découvrir le lieu natal de cette racine ſi efficace, quelque peine qu'il ſe ſoit donné pour cela, ce Savant Botaniſte croit que le *Ceanothus* eſt la plante appellée *Evonymus novi Belgii*, *corni fœminæ foliis ; Commel. Hort. Amſt.* 1. *page* 167. M. *Kalm*, dit que cette décoction eſt d'un beau rouge, & ſe fait de même que celle de la *Lobelia.* Il nous dit que lorſque le mal eſt fort enraciné, on joint à la décoction du *Ceanothus*, celle du *Rubus caule culeato*, *foliis ternatis ; Linn. Fl. Suec.* 410. C'eſt le *Rubus vulgaris fructu nigro*, de C. *Bauhin*, en françois, *Ronce.* M. *Kalm* aſſure de la façon la plus poſitive, qu'il n'y a pas d'exemple qu'un Sauvage n'ait pas été ſoulagé, & parfaitement guéri de la vérole la plus invétérée, en faiſant uſage de ces remédes (*i*).

(*i*) Voyez les Mémoires de l'Académie de Stockolm, *année* 1750. Encyclopédie, *art. Vénérienne.*

Il eſt étonnant qu'en Europe, on ſe ſoit tenu tranquille pendant vingt ans, qui ſe ſont écoulés depuis une annonce auſſi flatteuſe. Seroit-ce par défaut de confiance dans d'auſſi belles promeſſes ? Seroit-ce par défaut de moyens pour ſe procurer des médicamens auſſi précieux ? Nous l'ignorons ; mais nous croyons qu'on ne peut porter un jugement certain ſur l'efficacité de ces remédes, que lorſque par des épreuves répétées, on l'aura ſuffiſamment conſtatée dans notre continent. En attendant ces expériences, nous continuerons à croire que les remédes qui donnent un caractére d'alcaleſcence à nos humeurs, ſont ceux qui doivent dompter le virus vénérien, parce qu'il épaiſſit les ſucs lymphatiques, & que les ſucs lymphatiques ſe diſſolvent par la tendance à la putréfaction. Nous croyons encore que c'eſt par ce même principe qu'on vit très-aiſément dans les pays chauds avec la vérole, tandis qu'elle eſt très-dangereuſe dans les pays froids. La chaleur diſpoſe très-efficacement les liqueurs animales à la putréfaction, de ſorte qu'elle combat ſans ceſſe par elle-même l'action & les progrès du virus vénérien ; tandis que le froid qui maintient ces mêmes liqueurs dans un état ſain, eſt un obſtacle continuel à la diſſolution néceſſaire des ſucs lymphatiques.

PARTITION II.

Ténuité de la Lymphe.

LA lymphe eſt trop tenue lorſqu'elle eſt mal travaillée ; ou qu'elle nage dans une trop grande quantité de féroſité. Elle eſt mal travaillée quand toutes les cauſes qui produiſent la cachexie, ou la cacochymie ſe réuniſſent, & ce ſont ces cauſes qu'il faut attaquer pour remédier à ce vice de la lymphe. Elle nage dans une trop grande quantité de féroſité lorſque les diſpoſitions du tempérament, le régime, le défaut de tranſpiration, & les maladies y donnent lieu, & ce vice ne peut être détruit qu'en tariſſant un peu la ſource de la féroſité ; il en ſera queſtion lorſque nous parlerons de la ſurabondance de la partie aqueuſe du ſang.

Nous croyons reconnoître la lymphe trop tenue, dans ce que les Anciens ont dit de la pituite, à laquelle les Grecs donnoient le nom de *phlegme ;* & nous n'entendons peut-être pas aujourd'hui une partie de leur doctrine, que parce que nous avons changé de langage. Adoptons les bonnes obſervations qu'ils nous ont laiſſées, & rejettons leurs erreurs. La pituite eſt, ſelon *Galien* & *Avicenne*, un ſuc alimentaire, mais la portion la plus crue du ſang, ou un ſang imparfaitement élaboré ; elle devoit ſervir à nourrir le cerveau & les autres parties ſimilaires qu'ils regardoient comme froides, & quelquefois même les parties charnues, quand elles manquoient d'une quantité de ſang ſuffiſante. Cette humeur alimentaire conſtituoit le fond de certains tempéramens qu'on appelloit phlegmatiques ou pituiteux.

Elle étoit soit douce, soit acide, soit salée. Elle étoit encore en juste proportion avec les autres humeurs, ou surabondante, & son excès devenoit un superflu nuisible. Dans son excès elle pouvoit être aqueuse ou muqueuse, vitrée ou gypseuse. *Aqueuse* quand elle ressembloit à cette sérosité qui coule du nez au commencement des catarres de la membrane pituitaire; *muqueuse*, quand elle étoit un suc épaissi comme la muquosité des narines; *vitrée*, lorsque semblable à une glace, elle étoit rejettée par l'estomac, qu'elle refroidissoit & qu'elle surchargeoit; *gypseuse* enfin quand elle se desséchoit, comme du plâtre dans les articulations, ou en forme de concrétions pierreuses, soit dans la vessie, soit dans les reins. Ces idées n'ont rien de suranné, si nous y substituons les notions que nous avons de la lymphe. Pour ce qui concerne la pituite muqueuse & gypseuse, nous renvoyons à ce que nous avons dit de l'épaississement de la lymphe & des maladies qui en sont la suite. Nous ne ferons mention ici que de la pituite trop aqueuse.

Les constitutions froides & humides, sont celles qui sont les plus sujettes à cette espéce de pituite; on en sent aisément les raisons. Les personnes de ce tempérament sont pâles & cependant assez grasses, mais quelquefois bouffies; leurs vaisseaux sont fort petits, & battent avec peu de vigueur. La vieillesse y incline davantage, soit qu'elle soit venue à pas lents, soit qu'étant hâtée par la débauche, elle soit venue à pas précipités. La jeunesse gourmande & livrée à la bonne chere, peut aussi y disposer. Les causes prédisposantes, sont l'abus des nourritures froides & humides; la boisson outrée d'eau, ou de liqueurs spiritueuses; la vie paresseuse, sans soins, sans études, sans soucis, trop sédentaire, sur-tout dans des lieux humides; l'humidité même des saisons, des demeures, ou de l'état qu'on a embrassé; le sommeil trop prolongé; les bains trop fréquens; la suppression de quelque évacuation pituiteuse par la bouche, les narines, ou les selles, soit que ces évacuations soient naturelles, soit que l'on se soit habitué à se les procurer artificiellement par le tabac en poudre, ou autres sternutatoires; la fumée de tabac, les lavemens, & les purgatifs.

Les signes qui manifestent la surcharge de cette pituite, sont des urines, tantôt blanches, pâles & ternes, tantôt épaisses, troubles & déposant beaucoup de sédiment, des vomissemens & des dévoiemens glaireux, des moiteurs assez fréquentes, une sputation habituelle, la bouche fade, un dégoût fréquent, une douleur fixe & habituelle vers les côtes, le pouls rare, lent, souple & foible, un corps qui se fatigue par le moindre exercice, sujet aux édémes, à l'enflure, aux catarres, aux asthmes humides; les sens peu vifs, l'imagination peu brillante & disposée à la tristesse, le sommeil lourd, profond, enveloppé de rêves, où l'on voit souvent de l'eau, de la pluie, des neiges, des inondations. Le bien-être qu'on ressent de toutes les choses échauffantes & de tout ce qui peut décharger la pituite séreuse. A ces signes généraux, qui annoncent la pituite arrosant toute l'étendue de l'individu, il s'en joint d'autres particuliers, qui dénotent qu'elle est amassée dans des cavités particulieres, telles que la tête, la poitrine, l'eſtomac & le bas ventre. Ces ſymptômes naiſſent de la fonction léſée de la partie & de ſon utilité.

L'exiſtence de cette pituite ſéreuſe une fois reconnue, il s'agiſſoit d'en expulſer la ſurabondance, & d'en délivrer les corps qu'elle ſurchargeoit. Pour cela, les Anciens adoptoient des médicamens qui purgeoient la pituite, & qu'ils appelloient *phlegmagogues*. Parmi ces médicamens ils vantoient l'*agaric*, qui eſt une eſpéce de champignon aſſez mépriſé aujourd'hui. Le *turbith gommeux*, qui eſt le ſuc épaiſſi d'une racine, rendant un lait glutineux & réſineux. La plante eſt une eſpéce de liſeron à tige ſarmenteuſe. L'*hermodacte*, qui eſt une racine tubereuſe, fongueuſe, ſe mettant aiſément en poudre, & d'un goût douceâtre un peu glutineux. *La coloquinte*, qui eſt un fruit de la groſſeur & de la forme d'une pomme, fongueux, & d'une amertume inſupportable. C'eſt un violent purgatif, on en prépare les trochiſques *alhandal*, qui ſont auſſi très-purgatifs. Lorſque ces médicamens ne ſuffiſoient pas pour attirer la pituite des parties les plus éloignées, ils ſe ſervoient des *hydragogues*, parce qu'en évacuant la ſéroſité, ils diminuoient la maſſe de la pituite.

Après ces préliminaires, on ſera plus en état d'entendre ce que dit *Hippocrate* ſur cette humeur en partie alimentaire & en partie excrémenticielle. » La pituite augmente dans l'homme pendant l'hiver, dit-il, (*de* » *naturâ hominis*), parce qu'elle eſt de toutes les humeurs la plus froide, » & que par cette qualité elle tient à la nature de cette ſaiſon. On ſera » d'autant plus convaincu du grand froid de cette humeur qu'on la com- » parera avec la bile & le ſang (*k*). Sa difficulté à ſe mouvoir (car elle eſt » auſſi difficile à être expulſée que l'atrabile), ne prouve rien contre ce » ſentiment. On peut démontrer aiſément en effet, que les corps ſont plus » pituiteux pendant l'hiver, en conſidérant que l'on crache & que l'on » mouche davantage pendant cette ſaiſon de l'année, & qu'on y voit » principalement des tumeurs lâches, molles, appellées édemes, & plu- » ſieurs autres maladies qui tirent leur origine de la pituite.... Pendant » l'été au contraire, la pituite eſt en bien moindre quantité, parce que » la ſéchereſſe & la chaleur de cette ſaiſon lui ſont contraires... Tandis » qu'au commencement de l'hiver, il s'engendre beaucoup de phlegme, » tant à cauſe de l'abondance des pluies, qu'à cauſe de la longueur des » nuits. Tel eſt l'ordre conſtant des choſes qui ne ſont variées que par les » circonſtances des tems & de la partie ... Ces principes étant poſés, il eſt » néceſſaire que les maladies qui augmentent pendant l'hiver, finiſſent pen- » dant l'été, & que celles qui prennent de l'accroiſſement pendant l'été, » finiſſent pendant l'hiver, à moins qu'elles ne ſoient terminées dans un » certain eſpace de tems, comme le ſont toutes les maladies aiguës ». *Hippocrate* regarde la pituite comme une des cauſes de l'épilepſie ». Lorſque » la pituite froide, dit-il, (*de morbo ſacro*) ſe répand dans le ſang qui » eſt chaud par lui-même, elle l'arrête & le rafraîchit. Si cette fluxion

(*k*) Dans ſon livre 2, *de Morbis*, il dit auſſi que de ſa nature, la pituite eſt très-froide, le ſang très-chaud, & la bile un peu plus tempérée que le ſang.

» eſt abondante, & la pituite fort épaiſſe, elle tue à l'inſtant, en étouffant » la chaleur du ſang, & en le coagulant. Si au contraire cette fluxion eſt » peu conſidérable, elle refroidit ſeulement le ſang & intercepte la reſpira- » tion... Ceux qui dans un âge tendre, ſont attaqués de l'épilepſie, cauſée » par la ſurabondance d'humidité, en meurent ordinairement, parce que » leurs vaiſſeaux trop foibles ne peuvent réſiſter à l'influx trop précipité » d'une pituite épaiſſe qui refroidit & condenſe le ſang. Lorſque l'influx » eſt moindre, & qu'il ſe porte ſur quelqu'autre partie que la tête, on » n'en meurt pas, mais il reſte toujours quelque trace de la maladie ». Il étend encore ce raiſonnement ſur les attaques d'épilepſie qu'éprouvent les vieillards ; & ſi quelques-unes de ſes explications ne ſont plus reçues, ſes obſervations ſont au moins d'un grand poids. » C'eſt encore, ajoute- » t-il, par le dépôt de cette pituite épaiſſe dans les veines jugulaires, qu'ar- » rive l'eſquinancie ſur la fin de l'hiver, & au commencement du prin- » tems, (*de ratione victûs in morbis acutis*). Quand la pituite s'oppoſe au » retour de l'air du poumon (*Lib. de Flatibus*) elle occaſionne la toux » juſqu'à ce qu'elle ſoit expulſée. Si cela dure quelque tems, les bronches » deviennent rudes & s'enflamment ; une fois enflammées, elles attirent » toute l'humeur de la tête, & la tête à ſon tour leur tranſmet toute » l'humeur qu'elle a attiré de tout le corps... ſi cette pituite eſt âcre, elle » rompt les veines, les ulcères, & s'épanche dans les chairs. Le ſang qui » s'extravaſe ſe corrompt & ſe tourne en pus. » On trouve la même doc- trine dans le Livre 1. *De morbis*. » Lorſque la pituite ſe porte vers le ventre, » il s'enſuit des évacuations (*de locis in homine*). Mais ces évacuations qui » ſurviennent à la leucophlegmatie, la terminent heureuſement » (*l*). Telle eſt la marche qu'*Hippocrate* accordoit à la pituite, marche qu'il auroit ſans doute mieux réglée s'il eût été plus inſtruit de la circulation de la lymphe, de la théorie de la tranſpiration & des ſécrétions. Néanmoins on voit combien cet Obſervateur a été attentif à décrire les ravages qu'occaſionne cette humeur, quand elle opprime quelque viſcère. De-là il concluoit que la pituite étoit une des cauſes générales des maladies. » Il y a, dit-il, » (*m*) dans l'homme quatre eſpéces d'humeurs qui produiſent naturellement » ſes maladies. La pituite, la bile, le ſang & l'eau.... Le cœur eſt la » ſource du ſang, la tête de la pituite, la rate de la ſéroſité, & le foie de » la bile ». Il donne un peu moins d'étendue à ce principe dans ſon Livre *De affectionibus*, où il dit *morbi omnes hominibus ex bile & pituitâ oriuntur.* » Les humeurs procurent des maladies, quand elles ſont trop épaiſſes ou » trop fluides, trop chaudes ou trop froides. La bile & la pituite con- » tractent ces qualités par les alimens, les boiſſons, les travaux, les bleſ- » ſures, les ſens, l'exercice vénérien, la température de l'air, & cela arrive » quand les choſes non naturelles ſont priſes à contre tems, ou contre » l'habitude, & qu'elles péchent en quantité ou en qualité ». Enſuite

(*l*) *Alba pituita vexato, ſi vehemens alvi profluvium ſuccedat, morbum ſolvit.* Aphor. 29, ſect. 7, & *coac. prænot.* 482.

(*m*) *Lib.* 4, *de morbis.*

il détaille comment la pituite produit les maux de tête, de gorge, de dents, de poitrine.

Le phlegme occupe quelquefois toute l'étendue des cellules graisseuses, c'est la maladie que l'on connoît sous les noms de leucophlegmatie ou anasarque. D'autres fois ce phlegme n'est déposé que sur quelques parties, & forme une tumeur circonscrite, c'est ce que l'on nomme édéme, ou énflure; de sorte que la leucophlegmatie n'est qu'un édéme universel, & l'édéme simple une leucophlegmatie particulière. Nous allons considérer sous un point de vue général l'une & l'autre affection.

TITRE I.

De la Leucophlegmatie.

HIPPOCRATE & ses Interprêtes entendent une pituite blanche par leucophlegmatie; c'est aussi ce que donne à entendre l'étimologie de ce mot: mais par une plus grande extension du sens de ce terme, on entend une enflure édémateuse de toute l'habitude du corps, qui retient l'impression du doigt, qui ne change pas la couleur de la peau, mais la rend au contraire plus pâle, qui est accompagnée de langueur, de difficulté de respirer, de foiblesse du pouls, d'urines pâles & variables, & d'autres symptômes qui annoncent la cachexie. Elle est causée par une lymphe trop tenue, qui séjourne dans les cellules du corps graisseux. Il semble que la chair en soit imbibée, ou qu'elle est entre la chair & la peau, & que la peau en soit abreuvée. Le phlegme qui croupit dans les vaisseaux lymphatiques, & qui distend le tissu cellulaire, n'est pas une sérosité pure, comme on le remarque dans les hydropisies par épanchement, c'est une lymphe trop claire, trop tenue, trop fluide, qui conserve encore un peu de viscosité. On s'assurera de cette vérité en examinant les linges dont on se sert pour panser les mouchetures que l'on fait quelquefois sur des parties édémateuses, pour donner issue à la liqueur qui les gonfle. Ces linges sont tachés & roides, comme s'ils avoient été trempés dans une liqueur chargée de gomme, & qu'ensuite on les eût laissé sécher. Cette tenuité de la lymphe est produite par toutes les causes qui donnent lieu à la cachéxie, telles sont l'oisiveté, les mauvaises digestions, les alimens de mauvaises qualités, l'air humide, les chagrins, en un mot, toutes les causes qui diminuent le ton des fibres, l'activité des fluides, le cours des urines, & la transpiration. Par cet exposé on voit combien il est essentiel de songer à remédier à la cachexie, avant que de penser à évacuer cette pituite emprisonnée dans le tissu cellulaire. On ne feroit que diminuer le symptôme qui se renouvelleroit sans cesse, tant qu'on n'auroit pas tari la source. C'est pourtant la doctrine qui est enseignée dans tous les livres de pratique. On n'y voit que des recettes d'évacuans, de sudorifiques, de diurétiques, & des méthodes particulières pour évacuer les eaux enfermées dans le tissu cellulaire. Combattez donc directement d'abord les causes qui ont enfanté la cachexie, c'est-à-dire, rétablissez les digestions, ne donnez que des alimens sains & convenables : faites habiter dans un air plus sec & plus chaud ; rétablissez le cours des sécrétions, & sur-tout le flux des urines, soulevez le fardeau des chagrins, donnez à l'ame plus de gaieté, employez avec sobriété les médicamens qui sont stomachiques, apéritifs, toniques, incrassans quelquefois & restaurans, aidez l'action de tous ces moyens par le mouvement & un exercice proportionné aux forces du sujet ; si vous ne prenez ces sages précautions, ce sera en vain que vous employerez les remédes qu'on annonce comme spécifiques, le ressort des vaisseaux s'affoiblira de plus en plus, la lymphe sera encore plus mal travaillée, elle deviendra plus séreuse, & la maladie dégénérera en une hydropisie incurable (*n*). Ces moyens au contraire, une fois appliqués, la curation est plus facile, la racine du mal est coupée, les branches se dessécheront peu-à-peu, & les remédes indiqués pour faire tomber l'enflure qui n'est qu'un symptôme, agiront avec beaucoup plus d'efficacité. Nous nous souvenons d'avoir proposé dans une Thèse, que nous avons soutenue le 19 Décembre 1743, le *kermès minéral*, donné & continué à dose refractée pour guérir la leucophlegmatie. On sait la propriété qu'a le kermès de faciliter le cours des humeurs selon le penchant des sécrétions ; de sorte que tantôt il est fondant & purgatif, tantôt expectorant & diaphorétique. D'ailleurs c'est un souffre tonique, qui augmentant le jeu oscillatoire des vaisseaux, détruit les empâtemens & prévient leur retour. Nous avons vu un leucophlegmatique tellement enflé, qu'il ne pouvoit plus respirer, & qu'on n'attendoit plus que l'heure de sa mort. Il prit plusieurs fois par jour de petites doses de kermès, les urines coulerent avec plus d'abondance, la respiration devint plus facile, & le malade fut arraché des bras de la mort en peu de tems.

M. *Moreau*, Médecin de la Faculté de Paris, nous a assuré avoir guéri plusieurs leucophlegmatiques avec le reméde suivant. Prenez deux gros de safran de Mars, préparé avec le souffre, & une demi-once de nitre, mêlez le tout ensemble, mettez en poudre & divisez en douze prises. On en prend une le matin, l'autre vers midi, & la troisiéme le soir. A l'usage de cette poudre il a quelquefois joint l'usage du vin scillitique. Ces remédes nous paroissent bien remplir les indications que présente notre théorie.

M. *Kesling*, Chirurgien de l'Impératrice de Russie, fut attaqué d'une leucophlegmatie. Ce mal avoit résisté aux secours dont M. *Kesling* avoit fait usage. Il eut envie de manger du fruit de la ronce ordinaire ; il en mangea d'abord une petite quantité ; quelques heures après il urina plus abondamment que de coutume, & ce premier succès lui en fit manger davantage. Les urines devenant de jour en jour plus copieuses, le volume du ventre & l'édéme disparurent. M. *Clerc*, qui rapporte ce fait, dit qu'il

(*n*) *Leucophlegmatiæ aqua intercutem succedit*, dit le pere de la Médecine, *aphor. 76, sect. 7.*

ne peut pas douter de sa vérité, par la croyance que mérite celui qui le lui a communiqué (*o*).

Les Anciens ont conseillé des incisions assez profondes aux pieds & aux jambes pour ouvrir une porte à l'humeur phlegmatique, qui séjournoit dans le tissu cellulaire. Mais, 1°. ce n'étoit qu'un reméde local qui ne portoit pas coup à la source du mal. 2°. Il en résultoit un inconvénient très-dangereux, c'est que la peau & le tissu graisseux manquant absolument de ressort dans ce cas, la gangréne se mettoit facilement dans les parties profondément incisées. Pour éviter cet inconvénient, des Médecins plus modernes, n'ont exigé que de simples mouchetures, ou légères scarifications à la peau. Mais les risques sont les mêmes, & on ne va pas par cette méthode plus directement à la cause du mal. Enfin on a proposé derniérement d'appliquer les vésicatoires sur les parties édématiées, parce que les vésicatoires attirent au dehors, 1°. une grande quantité d'humeur; parce qu'en excitant 2°, une phlogose à la peau, ils augmentent le ressort du tissu cellulaire; parce que 3°., le sel âcre & volatil des cantharides, pénétrant dans les routes de la circulation, divise la tenacité des humeurs & en rend l'excrétion plus libre. Nous ne nions pas tous ces principes, mais nous demanderons qu'à ce topique on joigne encore une cure interne proportionnée à l'énergie des causes, sans cela nous douterons toujours de l'efficacité d'un pareil traitement.

TITRE II.

De l'Edéme.

L'Edéme est une tumeur molle, lâche, blanche, sans douleur, sans chaleur, sans inflammation, dans laquelle l'impression qu'on fait avec le doigt revient peu-à-peu au premier état, quelquefois avec plus, quelquefois avec moins de facilité. Le pemier cas mérite le nom de *bouffissure*, & le second celui d'*empâtement*. Cette tumeur doit sa naissance à la pituite, qui se trouve engorgée dans la partie affectée. Or la pituite peut s'y engorger de deux façons: 1°, en remplissant les veines lymphatiques sans les crever, ce qui produit une simple stagnation sans extravasion, & c'est-là ce qui fait la premiere espéce d'édéme, ou la *bouffissure*. 2°. En crevant les vaisseaux lymphatiques, & se répandant dans le tissu des parties voisines par extravasation; & c'est-là ce qui fait la seconde sorte d'édéme ou l'empâtement. Tout ceci arrive, parce que la pituite abonde trop dans le sang, parce que les forces qui doivent la mouvoir manquent d'activité, parce qu'elle trouve des obstacles qu'elle ne peut pas surmonter, ou qu'elle ne surmonte que difficilement.

(*o*) Histoire de l'homme mal. *tom.* 1, *pag.* 75.

Ces

Ces causes générales dépendent à leur tour des causes particulieres. 1°. La pituite est trop abondante par les mêmes causes qui produisent l'anasarque dont nous venons de parler. 2°. Les forces motrices de la pituite, qui sont les mêmes que celles de la lymphe, manquent d'activité quand les parties ont perdu leur ressort par la paralysie ; quand le mouvement du cœur est rallenti ; de-là vient que les gens épuisés par la fiévre, par une maladie de langueur, par les saignées, sont sujets aux édémes, de même que les convalescens. 3°. Les obstacles qui arrêtent la lymphe dans son cours, sont différentes compressions, ou les obstructions des glandes & de quelque viscère considérable. C'est ainsi qu'une ligature un peu forte du bras produit le gonflement de la main. C'est ainsi que les glandes axillaires gonflées dans le cancer du sein, compriment la veine axillaire, & occasionnent l'enflure du bras ; c'est ainsi que les eaux contenues dans le bas-ventre, ou dans la poitrine, compriment la veine-cave inférieure, d'où vient l'édéme des extrémités inférieures. Ce détail doit faire voir qu'il y a des édémes essentiels & des édémes symptômatiques : ce qui donne des différences dans la curation. Il n'est question ici que de l'édéme essentiel, c'est-à-dire de celui qui est produit par l'abondance de la pituite & le défaut de ressort de la partie affectée.

On vuide la pituite trop abondante par les urines, par les selles, & par les sueurs. On peut tenter tour-à-tour ces moyens d'évacuer pour profiter de celui qui paroîtra le plus favorable. Afin de provoquer les urines, on emploie le nitre ou le cristal minéral, le sel admirable de glauber, l'arcanum duplicatum, ou sel de duobus. Les plantes apéritives & diurétiques, comme les racines de chardon roland, d'arrête-bœuf, d'asperges, de petit houx, de persil, d'oseille, de raves, d'aunée & d'iris, les feuilles de cresson, de cerfeuil, de turquette, de camphorata, d'ortie grieche, de saxifrage & de pariétaire. Les fruits de coqueret, la graine de grémil, la pareira-brava & les cendres de genêt. Souvent on prescrit avec succès les cloportes, soit écrasés dans des bouillons apéritifs, soit infusés dans du vin blanc.

Afin de vuider la pituite par les selles, outre les simples minoratifs, on est obligé d'employer quelquefois les purgatifs hydragogues, qui ne sont plus fort redoutables à cause du relâchement des fibres. Nous connoissons quelques vieillards qui ont coutume d'expectorer tous les matins une certaine quantité de pituite. Lorsque par une cause quelconque le cours de cette pituite est arrêté, leurs jambes deviennent enflées. Alors ils se purgent une couple de fois, après une préparation suffisante, ils fument quelques pipes de tabac, frottent leurs jambes avec un peu d'eau-de-vie, font un peu plus d'exercice qu'à l'ordinaire, & en quinze jours ou trois semaines l'enflure disparoît.

La voie des sueurs est la plus difficile. Pour la tenter, il faut souvent purger ou faire vomir auparavant ; ensuite disposer à la transpiration par des infusions diapnoiques. Après cela vous mettrez en usage les ptisanes ſudorifiques, le kermès minéral, la thériaque, le laudanum, les bouillons de vipères, &c.

Si, comme nous l'avons déja dit, c'eſt le défaut de reſſort des vaiſſeaux qui occaſionne la ſtagnation de la lymphe devenue trop tenue, on doit examiner ſi le vice eſt général, ou s'il n'eſt que particulier. Le vice eſt-il général? Augmentez la force tonique des fibres par la bonne nourriture, par l'exercice, par le changement d'air, par un régime plus chaud & plus ſec, par l'uſage des eaux minérales vitrioliques, ferrugineuſes, ſulfureuſes, &c. Le vice eſt-il particulier? Mettez la partie en état de réſiſter à la ſtagnation de la lymphe. On a coutume d'employer pour cet effet. 1°. Les fomentations avec le gros vin & l'eau de forge, avec l'eau-de-vie & l'eau de chaux, avec les décoctions des plantes aromatiques, &c. 2°. Les cataplaſmes avec les feuilles cuites de ſureau ou d'hieble, arroſées d'eſprit-de-vin ou d'eau de chaux, ou avec la pulpe de racine de brioine, d'aſphodele, de concombre ſauvage, &c. à laquelle on ajoute de l'huile de vers de terre, ou de laurier; d'autres appliquent ſimplement une feuille fraîche de bardane. 3°. Les bains dans les eaux thermales, ou, à leur défaut, dans l'eau-mere de ſalpêtre; les bains de vapeurs ou étuves des eaux chaudes, les bains de la mer, ou, ce qui eſt encore plus efficace, les bains de ſable échauffé par les rayons du ſoleil, les bains dans une leſſive de cendres de ſarment, à laquelle on ajoute du ſel ammoniac, &c. 4°. On vante dans l'édéme des jambes, l'uſage des chauſſettes de peau de chien, qu'on laſſe ſur les jambes, & qui en les ſerrant étroitement, empêchent la bouffiſſure; mais il arrive quelquefois que cette précaution aboutit à faire ſéjourner la lymphe ſur les cuiſſes, ou ſur les reins, & à rendre ces parties édémateuſes, ce qui eſt encore plus fâcheux que le mal auquel on veut remédier.

Enfin lorſque les obſtacles ſont de la nature de ceux que nous avons expoſés, & que l'édéme ſe trouve ſymptôme d'une autre maladie, il faut traiter la maladie principale, ſi l'on veut faire diſparoître l'édéme. Sans cela il n'y a pas de guériſon à eſpérer, tous les remédes deviennent inutiles; il n'y a qu'un ignorant, ou un Empirique, qui puiſſe ainſi ſe méprendre & prodiguer des médicamens & des topiques infructueux, dont le moins mauvais effet eſt de fatiguer les malades. Cette remarque paroîtra inutile à pluſieurs, mais il n'y a pas de Médecin qui dans le cours de ſa pratique, ne rencontre de pareilles balourdiſes.

PARTITION III.

Acidité de la Lymphe.

NOUS ne disputerons pas avec ceux qui prétendent que l'on ne rencontre dans le sang aucune trace d'acidité, nous argumenterons seulement sur des faits. Les rapports, les vents & les excrémens, donnent souvent des marques évidentes d'un acide contenu dans les premieres voies. Le chile qui est preparé alors dans l'estomac & dans le canal intestinal, y contracte un caractére d'acidité qu'il porte dans les veines lactées & dans le sang. De toutes les parties du sang, c'est la seule lymphe qui devient acide, caractére qu'elle conserve tant que le jeu des vaisseaux n'est pas assez fort pour le vaincre. C'est pourquoi on le remarque dans presque toutes les maladies des enfans, dans lesquelles les excrémens, les sueurs, les rots, ne manquent presque jamais de sentir l'acide ; tandis qu'il est fort rare d'observer ce phénoméne dans les adultes qui menent une vie exercée. Cette constitution propre de la lymphe des enfans prend sans doute sa source en partie dans la foiblesse de leurs fibres, qui ne donnent qu'un degré médiocre d'animalisation à leurs sucs, & en partie dans le régime qu'on leur a fait observer. Dès le moment de leur naissance ils ont été nourris avec du lait, qui est une émulsion végétale très-disposée à l'acidité. Ils tirent de ce lait une grande abondance de mucilage qui domine toujours dans les enfans, & qui a toujours une pente à devenir acide. A peine ont-ils quitté le teton de leurs meres, qu'on les surcharge de bouillie, matin & soir, soit que leur estomac soit chargé d'un reste de digestion aigrie, soit que le dégoût leur fasse machinalement rebuter un pareil aliment. Une paysanne grossiére n'écoute pas de pareils mouvemens ; elle est même sourde aux cris de son nourrisson qui la refuse, & qui n'a pas d'autre moyen que ses larmes pour faire entendre le vœu de la nature. Elle n'a pas assez d'intelligence pour imaginer que c'est sa trop forte santé, que ce sont les alimens grossiers qu'elle prend, qui lui donnent un lait trop épais, trop nourrissant, vraie cause des tourmens de son enfant. Il est vrai que cet enfant a de l'embonpoint, mais la plupart de ces enfans si gras, sont surchagés d'une lymphe acide, qui donne souvent des signes de sa présence, soit par le ramollissement des os, soit par des maladies qui naissent de la viscosité de la lymphe. Le sommet de leur tête est souvent mou, & reste long-tems ouvert, même depuis la suture coronale jusqu'à la suture lambdoïde. Ils sont sujets à la noueure, à la coqueluche, aux écrouelles, & à des aphtes qui ont beaucoup de peine à guérir. C'est à ce principe acide qu'il faut attribuer les tranchées qui tourmentent si cruellement les enfans à la mammelle. Vous les voyez dans ces momens rendre des excrémens verdâtres, accompagnés de beaucoup de flatuosités, leurs intestins sont comme déchirés par ces matieres.

La méthode la plus efficace pour guérir une partie de ces maux, démontre la vérité de notre assertion. Elle roule ordinairement sur les absorbans, qu'il faut faire précéder par les purgatifs doux qui en assurent le succès. Ces absorbans sont la poudre des yeux ou des pattes d'écrevisses, de tous les coquillages, des coquilles d'œufs, de corail, la craie, la magnésie. Suivant les observations de *Pringle*, les poudres des testacées sont de tous les médicamens les plus septiques. Ils conviennent donc non-seulement pour absorber les acides, mais encore pour détruire les dispositions à l'acidité, en donnant aux humeurs une disposition prochaine à l'animalisation. Les sels lixiviels conviendroient donc aussi, ainsi que quelques alcalis volatils. On a vu quelquefois l'esprit de corne de cerf suspendre les tranchées des enfans avec une rapidité étonnante. C'est pour cette raison que le savon est bien indiqué, & que les lavemens avec le savon, soulagent beaucoup. Les toniques sont encore utiles, parce qu'en augmentant le ressort des solides, ils décident davantage la pente des humeurs à l'alcalescence. Ayez sur-tout attention au régime, supprimez tout laitage & la bouillie, mettez le malade aux panades, aux œufs frais, au bouillon & aux potages gras. Si vous voulez absolument ne pas faire quitter tout-à-fait le lait, faites en même tems faire usage de l'eau de chaux, pour le prémunir contre l'acidité. De cette acidité de la lymphe dépendent principalement deux maladies dont il va être question dans les deux titres suivans; la noueure & le ramollissement des os.

TITRE I.

De la Noueure.

La *noueure* à laquelle on a donné le surnom grec de *rachitis*, est une maladie qui n'arrive gueres aux enfans que quand ils sont parvenus au neuviéme mois. Lorsqu'ils en sont préservés jusqu'à deux ans accomplis, ils n'en sont presque jamais attaqués dans la suite, mais elle leur survient fréquemment entre ces deux âges. Quelques Auteurs ont prétendu que cette maladie étoit moderne, & qu'elle avoit pris naissance vers le milieu du seiziéme siécle. Nous n'en croyons rien, parce que dans tous les tems la lymphe a pu devenir acide, les sucs osseux se mal distribuer, des portions d'os s'amollir, & les os par conséquent prendre une conformation vicieuse. On peut se le persuader aisément en considérant qu'en tout tems il y a eu des bossus, des tortus & des gens contrefaits. Nous sommes convaincus qu'*Esope* avoit été rachitique dans son enfance, & ce fameux fabuliste a existé deux mille ans avant l'époque que l'on donne pour la naiſſance de la noueure. C'eſt une chimère de *Boerrhaave*, que ſes Eléves ne manquent pas d'adopter ſur la parole de leur Maître. On nous pardonnera de contredire ce ſavant Médecin, mais en fait de doctrine, nous ne reſpecterons que la vérité. Nous avouerons cependant que cette maladie eſt devenue bien plus fréquente depuis l'apparition de la vérole en Europe. Il eſt très-commun de voir les peres qui ont été attaqués de maladies vénériennes engendrer des enfans rachitiques. Une infinité d'innocens payent, en venant au monde, le libertinage de leurs peres coupables. La raiſon nous en paroît palpables. Le virus vénérien diſpoſe la lymphe à l'aceſcence, & l'on eſt obligé pour le détruire d'employer le mercure ou d'autres moyens qui faſſent tendre les humeurs à la putridité. Le virus vénérien fortifie donc la cauſe qui produit le rachitis, cauſe que l'on combat auſſi quelquefois avec ſuccès par les préparations mercurielles.

Les ſignes diagnoſtiques de la noueure, ſont le relâchement & la molleſſe des muſcles, leur foibleſſe, leur pareſſe, leur engourdiſſement. La nourriture des parties ſe fait inégalement ; la tête eſt plus groſſe qu'elle ne doit être, le front forme une protubérance qui l'avance beaucoup en devant, & eſt preſque continuellement humecté d'une ſueur gluante & ſentant l'aigre, les ſutures du crâne ſont quelquefois fort écartées. On voit même des enfans, qui, parvenus à l'âge de vingt mois, & même de deux ans, n'ont pas la fontaine de la tête fermée, ou ne l'ont qu'imparfaitement : ce qui la rend douloureuſe au toucher. Le viſage eſt plus plein & plus vermeil. Les parties qui ſont au-deſſous de la tête maigriſſent de plus en plus, il n'y a pas de conſiſtence ſolide dans les os. L'épine, & la plupart des os longs ſe courbent, les épiphyſes & les os ſpongieux ſe gonflent, ce qui fait paroître des eſpéces de nœuds ou élevations aux environs des jointures, d'où la maladie a pris ſon nom. Ces nœuds ſe remarquent principalement aux poignets. On voit auſſi de ſemblables tumeurs aux extrémités des côtes, à l'endroit où elles ſe joignent au ſternum. On remarque encore des os qui ſe raccourciſſent, & qui ne prennent pas leur accroiſſement entier ſelon leur longueur. L'éruption des dents eſt auſſi plus tardive & plus fâcheuſe, elles branlent au moindre effort, elles deviennent quelquefois noires & tombent par morceaux.

Dans les progrès de la maladie, la poitrine ſe rétrecit par les côtés, & s'éleve en pointe ſur le devant ; le ventre paroît un peu tuméfié, & les hypocondres tendus. Souvent auſſi il y a de la toux, de la difficulté de reſpirer, & pluſieurs autres vices du poumon ; ſouvent les malades ne peuvent ſe coucher ſur l'un des deux côtés à cauſe de l'adhérence du poumon à la plévre, ou à cauſe d'une forte tumeur au côté. Le foie, l'eſtomac, & les inteſtins, ſont plus grands qu'ils ne doivent être ; les glandes du méſentère groſſiſſent auſſi, & ſont même quelquefois écrouelleuſes ; le poumon eſt engorgé, tuméfié, quelquefois écrouelleux, purulent & adhérent à la plévre. Les veines jugulaires & les artères carotides ſont plus groſſes qu'à l'ordinaire ; enfin preſque toutes les parties s'affoibliſſent.

Les excrémens que rendent ces malades, font clairs & grisâtres, tantôt glaireux, tantôt cruds, toujours très-puants, très-souvent d'une odeur acide. Les urines qui varient dans leur couleur, font ou rouges ou huileuses, & exhalent une odeur désagréable. Quelques-uns ont une faim canine; les autres un dégoût général pour toutes les nourritures, ou une altération continuelle. Une fiévre lente accompagne tous ces symptômes; lorsqu'elle devient plus forte, & que le cours de ventre s'y joint, les malades périssent la plupart du tems.

Il est vrai que ces différens symptômes ne se rencontrent jamais tous ensemble dans un même sujet; mais il suffit qu'il s'y en découvre quelques-uns d'essentiels, pour donner lieu de caractériser le rachitis.

Cette maladie, qui se montre d'abord sous un caractère benin, dégénére quelquefois néanmoins par la violence des symptômes en hectisie, en hydropisie de poitrine, ou en ascite. Plus elle suit de près la naissance, & plus elle occupe de parties, plus aussi elle est dangereuse. Les enfans qui ne guérissent pas avant l'âge de cinq ans, sont ensuite pendant toute leur vie d'une mauvaise santé, & sont souvent d'une stature difforme : la gale, ou la démangeaison qui surviennent, contribuent souvent à la guérison de cette maladie, dit *Mayow*.

Pour guérir cette maladie, employez tous les remedes qui sont propres à détruire l'acidité de la lymphe, & dont nous venons de parler. On y joindra quelques purgatifs, parmi lesquels on doit choisir le mercure doux & la rhubarbe. Joignez à ces remedes l'usage de ceux dont on a reconnu l'efficacité dans cette occasion; telles sont les capillaires, le politric, la racine d'osmonde, les bourgeons de fougére, la scolopendre, la véronique, le tussilage, la racine de garence, la camomille romaine. Il faut sur-tout insister sur le régime, défendre tous les laitages, mettre à l'usage de la viande & des potages gras, faire changer d'air, recommander l'exercice ou des frictions légeres sur tous les membres & sur l'épine du dos, ne pas redouter les aromates qui donnent plus d'activité aux liqueurs, fortifier les viscères, tenir les malades fort chaudement; en un mot, employer tous les moyens qui, tendant à volatiliser les humeurs, favorisent leur acescence. Nous pouvons dire qu'avec ce traitement simple, nous avons tiré du tombeau des malades qu'on regardoit comme dans un état désespéré.

Comme j'ai employé avec succès *la garance* dans le traitement de quelques enfans rachitiques, j'espere qu'on me saura bon gré d'entrer dans quelque détail sur cet article. Prenez une demi-once de racines de garance, jettez-là dans deux pintes d'eau bouillante, laissez infuser pendant la nuit sur les cendres chaudes, & ajoutez deux gros de sel végétal, pour aider à en extraire la teinture. Passez & faites fondre dans la colature deux onces de bon miel blanc. Si l'enfant est sevré, on lui fera prendre chaque jour, le matin, huit onces de cette boisson : on en continuera l'usage sans relâche plusieurs mois de suite. Si l'enfant est encore à la mamelle, il faut que ce soit la nourrice qui prenne ce médicament, mais à quantité double chaque jour. Son effet le plus ordinaire, est de procurer un cours plus abondant d'urines, de débouffir toutes les parties du corps : on obferve encore que les excrémens, les urines & les fueurs quelquefois font teints en rouge.

Lorfque l'enfant a de l'altération, comme cela eft affez ordinaire, on coupe ce médicament avec partie égale d'eau de veau ou de poulet, & l'on fubftitue au miel le firop de limon, ou le firop de pommes, fi l'enfant eft conftipé. Lorfqu'au contraire le dévoiement furvient, il faut examiner la nature des déjections, & fe regler fur ce qu'elles indiquent. Le flux n'eft-il qu'humoral? purgez avec un minoratif. Eft-il lientérique? mêlez avec la garance un peu de rhubarbe torréfiée, & mettez le firop de coing en place de miel. Si l'enfant rend des matieres fondues, verdâtres, de mauvaife qualité, accompagnées de fiévre, de tenefme, de tranchée, &c, alors fufpendez l'ufage de ce médicament pour traiter la nouvelle maladie qui fe déclare. Ce n'eft pas je penfe que la garance ait aucune part à cette diarrhée, puifqu'on la voit arriver tous les jours inopinément, fans qu'on ait jamais fongé à faire ufage de cette racine; mais c'eft qu'il ne faut pas furcharger les enfans de remedes, & que quelques grains d'ipécuacanha conviennent mieux dans ce cas là.

L'enfant a-t-il des vers? joignez à la garance la racine de fougère mâle, ou le femen contra. Agiffez toujours fuivant l'indication principale. Les enfans que j'ai traités ainfi, n'ont pas tardé à marcher & à fe foutenir mieux fur leurs jambes qu'ils ne faifoient auparavant, fans avoir le corps arcqué, comme cela arrive du plus au moins quand les vertèbres commencent à fe déjetter.

On peut encore employer dans le rachitis le fel ammoniac; c'eft un très-bon apéritif qui réuffit dans la dureté & la tenfion du bas ventre des enfans. Sa dofe eft depuis fix grains jufqu'à un fcrupule dans un véhicule convenable. C'eft de lui que dépendent les propriétés de *l'ens veneris*, qui n'eft autre chofe que les fleurs de fel ammoniac. *Boyle*, qui en eft l'inventeur, le regarde comme un fpécifique affuré contre le rachitis. Ces fleurs fe font en faifant fublimer enfemble parties égales de fel ammoniac, & de colcothar de vitriol de Chypre : il faut en continuer long-tems l'ufage.

Helvetius regardoit fa teinture de vitriol verte, & fa teinture de vitriol bleue, comme le remede le plus propre à combattre le rachitis. Ces teintures font prefque la même fous ces deux dénominations. Leur différence ne confifte que dans la préparation qui rend la teinture bleue plus active, & elles ne doivent peut être toutes deux leur vertu qu'au fel ammoniac. La teinture de vitriol verte fe fait en fondant enfemble fur le feu deux onces de vitriol de Chypre, & une once & demie de fel ammoniac très-pur. Lorfque ce mêlange eft durci, on le réduit en poudre, qu'on jette dans l'efprit de-vin, qui prend une couleur d'un beau verd d'éméraude. Si fur cette teinture verte vous verfez une cinquieme ou une fixieme partie d'efprit volatil de fel ammoniac, fait avec la chaux vive, elle prendra une couleur d'un beau bleu d'azur. La bafe de cette compofition, comme l'on voit, eft la même que celle de *l'ens veneris* de *Boyle*. Ces teintures incifent les crudités visqueuses, & enlevent les obstructions des viscères du bas ventre; quelquefois elles agissent par les selles, le plus souvent par un vomissement doux & facile, & font toujours vuider d s glaires & des flegmes. On en fait prendre le matin à jeun aux enfans autant de gouttes qu'ils ont d'années, & pour hâter la guérison, on pourra doubler ces petites doses, lorsqu'elles n'exciteront pas de maux de cœur : on les donne dans une cuillerée de vin de Bourgogne ou d'Espagne, soit dans quelques cuillerées d'eau pure, à laquelle on ajoute un peu de sirop de capillaire. Quand l'enfant aura pris la teinture verte pendant huit jours, on lui fera prendre la teinture bleue pendant huit autres jours; après quoi l'on en reviendra pendant huit autres jours à la teinture verte, & cette altérnative aura lieu jusqu'à la fin du premier mois; dans le second mois chaque usage sera de quinze jours, aulieu de huit : changement qui doit être encore pratiqué pendant le troisieme mois, supposé que l'enfant ne soit pas guéri plutôt. Toutes les fois qu'il passera d'une teinture à l'autre, ou qu'il aura fini de prendre entierement l'une des deux, on aura soin de le purger avec quelque médecine légére. Si l'on désire de plus amples instructions, il faut consulter le *Traité des maladies les plus fréquentes*, &c, par M. *Helvetius*, *tom.* 2, *pag.* 359.

On pourroit peut-être rapporter au rachitis le *spina ventosa*; c'est une maladie des os qui commence par le plan interne de la cavité : plan qui se carie par la putréfaction de la moëlle, ou par la présence d'un vice dans la masse des humeurs; elle se manifeste par la protubérance de l'os, sans que la couleur de la peau soit changée. Le gonflement se fait principalement vers les jointures, sans qu'il y ait d'abord des grandes douleurs. La carie pénetre peu-à-peu jusqu'à la surface externe; les os deviennent mous & vermoulus, & se cassent quelquefois, ne pouvant résister à l'effort des muscles dans les mouvemens violens & subits auxquels ils sont exposés, ou ils se gonflent, & il y survient une exostose. Pendant que l'humeur âcre, qui cause cette maladie, ronge le périoste, il s'y excite une douleur très-vive & piquante, comme si l'on étoit percé par une épine, d'où vient le nom de ce cruel mal, qui n'arrive gueres qu'aux jeunes gens & aux enfans. Il s'y joint ordinairement une fiévre lente, à laquelle survient une atrophie particuliere ou universelle, & le malade succombe après avoir bien souffert. La cause de cette maladie est souvent un vice vénérien dégénéré, ou un virus scorbutique, & quelquefois écrouelleux.

Nous n'avons vu qu'une fois cette maladie dans le cours de notre pratique : elle occasionnoit les tourmens les plus vifs dans le tissu des os, même à une femme âgée de plus de soixante ans environ, qui avoit mené la conduite la plus sage & la plus reglée : nous allons en donner l'histoire.

Madame Rash***, d'un tempérament délicat, très-grasse, ayant eu plusieurs enfans, perdit ses règles à quarante huit ans. Tourmentée par diverses douleurs, des palpitations dans les vaisseaux de la poitrine, elle se fit saigner du pied. Immédiatement après cette saignée, elle sentit des douleurs si vives dans tous les membres, qu'elle fut contrainte de rester dans le lit pendant

pendant six mois : le genoux droit devint enflé, ce qui fit soupçonner une humeur goutteuse. Après l'usage de quelques purgatifs & des eaux de Sedlitz, elle fut beaucoup mieux. Au mois d'Avril 1760, elle avoit au sein une tumeur cancéreuse ouverte. Un Charlatan prétendit l'emporter par le moyen d'un caustique : on l'appliqua, & il ne tarda pas à occasionner de cruels tourmens, la fiévre & une salivation abondante. Il n'emporta qu'une portion de la glande. La salivation cessa ; mais les palpitations continuerent, les douleurs de reins devinrent insupportables, le crachement de sang, auquel la malade étoit sujette depuis la perte de ses règles, reprit avec violence. L'insomnie étoit rebelle. Elle prit les bains pendant douze jours : ils procurerent peu de soulagement. Elle prit tous les soirs une demi-once de sirop de karabé ou de diacode ; ces sirops calmoient les douleurs, sans occasionner beaucoup de sommeil ; mais ils la faisoient constamment vomir au réveil une grande quantité de glaires : effet qui ne doit être attribué qu'au défaut de transpiration de la malade ; car nous avons remarqué que ceux que l'opium, ou ses préparations ne faisoient pas transpirer, étoient ou fort agités par ce remede, bien-loin d'être calmés, ou vomissoient. Voulant éviter le vomissement qu'occasionnoit l'opium pris par la bouche, je prescrivis un jour, que les douleurs de reins étoient insoutenables, un lavement avec deux gros de philonium romanum. Les douleurs furent bien engourdies ; mais ce lavement, où entroit une drogue, dans la composition de laquelle se trouve l'opium, procura des vomissemens qui durerent vingt quatre heures.

Elle prit plusieurs jours de suite la ptisane de sainte Catherine, qui calma un peu la fougue du sang ; elle se purgeoit tous les quinze jours ; elle essaya plusieurs fois le lait. Il augmenta toujours les douleurs, & passoit fort mal. Autrefois elle avoit pris le lait d'ânesse avec succès. On conseilla enfin les antiscorbutiques, qu'elle continua pendant plusieurs mois sous différentes formes. Il n'y eut que peu, ou presque point de diminution dans les symptômes. Il survint des exostoses considérables aux clavicules & aux vertèbres du col.

Les tumeurs cancéreuses, qui étoient au sein & sous l'aisselle, se rouvrirent. La malade ressentoit des douleurs terribles dans tous les os, on ne pouvoit soupçonner aucun vice vénérien ; elle avoit toujours été d'une sagesse exemplaire, comme nous l'avons déja dit ; le mari, homme très-prudent & très-sage, jouissoit d'une parfaite santé, & tous les enfans étoient fort sains. A la fin du mois de Mai 1761, la malade en remontant sur son lit, se cassa la cuisse vers la tête du femur, sans faire ni chute ni le moindre mouvement violent. Les deux extrêmités du fémur cassé furent bien rapprochées & bien contenues en place ; mais au bout de quarante jours le calus n'étoit pas seulement commencé. La malade sentoit une odeur cadavéreuse ; elle mourut au bout de six semaines de cet accident, le 20 Juillet 1761. Nous croyons, après l'exposition de tous ces symptômes, devoir ranger cette maladie dans la classe du spina ventosa, occasionnée, soit par un vice scorbutique, soit par un vice cancéreux qui, dominant dans la masse du sang, a porté tout son effort sur les os, y étant déterminé par des causes particulieres.

Ceux qui voudront être plus instruits sur l'histoire & la description du *spina ventosa*, consulteront *Rhazis*, Médecin Arabe très-célèbre, qui le premier en a donné la description (*p*). *Avicenne* en a aussi parlé *liv.* 4, *fen.* 4, *tr.* 4, *cap.* 9. *Pandolfin* en a fait un traité entier, auquel *Merlin* a ajouté des notes. M. A. *Severin* en a écrit aussi un traité sous le nom de *Pedarthrocace*.

Rapportez encore au rachitis une espece d'*Ankylose* : cette espece est une maladie des jointures qui les prive de leur mouvement en les tenant toujours roides, comme si les os n'étoient que d'une seule piece dans leur articulation : on peut le regarder comme une soudure des articles. Nous avons remarqué qu'elle ne se faisoit jamais sans gonflement de la tête des os. Elle doit sa naissance à l'épaississement de la sinovie, dont les articulations sont enduites ; elle attaque le plus ordinairement les enfans, & nous ne pensons pas qu'elle mérite un autre traitement intérieur que le rachitis ; il n'y a que les topiques que le Médecin doit employer & varier suivant sa prudence. L'autre espece d'Ankylose n'est qu'accidentelle ; elle ne survient que lorsque dans les fractures considérables des articles, où en conséquence d'une carie, le suc nourricier s'épanche & soude les os entr'eux.

TITRE II.

Du ramollissement des Os.

L'EXPÉRIENCE fait voir que les os & l'yvoire se ramollissent dans les foibles acides du vinaigre & du petit lait. Quoique les exemples en soient fort rares, il arrive cependant qu'à la suite des couches la matiere laiteuse s'aigrit au point qu'elle porte des atteintes terribles aux Os. Nous allons rapporter l'histoire de ce ramollissement singulier des os, dont nous avons fait mention dans le Journal de Verdun, *Septembre* 1752, *pag.* 232.

Anne Elisabeth Queriau, âgée de 35 ans, femme de *Pierre Supiot*, cardeur de laine, étoit alitée depuis un an à cause des grandes douleurs qu'elle avoit ressenti dans les os qui se contournerent d'une façon extraordinaire. Les os du fémur étoient tellement recourbés en-dehors de chaque côté, qu'ils remontoient le long des flancs, & qu'on auroit cru au premier aspect que le corps de la malade auroit été terminé à la base du bassin. Les jambes s'élevoient à côté de la poitrine, & la serroient fortement. Le pied gauche passoit derriere l'omoplate, & la plante de ce pied servoit d'oreiller à la tête ; le pied droit n'étoit pas élevé à cette hauteur, & ne passoit pas l'épaule.

Les bras avoient une figure singuliere. Du côté gauche, l'humérus étoit

(*p*) Voyez Freind, *history of Physick*, tom. 2 pag. 55.

courbé dans la partie moyenne de dedans en-dehors; les deux os de l'avant bras faisoient la même chose, ce qui, joint avec la courbure du coude, donnoit à croire que le bras & l'avant bras étoient fracturés en plusieurs endroits; du côté droit, l'humérus formoit un vrai Z renversé, & les os de l'avant bras étoient dans la même position que ceux du côté gauche. Le carpe & le métacarpe avoient changé considérablement de forme; ils paroissoient gonflés, ainsi que la peau qui les recouvre. La malade ne pouvoit remuer que très-peu les bras dans leurs articulations & le bout des doigts fort légérement. Les vraies côtes étoient un peu dérangées; les fausses-côtes étoient affaissées en partie sur les poumons, ce qui les gênoit beaucoup dans leur action. La partie supérieure du sternum étoit fort gonflée, tandis que la partie inférieure se trouvoit surbaissée.

Malgré les tourmens extraordinaires qu'avoit dû souffrir la malade dans ce travail singulier de la nature, elle avoit conservé un certain embonpoint. Lorsque nous la vîmes, elle souffroit beaucoup de la tête, & les douleurs étoient si aiguës, qu'elle s'imaginoit qu'on lui arrachoit la cervelle hors de la tête avec des tenailles. Les os n'étoient ramollis que dans certains endroits: car du reste ils étoient très-durs & très-solides. La malade ressentoit par tout le corps une chaleur excessive, qui étoit très sensible au toucher, de sorte qu'elle ne pouvoit être couverte en tous tems que d'une ou de deux serviettes; cependant la fievre étoit lente & modérée.

Dans son état naturel, la hauteur de cette femme étoit d'environ cinq pieds, & dans l'état que nous venons de la dépeindre, elle n'en avoit pas trois; elle ressembloit à une grenouille quand elle est tapie & ramassée sur elle-même, ou à un rompu exposé sur la roue. M. *Morand*, Médecin, en a fait représenter la figure à la tête de l'histoire qu'il a donnée de cette maladie singuliere, *à Paris, chez Quillau* 1752. Cette femme, ainsi que son mari, protesterent n'avoir jamais été atteints d'aucun vice vénérien, & n'avoir jamais fait usage de mercure ni d'aucune préparation mercurielle; elle avoit été assez valétudinaire pendant sa jeunesse, & sujette à des fluxions, des maux de tête & de fréquens évanouissemens: on ne connoissoit aucune cause procathartique & évidente de ce phénomène. La *Supiot* eut en 1747 une couche à la suite de laquelle elle se sentit une grande foiblesse dans les reins, ce qui la faisoit boiter des deux côtés. Elle accoucha encore en 1748; mais elle fut six semaines sans ressentir aucune foiblesse dans les reins. En 1749, étant grosse de deux mois & demi, elle fit une fausse couche, & le 30 Mars suivant elle se laissa tomber dans l'Eglise saint Roch; alors elle ressentit une douleur très-vive à la jambe gauche. La cuisse enfla jusqu'à la hanche, & le pied se retourna de dedans en-dehors, sans qu'aucun os fût démis ou fracturé, comme l'ont témoigné plusieurs Chirurgiens habiles qui ont vu & examiné attentivement la malade à la suite de sa chûte. Pour diminuer cette rétraction des muscles, ces mêmes Chirurgiens firent alors baigner la malade & la panserent avec de l'eau de tripes. Le mal persévérant dans la même force, & n'obtenant aucun succès des remedes qu'on employoit, on changea d'indication, & on regarda cette incommodité comme un lait répandu : la malade fut traitée en conséquence. Sur le propos de ses voisines, elle s'imagina qu'une nouvelle couche pourroit la guérir de cet accident. Elle ne tarda pas à devenir grosse, & dans le tems même de cette grossesse, environ cinq mois après sa chûte, en voulant s'asseoir, elle sentit qu'elle portoit à faux, ce qui renouvella ses douleurs, occasionna une enflure générale, & l'obligea de garder le lit. Malgré ces accidens, elle accoucha heureusement le 7 Avril 1751 ; l'enflure disparut, mais il lui fut impossible de pouvoir se soutenir sur ses pieds. L'enfant a vécu onze mois sans aucune apparence d'infirmités. Le 13 Septembre les douleurs augmenterent si considérablement, que les jambes commencerent à se retirer de la façon dont nous l'avons décrit. Ses membres ont pris tour-à-tour la configuration que nous avons dépeinte. Les urines déposoient un sédiment blanchâtre, qui faisoit environ la cinquieme partie de la totalité : ce sédiment devenoit gypseux lorsqu'il étoit desseché. Les gencives avoient saigné quelquefois, les dents étoient un peu jaunâtres, leur racine étoit tant soit peu à découvert. Les antiscorbutiques, dont elle avoit fait usage pendant deux mois, avoient paru procurer quelque soulagement ; mais on avoit été obligé de les interrompre par rapport à un crachement de sang qui étoit survenu. L'appétit étoit assez bon, les digestions se faisoient bien, ainsi que toutes les autres fonctions naturelles ; la tête étoit libre, les règles, quoiqu'en moindre quantité, paroissoient réguliérement tous les mois. Les sueurs étoient si âcres, qu'elles causoient souvent des démangeaisons & des échauboulures à la peau. On ne pouvoit remuer la malade, ou la toucher, sans lui causer des douleurs excessives ; elle étoit obligée par conséquent de rester toujours dans la même situation, & couchée sur le dos. Lorsqu'il arrivoit de la remuer dans des occasions indispensables, elle souffroit extrêmement pendant plus de douze heures, & les tourmens qu'elle enduroit alors, lui occasionnoient de fréquentes pertes de connoissance. Ces douleurs étant devenues tout-à-coup générales, & presque continelles, ont terminé la vie de cette misérable victime le 9 Novembre 1752 : on fit l'ouverture du cadavre, à laquelle assisterent plusieurs habiles Anatomistes.

On commença l'examen par la jambe gauche, sur laquelle on fit une incision depuis l'épine du tibia jusqu'à sa base. Les tégumens séparés ont laissé appercevoir la crête du tibia, dont le corps même fut entamé avec l'instrument, la substance compacte n'ayant offert aucune résistance : elle étoit absolument changée, plus ou moins ramollie dans toute son étendue, presque détruite dans quelques endroits, ou ayant perdu beaucoup de son épaisseur dans d'autres. La substance spongieuse des deux extrêmités de cet os étoit fort souple, & prêtoit aisément à la moindre pression. La cavité intérieure étoit remplie d'une substance fort rouge, semblable a du sang caillé qu'on auroit mêlé avec de la graisse.

Les changemens arrivés au péroné étoient bien plus marqués ; on avoit peine à reconnoître son extrêmité supérieure, & on sentoit un reste de son extrêmité inférieure près la malléole ; pour sa partie moyenne, elle étoit entiérement anéantie & confondue avec les chairs voisines.

Le corps de l'humérus, ainsi que celui du radius & du cubitus, étoient fort diminués de leur volume, qui n'étoit pas le même dans leur longueur ; leur mollesse étoit aussi différente ; dans quelques endroits ils étoient souples & plians, dans d'autres ils étoient cassans, quoique flexibles. On pouvoit en tirant ces os par les extrêmités, leur rendre leur direction naturelle ; mais ils se replioient bientôt dans les endroits où ils étoient courbés auparavant. On coupoit facilement les phalanges avec le scapel. Elles étoient souples & élastiques comme de la baleine. Les plans osseux du fémur ressembloient à des couches charnues ; les clavicules étoient cartilagineuses ; l'épine avoit perdu sa configuration naturelle, & les vertèbres étoient molles au toucher. Les os du crâne étoient tellement ramollis, qu'on les coupoit fort aisément ; leur épaisseur étoit augmentée du double au moins ; les deux tables étoient confondues, on n'y reconnoissoit aucune trace du diploé, &, en les comprimant un peu, on en faisoit sortir un suc très-aqueux, dont ils étoient abreuvés. Les sutures étoient presque détruites.

En général il n'y avoit aucun os qui ne fût plus ou moins dans un état de mollesse, les dents seules avoient conservé leur solidité. Tous les cartilages avoient conservé aussi leur blancheur, leur poli & leur élasticité; pendant que tous ces ravages se faisoient dans les os, les viscères, tant du bas ventre que de la poitrine, étoient très-sains & bien constitués.

M. *Morand*, dans l'histoire qu'il a donnée de la femme *Supiot*, cite *pag. 32 & suivantes* plusieurs Auteurs qui rapportent des exemples mémorables de ramollissement des os. Outre celui qui m'a fait entrer dans tout ce détail, je me souviens d'avoir vu vers l'année 1754, avec M. *Moreau*, mon confrere, une femme qui étoit dans le même état que la *Supiot* : c'étoit la même flexion & la même position des membres; on auroit dit que cette infortunée eut été son modele. Elle éprouvoit les mêmes symptômes ; c'étoit la même ardeur brûlante à la peau, & les mêmes urines crétacées : elle assuroit aussi que tout son mal venoit des suites d'une couche.

ARTICLE III.

Vices de la Sérosité.

IL en est de la sérosité comme des autres parties constituantes du sang. Elle péche par sa quantité & par sa qualité ; l'un & l'autre état produit des maladies habituelles & difficiles à combattre. On en jugera par l'examen que nous allons faire d'abord de sa quantité, & ensuite de sa qualité. Pour que sa quantité soit exacte, il faut qu'elle soit dans une juste proportion avec les autres parties constituantes du sang. Si elle s'écarte de cette proportion, soit en plus, soit en moins, il en résulte un vice auquel il est néceffaire de remédier fi l'on veut conferver l'équilibre dans toute la maffe, la vie & la fanté de toute l'économie animale.

PARAGRAPHE I.

Quantité trop grande de la Sérofité.

NOUS reprendrons ici notre premiere fous-divifion, non-feulement parce qu'elle rend notre traité plus méthodique, mais auffi parce qu'elle tend à éclaircir notre fujet.

MEMBRE I.

Quantité trop grande de la Sérofité dans toute la maffe.

NOUS entendons par le terme de férofité, la portion la plus aqueufe, la plus claire & la plus tranfparente de la maffe du fang, dont elle fait la plus grande partie. Mêlée avec le fang dans les gros vaiffeaux, & parcourant les extrémités capillaires, elle eft confondue avec la lymphe: elle en différe cependant, en ce qu'étant évaporée au feu, elle s'exhale entiérement fans laiffer d'autre fédiment qu'un peu de matiere faline & terreufe, au lieu que la lymphe s'épaiffit en une efpéce de mucilage ou de gélée. La férofité fe fépare dans les reins, à la peau, dans les glandes falivaires & lachrimales, & en plufieurs autres endroits du corps; ce qui fait la matiere de l'urine, de la tranfpiration, de la fueur, de la falive, des larmes & d'autres humeurs excrémenticielles féreufes. Elle eft le diffolvant & le véhicule des fels, & de quelques molécules terreufes les plus atténuées; auffi s'en trouve-t-elle chargée dans l'urine & la fueur. Elle eft fournie à la maffe du fang avec le chile par la partie la plus aqueufe des alimens, ou par les pores inhalans de la peau qui abforbent une trop grande abondance d'humidité.

En fuivant ces notions fimples, il eft aifé de voir que le fang doit être furchargé d'une quantité furabondante de férofité de deux manieres, 1°. lorfqu'il reçoit une plus grande quantité d'eau, qu'il n'en peut être évacué par les voies ordinaires. 2°. Lorfque n'en recevant qu'une quantité convenable, les organes deftinés à l'évacuer, ceffent en tout ou en partie leurs fonctions.

Dans le premier cas, c'eft le régime qui eft la caufe de tout le mal. On s'eft fervi d'alimens trop aqueux, on a bu de l'eau immodérément, ou au-delà de ce que comporte la foif naturelle, on a vécu dans des endroits marécageux ou dans des habitations trop humides, on a abufé de la boiffon des eaux minérales froides, on a pris trop fouvent & trop long-tems les bains dans des circonftances peu favorables, on n'a point alors fait un exercice convenable, foit pour rétablir le reffort des fibres qu'on affoibliſoit, ſoit pour réveiller la tranſpiration qu'on diminuoit, ou qu'on ſupprimoit. Il eſt cependant une cauſe oppoſée à celles que nous venons d'expoſer, qui fait dominer aſſez fréquemment la partie ſéreuſe dans toute la maſſe, c'eſt l'ivrognerie. On peut donner pluſieurs raiſons de cet effet. Le vin & les liqueurs ſpiritueuſes par leur acidité condenſent la lymphe & en forment une eſpéce de caillot, dont ſe ſépare la ſéroſité. L'abus des boiſſons fermentées tient le ſang & les vaiſſeaux dans un état habituel de phlogoſe, & dans ce cas la ſéroſité n'eſt plus liée, ni avec la partie fibreuſe, ni avec la partie gelatineuſe. Enfin l'abus des liqueurs fortes durcit les vaiſſeaux lymphatiques, les racornit, pour ainſi dire, & empêche l'union intime des parties intégrantes du ſang. C'eſt pour toutes ces raiſons que les hydropiſies qui naiſſent de la crapule, ſont ordinairement incurables. On en ſera d'autant mieux perſuadé, que l'on fera attention qu'une pareille cauſe change la conſtitution de la bile, & met le foie dans un état inflammatoire ou de deſſéchement.

On ſent bien que pour remédier à de pareilles cauſes, il faut ſuivre un régime contraire. On choiſira donc pour habitation un endroit plus chaud & plus ſec, pour nourriture des alimens plus ſalins, plus aromatiques, & plus ſtimulans, pour boiſſon une liqueur fermentée & plus active. On évitera les bains & tout genre de remédes relâchans. On fuira l'oiſiveté & cette inaction fomentée par la molleſſe & la pareſſe. En un mot, ſi l'on a eu la facilité ou le malheur de ſe livrer ſans reſerve à l'attrayant plaiſir de boire, ſoit du vin, ſoit des liqueurs ſpiritueuſes, il faut y renoncer. Si le ſacrifice ne doit pas en être entier ni abſolu, on doit du moins en uſer avec ſobriété & modération. Ce conſeil, qui eſt ſage & d'une exécution néceſſaire pour éviter de grands maux eſt rarement ſuivi par ceux qui en ont beſoin. Ils ſe ſont faits, pour ainſi dire, une néceſſité de boire, & la privation de la boiſſon leur devient inſupportable, de ſorte qu'ils aiment mieux courir les riſques de perdre la ſanté, & même la vie, plutôt que de s'oppoſer à un penchant qui les mene à leur ruine.

Ce n'eſt avoir fait que le premier pas, lorſqu'on a éloigné la cauſe efficiente, il faut encore détruire l'effet produit par cette cauſe. On y parviendra par les purgatifs, les diurétiques, les diaphorétiques, l'exercice. Ces moyens ne doivent être mis en œuvre qu'avec prudence & ſuivant les conditions du ſujet, tantôt ſéparément, tantôt alternativement.

Dans le ſecond cas, outre les mêmes précautions qu'il y a à prendre, il y a des remédes à employer ſelon la nature de l'indiſpoſition qui empêche l'excrétion de la ſéroſité. Les voies par leſquelles s'évacue la plus grande abondance de ſéroſité ſont les reins & les pores de la peau. Les reins filtrent l'urine qui eſt une humeur excrémenticielle purement aqueuſe & ſaline, chacun ſait combien cette évacuation eſt abondante, ſoit pendant le jour, ſoit pendant la nuit; elle fait environ la moitié du poids des alimens & des boiſſons que l'on prend. Les pores & les tuyaux excrétoires de la peau laiſſent échapper à chaque inſtant de la vie une humeur ſéreuſe, ſaline & ſulfureuſe, tantôt en maniere de vapeur imperceptible, & alors on la nomme transpiration, tantôt rassemblée en gouttelettes sensibles, & on l'appelle sueur. Suivant *Sanctorius*, la transpiration est seule plus abondante que toutes les evacuations sensibles. Lorsque des évacuations aussi considérables sont diminuées ou suspendues, il en doit nécessairement résulter une surcharge de sérosité dans les vaisseaux, à moins que cette sérosité surabondante ne s'échappe par d'autres voies C'est ainsi que l'on voit quelquefois un flux d'urine, ou un cours de ventre, suppléer à la transpiration. C'est ainsi que l'on voit les sueurs compenser la quantité requise des urines. Mais pour que cela arrive, il faut que les forces vitales soient supérieures aux obstacles. Aussi les choses ne restent-t-elles pas long-tems dans cet ordre renversé, peu-à-peu tout se rétablit dans son état naturel, & chaque organe reprend sa fonction. Si au contraire les organes sont lésés jusqu'à un certain point; ils ne se prêtent plus de secours mutuels & tout reste dans le désordre. Ce n'est pas ici le lieu de traiter particuliérement de ces désordres, cela suppose des connoissances que nous ne pouvons établir que par la suite Avant de parler, par exemple, de l'inflammation & des obstructions des reins & du foie, qui jouent souvent un grand rôle dans la suspension des urines, il est nécessaire que nous ayons développé auparavant la théorie de l'inflammation & des obstructions. A l'égard des vices des tégumens qui occasionnent la diminution, ou la suppression de la transpiration, cet article regarde absolument le district des tégumens dont nous espérons examiner les relations, les droits & la puissance.

Outre les causes que nous venons d'énoncer, & qu'on peut regarder comme acquises, il en est d'autres qui sont inévitables. La nature a doué certains hommes d'un tempérament vraiment séreux. Ce tempérament peut être regardé comme un tempérament pituiteux dégénéré, c'est-à-dire, une constitution dans laquelle la lymphe est délayée dans une quantité d'eau encore plus grande que celle qui se trouve dans la constitution phlegmatique. Ces sortes de tempéramens sont froids, dormeurs, peu actifs, sujets aux fluxions, aux dévoiemens, aux bouffissures, dans lesquelles la peau est tendue, blanche & transparente, de maniere qu'on croiroit qu'en la perçant il en sortiroit de l'eau. Nous connoissons une famille entiere qui est de ce tempérament. Les individus de cette famille, qui ont déja payé le tribut imposé par la nature, sont morts hydropiques.

MEMBRE II.

Quantité trop grande de la Sérosité dans un organe particulier.

SI, aux dispositions déja énoncees, il se joint quelque cause particuliere, la sérosité s'amasse dans quelque cavité. Cet amas d'eau s'appelle en général *hydropisie*, laquelle prend différens noms suivant les parties qu'elle occupe. Celle qui occupe le bas-ventre se nomme *ascite*. On appelle *hydrocéphale*, celle de la tête; *hydrocéle*, celle du scrotum; *hydromphale*, celle du nombril;

bril ; *anasarque* ou *leucophlegmatie*, celle qui est répandue dans tout le tissu graisseux ; nous en avons déja fait mention. On donne aux autres le nom des parties qui en sont le siége, comme *hydropisie* de *poitrine*, du *pericarde*, de *matrice*, des *ovaires*. Nous nous abstiendrons de faire l'histoire de la plupart de ces maladies, n'ayant rien qui soit digne de remarque à faire observer à leur sujet. Ainsi on pourra consulter les Auteurs qui en ont traité spécialement. Nous parlerons seulement ici de l'*ascite*, sur laquelle nous donnerons quelques observations intéressantes.

TITRE I.

De l'Ascite.

A CAUSE que l'eau épanchée dans la cavité du bas-ventre est contenue comme dans un autre, on lui a donné le nom d'*ascite*. Elle ne prend pas toujours sa source de la surabondance de sérosité, elle naît quelquefois d'une cause contraire. C'est ainsi qu'on la voit paroître à la suite de longues inflammations, ou de maladies chroniques, produites par un sang visqueux, qui séjourne dans les vaisseaux, & laisse échapper le peu de sérosité qu'il contenoit. Pour mettre un terme à nos réflexions, dans une matiere aussi étendue, nous nous bornerons à quelques observations dont on peut tirer des conséquences très-importantes pour la pratique.

Aussi-tôt que l'on voit le ventre d'un malade se tuméfier, & que par le tact on s'est assuré qu'il y a de l'eau épanchée, la plupart des hommes s'imaginent que l'indication la plus pressante, est d'évacuer ces eaux Aussi-tôt ils emploient les diurétiques les plus vifs, les purgatifs les plus forts, connus sous le nom d'hydragogues. Qu'arrive-t-il à la suite d'une pareille précipitation ? beaucoup de tourmens pour les malades, augmentation de la maladie, la gangréne & la mort. Nous avouons que l'intention étoit bonne ; mais on s'y est mal pris, il falloit lever les obstacles qui donnoient lieu à l'épanchement, diminuer les résistances, rendre plus fluides les humeurs, alors ce qui étoit hors des routes de la circulation, y seroit rentré, & l'on auroit eu la satisfaction de réussir. C'est pourquoi il est souvent utile d'employer les délayans & les relâchans dans l'ascite, quoiqu'au premier coup-d'œil cette maladie semble annoncer & sérosité superflue, & relâchement des fibres. Il ne faut jamais perdre de vue ce principe : voulez-vous guérir, ayez égard à la cause du mal. La méthode que nous proposons est sans doute la seule qui convienne dans les hydropisies occasionnées par les obstructions du foie, de la rate, du mésentére, dans les hydropisies qui attaquent les mélancoliques, les atrabilaires & les vaporeux. Nous nous abstiendrons de faire de plus longs raisonnemens, nous prouverons seulement notre doctrine par l'exemple. Madame Barb.**, âgé de 25 ans, sujette à des fievres à accès, avoit ressenti pendant long-tems une douleur considérable au côté droit, à la région épigastrique & au bas-ventre. Cette douleur, après s'être éclipsée pendant quelque tems, reparut. La bouche étoit fort mauvaise, il y avoit des envies de vomir. On satisfit à cette premiere indication en prescrivant l'ipécacuanha qui fit assez d'effet. Quelques jours après, on ordonna deux scrupules de poudre de tribus, qui purgerent médiocrement; la douleur du côté droit subsistoit, le pouls étoit petit & dur, la bouche étoit séche, la soif étoit grande, les urines qui passoient en petite quantité, étoient troubles & briquetées, le bas-ventre qui étoit dur, se gonfloit insensiblement, & en peu de jours on y sentit la fluctuation d'une colonne d'eau. Quoiqu'on fût au milieu de l'hiver, & qu'il fît grand froid, je prescrivis les bains tiédes & le petit lait. La malade prit quarante bains & fut guérie radicalement. A peine étoit-elle dans le bain, qu'elle urinoit à plusieurs reprises. Cette guérison d'une hydropisie par les bains, cessera de paroître singuliére & surprenante, si l'on fait attention à l'embarras qui existoit dans les viscères. On en trouvera d'ailleurs d'autres exemples dans une Thése, soutenue aux Ecoles de Médecine le 11 Février 1768, par M. *Dessartz*; *ergo datur hydropsin quo humectantia diluentiaque hydragogis præmittenda.*

Il est encore un préjugé qui régne parmi des gens, même très-instruits, c'est qu'il ne faut jamais saigner dans l'hydropisie. Ils ont assurément raison lorsque l'hydropisie dépend de l'atonie des fibres, & d'un sang absolument séreux. L'ascite ne dépend pas toujours de pareilles causes, elle est quelquefois le produit de la rigidité des fibres & d'un sang vraiment couenneux. Souvent elle est la suite des maladies inflammatoires. Alors la sérosité ne se mêle plus avec le sang qui est trop dense : elle s'échappe, soit par les sueurs & les voies urinaires, soit dans des cavités dont elle ne peut plus être resorbée par les seules forces de la nature. Les ptisanes, l'eau même qu'on boit coulent à travers les reins & les uretères sans avoir subi le moindre changement. Le parti le plus sage est donc de traiter cette ascite comme une maladie inflammatoire, c'est-à-dire, comme nous le prouverons par la suite, de diminuer l'érétisme des fibres & de calmer la fougue du sang : or la saignée est le moyen le plus efficace pour procurer ces effets, nous en appellons là-dessus à l'expérience.

Un homme vif, emporté, sanguin, plein de feu & d'imagination, âgé de soixante & dix ans, avoit pendant long-tems mené une vie assez crapuleuse. A la suite de ses débauches, il eut les jambes enflées & érésipelateuses. Comme on craignoit l'hydropisie, on ne traita cette maladie qu'avec quelques topiques fort innocens, tels que l'eau de fleurs de sureau. Peu-à-peu les cuisses s'empâterent, les urines devinrent peu abondantes & briquetées, le ventre enflé, & l'on sentoit très-distinctement la colonne d'eau dans la capacité de l'abdomen. On appella du secours, & l'on prescrivit l'usage du vin scillitique nitré. Ce vin procura des évacuations copieuses, mais avec des tourmens si horribles, que le malade auroit plutôt renoncé à une guérison évidente, qu'à la continuation d'un pareil remede. Le ventre, les cuisses, & les jambes diminuérent beaucoup, le malade put sortir, on crioit deja victoire. Le mal n'étoit que pallié, la cause, bien-loin d'être domptée, étoit encore fortifiée, la rechute ne tarda pas à arriver. On me demanda conseil, je prescrivis la saignée & les délayans. Le sang que l'on tira étoit couenneux, de sorte qu'on n'hésita pas à recourir à une seconde saignée. Le malade fut sensiblement soulagé, sa respiration fut plus facile, ses mouvemens furent plus libres, & ses urines plus abondantes. Il y avoit lieu d'espérer qu'avec un bon régime, on auroit obtenu la guérison, mais le malade ne voulut pas s'y astreindre. Il but du vin & des liqueurs au-delà du terme qu'il est permis à un convalescent d'en user, & au bout de quelques mois il mourut de l'ascite contre laquelle on avoit tant combattu.

Y auroit-il quelques rapports entre les hydropisies & les fiévres à accès? Dans toutes les deux il y a des embarras au foie, des urines troubles & briquetées, de l'altération. Souvent les fiévres tierces guéries trop précipitamment, sont suivies de l'ascite; on en voit mille exemples dans les Hôpitaux. *Benoît*, domestique de M. le Marquis de L. * eut une fiévre tierce au mois d'Octobre 1760, cette fiévre étoit accompagnée de sueurs très-considérables. Il fut saigné, émétisé & purgé. Après plusieurs accès, il fit usage du quinquina préparé en opiat purgatif. Il fut très-bien évacué, & la fiévre cessa. Quelques jours après sa guérison, les jambes enflérent, l'enflure gagnoit déja les cuisses & faisoit craindre l'hydropisie. Il étoit à souhaiter que la fiévre revint. J'étois persuadé qu'elle seule leveroit les embarras, donneroit du ressort à tout le systême des vaisseaux lymphatiques, & rétabliroit les sueurs abondantes qu'avoit supprimé l'usage peut-être prématuré du quinquina. Dans l'intention de rappeller la fiévre, j'ordonnai un purgatif assez fort sans y joindre le quinquina. Le malade fut beaucoup avancé & la fiévre reparut. Content de ce premier succès, j'abandonnai la curation de cette fiévre à la seule nature, & je ne donnai que quelques purgatifs par intervalles. L'enflure & la fiévre cesserent au bout d'un mois.

Il est certain que dans la fiévre, le cours du sang est plus rapide, & que les fibres ont plus de ressort. La rapidité de la course du sang qui veut s'ouvrir un passage, désobstrue les petits vaisseaux; l'élasticité des fibres favorise encore cette désobstruction. Les médicamens martiaux, qu'on appelle apéritifs, n'ont peut-être cette propriété que parce qu'ils augmentent le mouvement circulaire des fluides, & le ton des solides; ce que l'on pourroit prouver par l'astriction qu'ils font sur les papilles de la langue.

Ici la fiévre ne pourroit-elle pas être regardée comme un mouvement particulier de la nature qui tend à une crise? Les fiévres automnales sont souvent produites par l'alternative de le chaleur & de froid qui arrête la transpiration. La nature cherche à recupérer par les sueurs ce qu'elle a perdu par les suppressions de la transpiration. Le quinquina, en empêchant le retour de la fiévre & des sueurs, sans compenser cette suppression pour un flux plus abondant d'urine, doit disposer à la leucophlegmatie & à l'hydropisie.

La fiévre intermittente ne feroit-elle pas un bon moyen pour guérir l'hydropifié ? L'hydropifie n'eft peut être fi rebelle à guérir, que parce qu'il n'y a pas de fiévre. On y remarque tout au plus une fiévre lente. M. *Marteau*, Médecin de la Faculté de Paris, m'a rapporté qu'une femme de Saint-Germain en Laye, avoit un fquirre confidérable dans le bas-ventre, venu à la fuite d'une fiévre tierce, guérie imprudemment par le quinquina. Elle fut confulter le Médecin de l'Hôpital, qui lui dit qu'elle ne guériroit que par le retour de cette même fiévre. Il ajouta qu'il ignoroit le moyen de la lui rendre, & qu'il falloit s'en rapporter à la nature. Cette femme vécut fans aucun régime, s'expofoit aux injures du tems mangeoit fans choix toutes fortes d'alimens. La fiévre revint, elle dura plufieurs mois, & la malade fut guérie de fon fquirre.

Outre le mauvais traitement des fiévres à accès, il eft encore des caufes particulieres de l'afcite, telles que les vers nichés dans les inteftins. On en trouvera des exemples dans les Obfervateurs (q). Quelquefois ces deux caufes peuvent être combinées entr'elles. Nous en rapporterons un fait dont nous avons été témoin. M. *Dugas*, âgé de vingt-trois ans environ, né à Saint-Chaumont, d'un tempérament mélancolique, mais d'une imagination vive & pétulante, partit au mois de Décembre 1765, pour venir de Touloufe à Paris. La faifon étoit fort rude, & il fouffrit beaucoup du froid, tant pendant la route, qu'à fon arrivée à Paris, où l'hiver fut fort rigoureux. Au milieu de Décembre, il fut pris d'un friffon, fuivi de fiévre, qui continua les jours fuivans avec des accès affez marqués. Un de fes amis, qui fe vantoit d'avoir quelques connoiffances Médicinales, & dans lequel il avoit confiance, lui confeilla de fe mettre à une diete févère, & de boire beaucoup de ptifane; ce qui fut exécuté & obfervé exactement. La tranfpiration arrêtée par le froid ne reparut pas, les urines ne paffoient qu'en petite quantité, & le peu d'urine qui couloit, dépofoit beaucoup de fédiment briqueté. Le ventre fe gonfla confidérablement, les extrémités fupérieures étoient fort amaigries, & le malade tomboit dans le marafme. Ce fut dans ce moment 19 Février 1766, que je fus confulté avec quelques-uns de mes Confréres. Il y avoit dans le ventre un épanchement facile à connoître par la fluctuation. A ce figne, les Médecins confultés avec moi, furent d'avis de faire la ponction à laquelle je m'oppofai, parce que le malade étoit jeune, que les urines n'étoient pas totalement arrêtées, que le bas-ventre fe prêtoit aifément aux évacuations, que la foif n'étoit pas violente, que le cou-de-pied étoit très-peu enflé, que la fiévre qui avoit précédé, avoit été annoncée par des friffons, lefquels défignoient une fiévre intermittente, dont les accès fupprimés fans évacuations fuffifantes, avoient été la caufe de cette hydropifie. Ces raifons prévalurent, elles firent furfeoir la paracenthèfe. On prefcrivit les fucs apéritifs fuivans, & je reftai feul pour la conduite du malade.

Prenez huit onces de fucs épurés de creffon & de cerfeuil, écrafez-y

(q) Voyez le Journal Economique du mois de Mars 1754, *pag.* 153.

une trentaine de cloportes vivans. Paſſez, faites-y fondre deux gros de ſel de glauber, délayez-y une once de miel ſcillitique, & ajoutez une once de ſirop de cinq racines apéritives : diviſez en deux doſes à prendre à quatre heures d'intervalle.

Le malade continua ces ſucs pendant près de vingt jours, & fut mis à un régime ſec. Il ne prenoit ni bouillons, ni ſoupes, il vivoit de pain, de côtelettes de mouton grillées, de poulet rôti, il n'étanchoit ſa ſoif qu'en mâchant quelques tranches d'orange, ou ne buvoit que quelques petits verres de vin blanc, dans lequel on avoit fait fondre un gros de ſel de cendres de genêt ſur la pinte, ou une infuſion de pariétaire. Ces ſucs purgeoient très-bien. Dès les premiers jours les urines coulerent en plus grande abondance, & le ventre ſe détendit. Pendant l'uſage de ces ſucs, on purgea de tems en tems avec le ſéné & le ſirop de nerprun. Enſuite je fis mettre ſur le ventre un topique, vanté par quelques perſonnes dans les aſcites. Il conſiſte à fricaſſer des porreaux dans du beurre, de les mettre entre deux linges, & de les appliquer chaudement ſur le ventre, & de continuer ainſi pluſieurs jours de ſuite. Effectivement, le ventre devint plus mollet, & les urines coulerent dans la même proportion du liquide que pouvoit prendre le malade auquel on accordoit inſenſiblement plus de fluide à prendre. Mais il reſtoit toujours une dureté, ou un dépôt de fluide dans la région hypogaſtrique, & on ſentoit la colonne répondre ſous une main, lorſqu'on frappoit de l'autre au côté oppoſé. En touchant le méſentère, on ſentoit auſſi une eſpéce de renitence & comme s'il étoit empâté.

Pour enlever les obſtructions que j'imaginois entretenir ce reſte d'épanchement, je preſcrivis un gros de ſavon, dans lequel on mettoit douze grains d'aloës. On diviſoit le tout en ſix pilules, à prendre à quatre heures d'intervalle. Elles tenoient le ventre ſuffiſamment libre. J'y joignois encore quelquefois les lavemens avec le miel mercurial.

Le malade après avoir pris ces pilules ſavonneuſes, vivoit ſur-tout de légumes rafraîchiſſans. Il avoit un appétit vorace, prenoit de l'exercice en plein air, buvoit une pinte de limonade bien chargée de ſucs de citron, & les urines couloient abondamment. Vers la fin du mois de Mars le malade s'apperçut que de deux nuits l'une, il étoit fort agité, & que ſur le matin il avoit de la tranſpiration : ce que je pris à bon augure. J'examinai attentivement toutes choſes, & j'apperçus qu'alternativement de deux jours l'un, il y avoit du méſaiſe dans l'après-midi, & que la fiévre s'allumoit le ſoir. Je ſuſpendis pour quelque tems tout remède, m'en repoſant ſur la nature, pour décider la voie qu'elle prendroit pour la curation.

Cette fiévre ayant duré quelque tems, & le malade ſe trouvant fatigüé, je réſolus de lui faire prendre le quinquina purgatif, ſoit pour donner plus de reſſort aux entrailles, qui avoient été abreuvées de ſéroſité depuis long-tems, ſoit pour dompter en partie le levain fébrile. Ce fut alors que le malade rendit un vers long d'un demi-pied, & que les jours ſuivans il en rendit plusieurs de la même taille. Les indications changerent alors, la cause de tant de symptômes fâcheux devenoit évidente, il s'agissoit de la combattre directement. J'employai tous les antivermineux, le semen-contra, la coralline, l'aquila-alba, la rhubarbe, l'ail, &c, ce qui réussit. Le malade après avoir rendu encore quelques vers, fut guéri. Cette cure dura l'espace de trois mois.

On trouvera dans les Livres mille recettes contre l'hydropisie, qui ont pu réussir dans des cas particuliers, parce qu'elles se trouvoient alors adaptées à la cause. Nous raporterons seulement une de ces recettes, qui n'est pas fort répandue, & qui ne doit pas être sans mérite dans les cas d'obstructions. Elle est tirée des petites Affiches de Province, du 30 Décembre 1767. M. *Cochu*, D. M. P. & M. *Amy*, Chirurgien de l'Hôpital des Incurables, ont été témoins d'une cure opérée par ce moyen, *ibid*, 13 Janvier 1768. Au Croisic, une Religieuse a guéri deux hydropiques de cette maniere, *ibid*, 5 Mars 1768. Prenez un pot de terre neuf, mettez-y environ une pinte d'eau. Ensuite mettez dans un linge fin, saffran de Mars une once, & dans pareil linge, rhubarbe, un gros. On les fait infuser à froid dans l'eau, la veille du jour qu'on veut user du remède, & l'on a l'attention de tenir ces nouets suspendus, de façon qu'ils ne touchent pas le fond du pot. On boit de cette infusion à ses repas, & on met de l'eau dans le pot à mesure qu'on en retire. Il faut, au bout de quatre jours, suspendre ce reméde, & après un jour d'intervalle refaire de nouvelles infusions, qu'on prend comme ci-dessus, jusqu'à ce que les eaux soient entiérement évacuées. Un jeune homme qui avoit une hydropisie, entretenue par une cause inflammatoire, a voulu faire usage de ce reméde sous mes yeux. Il n'a pas réussi, ainsi qu'on doit s'y attendre. La saignée avoit beaucoup diminué les acidens; le sang étoit très-couenneux. Elle auroit dû être répétée plusieurs fois. On résista opiniâtrement à mon conseil. Le malade mourut gangréné.

On trouve dans les Journaux d'Angleterre des exemples d'hydropisies, guéries par de simples frictions faites avec l'huile d'olive. On frotte tous les jours, matin & soir, tout l'abdomen, pendant une heure entiere avec une main bien chaude. Au bout de trois ou quatre jours l'écoulement des urines devient plus abondant & l'enflure diminue. La curation n'est peut-être dûe qu'au seul frottement qui ranime le mouvement oscillatoire des vaisseaux, & qui fait rentrer dans les routes de la circulation les fluides épanchés. De quelque maniere qu'agisse ce moyen, il est si innocent, qu'on ne doit pas le négliger (*r*).

Nous placerons ici une observation curieuse. M. *Garnier*, Médecin de la Faculté de Paris, & Médecin du Roi à la Guadeloupe, âgé d'environ cinquante ans, aimable convive, & se livrant volontiers à l'enjouement que fait éclatter la séve d'un vin ami du palais, eut une fiévre putride à la suite de laquelle il devint hydropique. Dans cinq ponctions qu'on lui fit, on lui tira soixante pintes d'eau environ. Après tant de rechutes, le malade

(*r*) Voyez le Journal Economique du mois de Décembre 1758, *pag.* 571.

se regarda comme dans un état désespéré, & n'attendoit plus que la mort, lorsqu'il lui prit une envie désordonnée de manger du sucre. Il se livra à sa passion, ou plutôt à cette impulsion naturelle, de sorte qu'il en mangeoit comme du pain, & que dans l'espace d'un mois il en dévora plus d'un quintal. Les eaux s'écoulerent peu-à-peu, il guérit radicalement, & je l'ai vu quelques années après, jouissant d'une bonne santé. C'est de lui que je tiens le fait même, & il l'a rapporté à plusieurs de mes Confreres. Ce qu'il y trouvoit de plus remarquable, c'est que la guérison étant complette, son appétit pour le sucre cessa.

PARAGRAPHE II.

Quantité trop petite de la Sérosité.

QUOIQUE les Auteurs de Médecine Pratique ne fassent pas mention de la quantité trop petite de la sérosité dans la masse du sang, elle existe réellement. C'est elle qui donne lieu quelquefois à l'imméabilité des liqueurs, à la sécheresse des fibres, à l'inflammation, au desséchement, à la maigreur & à la fiévre hectique. Elle reconnoît des causes évidentes qui la produisent & l'entretiennent. On peut les réduire à quatre générales, savoir la privation de la boisson, l'abondance des sueurs, le flux excessif des urines, l'amas de sérosité rassemblée dans un seul sac.

1°. Il est des personnes qui ont l'habitude de ne boire que très-peu, il en est même qui s'abstiennent de toute boisson pendant leurs repas; leurs humeurs ne sont rafraîchies que par le peu d'humidité que contiennent les alimens solides qu'elles prennent. Il est à présumer que leur sang est épais, que leurs urines sont fort âcres, & que les soufres de la bile sont fort exaltés. On peut juger des phénomenes que doit attirer la trop sévère abstinence de boisson, par comparaison avec l'état de ceux qui souffrent forcément la soif. Ils sont dévorés par un feu intérieur qu'ils ne peuvent éteindre, les liqueurs s'arrêtent dans les couloirs, une fiévre ardente s'allume, la langue est séche & brûlée, un transport furieux les agite, & ils ne sont délivrés de leurs tourmens que par une mort violente qui ressemble à celle des enragés. La rage dans les animaux est souvent elle-même produite par la privation absolue de toute boisson.

2°. La chaleur de la saison & du climat, les maladies, telles que les fiévres à accès, enlevent une grande portion de la sérosité par les sueurs abondantes qu'elles excitent. Ce n'est que par une grande quantité de boissons acidules, nitreuses, raffraîchissantes & délayantes, qu'on peut réparer une perte aussi considérable. Sans cela le sang appauvri, & destitué du lien qui unissoit ses principes, s'alcalise & produit des fiévres inflammatoires, putrides & pestilentielles.

3°. La plupart du tems on n'est pas assez attentif sur la portion d'urine que l'on rend. Si la quantité d'urine surpasse la quantité de la boisson, & que ce flux d'urine dure quelque tems, il est nécessaire que le sang reste à sec, perde sa fluidité, & que le corps tombe dans le marasme. Ce n'est pas toujours le vice des reins qui occasionne ce flux excessif d'urine, c'est souvent le mauvais état de la rate, ou du foie qui enfante ce désordre. L'inspection des cadavres de ceux qui sont morts du diabetès a fait plus d'une fois connoître que c'étoit l'engorgement ou l'empâtement de ces viscères, qui étoient la source de ce mal. Il attaque principalement ceux qui ne font pas assez d'exercice, & qui se livrant trop aux liqueurs spiritueuses, cherchent à éteindre la chaleur & la soif, occasionnées par cet abus, en se noyant ensuite d'un torrent de boissons raffraîchissantes. Cette alternative subite de chaud & de froid, détruit les sels qui servent à unir la partie aqueuse & la partie huileuse de la bile. La sérosité qui n'est plus enchaînée, s'échappe aisément par les conduits des reins, & les dilate par son passage trop fréquent; tandis que la partie la plus tenace & la plus visqueuse de la bile séjourne dans les conduits les plus étroits du foie, s'y coagule & y forme une masse dure & résineuse. La maniere dont on guérit le diabetès, confirme encore cette étiologie. Elle consiste à introduire dans le sang une plus grande quantité de sel fixe, comme le pense le Docteur *Mead*. Ce sel est du genre de ceux qui se trouvent dans les eaux calcaires, telles que celles de Bristol, qui sont une véritable eau de chaux naturelle.

4°. Quand la sérosité s'accumule dans une seule cavité, toutes les autres parties en sont privées. C'est pourquoi dans l'ascite on voit les parties supérieures maigrir & se dessécher. Le sang qui remonte dans les branches de la courbure de l'aorte est si destitué de parties séreuses qu'il ne fournit plus aux glandes salivaires le tribut qu'il leur doit, que la langue des malades est aride, & que le pain qu'ils mangent ne peut plus glisser dans l'ésophage, à moins qu'il ne soit arrosé des larmes de ces malheureux. Pour rendre aux membres l'humidité dont ils sont frustrés, il faut non-seulement détruire l'ascite, mais encore les causes qui l'entretiennent & qui la produisent.

TITRE I.

De l'Imméabilité des Liquides.

NOUS entendons par l'imméabilité des liquides leur peu de facilité à couler, ou à passer dans des canaux étroits à cause de leur consistance. Il en résulte des stases dangereuse, la gangréne & la mort. Il n'est pas d'autre moyen pour prévenir ces malheurs, que de rendre au sang sa fluidité; on ne lui rendra sa fluidité qu'en retenant l'humidité dont il fait une perte trop considérable, ou bien en lui en fournissant une portion suffisante pour réparer cette perte. On ne réussira dans cette marche qu'en faisant attention aux causes que nous venons d'énonçer. La Médecine n'est pas un simple empirisme, elle doit être éclairée par les lumieres de la raison. En

En vain un Empirique recommandera-t-il de boire pour rendre le sang plus coulant ; un hydropique s'emplira le ventre, il n'en sera pas moins altéré, & ses urines n'en seront pas plus tenues & plus copieuses. C'est en vain que l'on cherche à guérir, si l'on ne sait pas combattre directement les causes.

TITRE II.

De la sécheresse des Solides.

IL ne faut pas être grand Physicien pour comprendre que l'absence de la sérosité entraîne avec elle la sécheresse des parties solides. Cette sécheresse produit l'oblitération des tuyaux infinimens petits, la rigidité des fibres, la solidité des gros vaisseaux, la maigreur, la gêne des mouvemens, la cessation de la diastole & la mort naturelle des vieillards. Cette perte de la vie par ce concours de causes est prématurée dans l'adolescence & dans l'âge de maturité. C'est donc tendre à éviter les maladies & à éloigner le terme de la vie, que de chercher à entretenir les fibres dans un état de souplesse convenable, par les bains, l'exercice modéré, les boissons adoucissantes, les alimens tempérés, un sommeil suffisamment prolongé, &c. S'écarter imprudemment de ce régime salutaire par des excès, c'est donner lieu à la sécheresse des fibres, & parconséquent à une vieillesse anticipée. Si cette sécheresse des fibres vient des causes morbifiques énoncées dans le titre précédent, il faut s'opposer à ces causes, si l'on veut en détruire l'effet Le marasme & la cachexie, qui ont la suite des obstructions & de la fièvre lente, ne peuvent être dissipés aussi, que quand on a enlevé les causes morbifiques.

PARAGRAPHE III.

Qualités peccantes de la Sérosité.

LES mauvaises qualités de la sérosité viennent, ou de la quantité & de la qualité des sels qu'elle tient dissous, ou de la portion huileuse qu'elle roule avec elle. Lorsque la sérosité contient trop de sels, ou que ces sels sont trop actifs, elle est âcre ; ce vice doit être considéré sous le titre d'acrimonie de la sérosité. Lorsque la portion huileuse ou adipeuse, qu'elle entraîne avec elle, est trop attenuée ou trop échauffée, elle prend un caractère de rancidité, dont nous ferons mention.

TITRE I.

Acrimonie de la Sérosité.

LA sérosité peut être regardée comme une eau destinée à lessiver le sang, & à porter au-dehors les parties inutiles ou nuisibles qu'a pu y introduire le chile tiré du suc des divers alimens. La plus grande partie de cette sérosité sort par les sueurs & par les urines : c'est donc par la qualité de ces humeurs excrémenticielles qu'on peut juger de la qualité de la sérosité.

L'âcreté de la transpiration, ou des sueurs, donne les maladies de la peau ; cela regarde le district des tégumens. Ainsi, lorsque nous parlerons des maladies de ce département, nous ferons mention des moyens les plus propres à adoucir la sérosité, & à corriger par conséquent les mauvais effets qui résultent de son âcreté.

Les urines qui charient des sels âcres ou tartareux, blessent les voies urinaires. Elles donnent naissance à la néphrétique, à l'inflammation des reins, des uretères, de la vessie & de son sphincter, à l'ischurie, à la dysurie, & à la strangurie. *L'ischurie* est la retention d'urine, ou son entiere suppression. La *dysurie* est une difficulté d'uriner, accompagnée de douleur, de chaleur & de cuisson : on l'appelle aussi *ardeur d'urine*, parce qu'il semble que l'urine en passant brûle le cou de la vessie & de l'urêtre. L'urine sort sans interruption, lorsqu'on a commencé une fois à la rendre ; les grandes douleurs se font principalement sentir au commencement & à la fin de l'excrétion. La *strangurie* est l'envie fréquente & involontaire de pisser, dans laquelle on ne peut rendre l'urine qu'en petite quantité, ou goutte à goutte avec beaucoup de douleur & de cuisson. Nous n'entrerons pas dans le détail de toutes ces maladies, qui, non-seulement sont causées par l'acrimonie de l'urine, qui irrite la vessie ou l'urêtre, mais encore par des ulcères ou des excoriations dans ces parties, par la présence de la pierre, ou d'un virus contracté par un commerce impur.

TITRE II.

Rancidité de la Sérosité.

NOus appellons rancidité une espece d'âcreté ou de corruption que les graisses & les substances huileuses contractent par la vétusté, & que la chaleur leur communique : or la sérosité roule avec elle des parties huileuses destinées ordinairement à s'échapper des veines par les émonctoires de la peau, & les filieres des reins ; nous en jugeons par les sueurs qui sont grasses & qui tachent les linges, & par les urines qui sont quelquefois furmontées d'une pellicule graiffeufe. Ces molécules graiffeufes font rejettées ; parce qu'échauffées par la chaleur du corps humain, & le mouvement rapide de la circulation, elles ne peuvent être dépofées dans les aréoles du tiffu cellulaire, foit pour réparer les pertes qu'il a faites, foit pour fervir à l'embonpoint. En fuppofant cette matiere rance, retenue dans la maffe du fang, & mêlée avec la férofité, il en doit réfulter des accidens graves, peut-être incurables jufqu'à préfent, parce qu'on n'a pas encore déterminé leur nature. C'eft vraifemblablement cette férofité rance qui forme le pus qu'on nomme ichoreux : cette fanée ichoreufe eft une humeur féreufe & âcre qui coule des ulcères, particulierement de ceux qui attaquent les articles, les ligamens, les membranes, les tendons, les nerfs, les os mêmes. Les ulcères abreuvés de cette humeur font malins ou *cacoëthes* ; ils renferment les véroliques, les fcrophuleux, les fcorbutiques, les chancreux ou carcinomateux, les peftilentiels, les vermineux, les vénimeux & empoifonnés, les gangreneux & fphaceleux, les virulens, les fordides ou putrides, les chironiens, ou téléphiens, les phagedéniques, les efthiomenes ou rongeans, les loups, le *nolimetangere*.

Le cancer lui-même n'eft peut-être entretenu que par cette portion huileufe rance qui nage dans la férofité, & qui forme cette humeur ichoreufe, & d'une fétidité particuliere qu'on voit couler des cancers ulcérés. Comme on n'a pas encore trouvé de remedes curatifs pour un mal auffi rebelle & auffi formidable, feroit-on mal fondé à propofer de chercher à détruire ou à rectifier cette huile animale dégénérée qui caufe tant de ravages.

Ces idées, qui ne font que fimplement ébauchées, nous rapprochent de la théorie des Anciens, qui donnoient l'épithete d'*ichoreux* à un fang qui abondoit en férofité falée & âcre.

ARTICLE III.

Vices de l'Air élémentaire.

On ne peut douter que le fang & les autres humeurs de notre corps ne contiennent beaucoup de parties aëriennes ; puifqu'en expofant ces liqueurs fous le récipient de la machine pneumatique, il s'en éleve, auffitôt qu'on pompe l'air, quantité de bulles qui forment une écume. Mais cet air contenu dans le fang eft dans un état fixe ; s'il jouiffoit de toute fa force expanfive, il briferoit les vaiffeaux & ne tarderoit pas à occafionner la mort ; c'eft ce que l'on peut conclure des expériences de *Hales*. Selon lui (*s*) un pouce cubique de fang de cochon, diftillé jufqu'à ficcité, a produit trente trois pouces cubiques d'air : cet air ce renouvelle continuellement. Outre celui qui paffe intérieurement par la refpiration, il entre encore principalement avec le chile. Celui qui devient furabondant fe dégage par

(*s*) Statique des végétaux, *exp.* 34, *pag.* 186.

la voie des sécrétions & des excrétions. Cet air fixe, contenu dans nos liqueurs, contrebalance le poids de l'atmosphère, & empêche l'affaissement des vaisseaux. Pour en être convaincu, il suffit de considérer la maniere dont agit la ventouse. La tuméfaction, qui arrive par le défaut de pression de l'air extérieur, comme réciproquement l'abaissement de cette même tumeur par une nouvelle pression de l'air, établit la nécessité de la pression de l'air extérieur, & de la renitence de l'air fixe intérieur. C'est cette espece d'équilibre qui entretient la vie; c'est cette action réciproque qui facilite la circulation, qui conserve la perméabilité des plus petits canaux, qui empêche l'affaissement des viscères.

L'air élémentaire est suivant *Hales* & *Macbride* le principe actif duquel dépend la conservation, la solidité & l'état sain des corps. Il est le ciment & le lien de leurs autres parties constituantes; car dès qu'il se dégage, les corps sont dissous, corrompus. L'air fixe n'a pas l'élasticité qu'on remarque dans celui de l'atmosphère; mais il tend continuellement à l'acquérir, & il l'acquiert lorsque rien ne s'y oppose, & qu'il se dégage des substances où il étoit retenu. Il est probable qu'il devient air de l'atmosphère, comme celui-ci devient air fixe lorsqu'il est absorbé par les corps. Il en est à-peu-près de même des autres élémens, & c'est dans cette circulation que consistent peut-être l'ordre & l'harmonie de l'univers, la destruction & le dépérissement de tous les corps, leur production, leur vie & leur accroissement.

Les molécules de l'air fixe s'attirent puissamment entr'elles, & tendent à se réunir lorsque rien ne s'y oppose. Dès qu'elles sont réunies, elles forment un air élastique; & d'une réunion plus ou moins considérable dépend une plus ou moins grande élasticité; c'est ce que l'on peut conclure des phénomenes qui arrivent aux corps qui se pourrissent.

La séparation d'une trop grande portion de l'air fixe, est la cause immédiate de la putréfaction des corps vivans: aussi dans les maladies putrides y a-t-il de la bouffissure. La gangréne humide n'arrive jamais sans tuméfaction. Les cadavres qui commencent à pourrir se gonflent. Le premier élément qui s'échappe d'une substance qui doit se putréfier, est l'air élémentaire: il commence à se dégager avant même qu'on s'apperçoive de la moindre putréfaction. Les molécules d'air dans une substance animale, privée de vie, tendent à se réunir & se réunissent effectivement; parce qu'alors rien n'y met obstacle, & que le mouvement vital, qui fait ses efforts pour les désunir, & pour les tenir dans cet état de fixité, n'existe plus. Tout ce qui augmentera donc la tendance de l'air à l'élasticité, tout ce qui facilitera son développement & son expansion, tout ce qui affoiblira les obstacles qui s'y opposent, enfin tout ce qui contribuera à la désunion des principes du corps, hâtera la putréfaction.

De-là on peut conclure quels sont les agens qui doivent dépraver le sang & les humeurs; la chaleur, parce qu'elle raréfie les particules intégrantes du sang; l'humidité, parce qu'elle relâche, dissout & diminue la cohésion de toutes les parties; l'affoiblissement du ressort de l'air extérieur, parce qu'étant moins pesant, moins élastique, moins électrique, il s'oppose moins au développement de l'air fixe. Certaines matieres qui fermentent actuellement, ou du moins qui entrent aisément en fermentation, sont encore des causes de la putréfaction; parce qu'elles communiquent le mouvement intestin dont elles sont agitées à la substance animale, qui n'est susceptible que de fermentation putride. Les substances absorbantes, avides d'air, produisent le même effet; parce qu'elles attirent, pompent pour ainsi dire l'air fixe, & en privent la substance sur laquelle elles sont appliquées (*t*).

De-là on doit conclure encore que l'air élémentaire doit exister dans une certaine proportion, soit dans le sang, soit dans les humeurs, pour qu'il soit dans cet état requis pour la santé; & qu'il ne peut pas s'écarter, soit en plus, soit en moins de cette proportion, sans que la vie n'y soit intéressée.

PARAGRAPHE I.

Quantité trop grande de l'Air élémentaire.

LES molécules d'air élémentaire renfermées dans la masse du sang & des humeurs d'un corps vivant, sont autant de petits ressorts qui cherchent continuellement à se débander. Lorsque ces petits ressorts sont multipliés au-delà de ce que le comporte la nature du sang propre à chaque individu, le sang a trop d'activité; il bout dans les veines, il agite tout le sistême nerveux, il cherche à s'échapper par toutes les voies qu'il peut forcer : tel est le sang des jeunes gens vifs & pétulans, tel est l'orgasme du sang des animaux qui, dans certaines saisons, sont plus disposés à l'amour, passion qui, dans ces momens, les conduit quelquefois à la fureur : c'est-là peut-être aussi l'origine de certaines fiévres ardentes dont on a ignoré jusqu'à présent le principe.

Plusieurs causes peuvent prodiguer au sang cette abondance d'air fixe. 1°. Un air froid & sec qui, condensant les humeurs, y enferme une portion d'air : c'est ce qui rend peut-être les hommes du Nord plus forts, plus féconds & plus vivaces. 2°. L'air subtil des montagnes, qui est plus pénétrant. 3°. La chaleur douce du printems qui, ouvrant les pores de la peau, y laisse pénétrer l'élément qui nous environne; c'est ce qui dispose peut-être davantage les animaux à l'amoureux plaisir dans le moment que toute la nature semble se réveiller du sommeil où elle étoit plongée pendant l'hiver, & que par une force supérieure aux obstacles, elle fait monter jusqu'au sommet des plus grands arbres une sève qu'elle convertira en feuilles, en fleurs & en fruits. 4°. Les alimens qui contiennent beaucoup d'air, tels que le pain, les légumes & les fruits. Les hommes grossiers, qui ne vivent que de pareils alimens, sont tous très-robustes, & ont un sang riche en parties balsamiques. Ce sont ces mêmes

(*t*) Voyez l'excellente dissertation sur les antiseptiques, qui a été couronnée par l'Académie de Dijon en 1767, par M. de *Boissieu*, *pag.* 22 & *suiv.*

caufes qui produifent l'orgafme, & auxquelles on pourra oppofer celles qui donnent lieu à la moindre quantité d'air fixe, dont nous ne tarderons pas à faire mention.

TITRE I.

De l'Orgafme.

NOUS prenons ici le mot d'*orgafme* dans un fens plus étendu que les anciens ne l'emploioient. Par ce terme, ils entendoient un gonflement, une agitation, un mouvement impétueux des fucs & des humeurs excrémentîcielles & fuperflues, qui tendoient à s'évacuer. *Hippocrate* entendoit par *orgafme* la turgefcenfe & l'irritation de la fémence, qui follicite les animaux à s'en décharger par la copulation. Nous difons que c'eft une activité particuliere de la maffe du fang, qui contient trop de refforts aëriens, toujours prêts à fe débander. Si cet état n'eft pas encore maladie, il ne tardera pas à le devenir. Souvent il précéde les grandes maladies. C'eft lui qui donne cette gaieté extraordinaire, quelques jours, quelques heures même avant que l'on tombe malade gravement. C'eft lui qui donne ce teint fleuri & cet air trompeur de fanté dans le tems que la nature va être opprimée. C'eft lui qui donne cette faim inattendue au moment que tous les fucs digeftifs vont être dépravés. On n'a pas encore affez médité fur ces grandes vérités. Nous nous contentons de les expofer, afin que d'autres plus intelligens & plus capables que nous, en tirent des conféquences lumineufes pour la pratique médicinale.

PARAGRAPHE II.

Quantité trop petite d'Air élémentaire.

DANS les cas où le fang eft appauvri, il eft conftant qu'il manque de la portion requife d'air élémentaire. Les caufes qui donnent lieu à cet air élémentaire de fe dégager du fang, font les mêmes que celles qui produifent la putréfaction, foit lente, foit prompte. 1°. Les alimens tirés des animaux, fur-tout carnivores, pris en grande quantité. Ils contiennent peu d'air fixe, ainfi que les alimens qui ont déja paffé par les degrés de la fermentation putride. 2°. L'abus des liqueurs fpiritueufes. Les expériences de *Macbride* prouvent que les fpiritueux contiennent peu d'air, & qu'ils retardent par conféquent la fermentation alimentaire. 3°. Une trop grande quantité de bile; elle contient peu d'air, & eft le fluide du corps humain le plus enclin à la putridité. 4°. Le mouvement trop ralenti de nos liqueurs, ou leur ftagnation. Le mouvement progreffif ne s'oppofe plus alors au développement de l'air fixé. C'eft ainfi que l'oifiveté produit les maladies putrides, que les contufions & les extravafations des liqueurs caufent la gangréne. 5°. Le mouvement trop accéléré de nos fluides, la défunion des parties qui les compofent, hâtent bien vîte la diffipation de leur air fixe. Ainfi, fuivant *Hales* (*u*), la chaleur de la fiévre pourrit fouvent le fang, un exercice trop violent produit le même effet, & les maladies inflammatoires dégénérent prefque toujours en putrides. 6°. L'humidité de l'atmofphère, qui diminuant le reffort des folides, laiffe le paffage libre à la partie aërienne de nos humeurs. 7°. Un air chaud; il augmente la tranfpiration & la perte de l'air fixe par cette excrétion & par la raréfaction qu'il en occafionne. 8°. Si l'humidité eft jointe à la chaleur, ces deux caufes réunies concourent plus efficacement au dégagement de l'air fixe. 9°. Un air chargé d'exhalaifons putrides. Ces miafmes s'introduifent dans le fang, y occafionnent une fermentation qui produit la diffolution & le dégagement de l'air qui eft dans un état d'inertie. La premiere induction qui fe préfente, eft d'éviter le pouvoir de ces caufes, & de fe foumettre avec réferve à l'action de celles qui fourniffent au fang une grande abondance d'air élémentaire. La feconde eft de rendre promptement aux fluides & aux folides l'air fixe qu'ils ont perdu. Pour fuivre cette feconde indication avec fuccès, il faut avoir recours à toutes les fubftances végétales; elles font capables de fournir l'air fixe. Tous les Voyageurs & tous les Médecins s'accordent fur l'efficacité des végétaux frais, pour prévenir & détruire la putridité fcorbutique. Voyez ce que nous avons dit précédemment fur le fcorbut.

TITRE I.

Putréfaction, Gangréne & Sphacele.

PAR les raifons que nous venons d'expofer, & par ce que nous avons dit fur la diffolution lente de la partie rouge du fang, on eft en état de rendre compte des phénomenes de la putréfaction, & d'appliquer les moyens propres à la détruire.

La gangréne eft un commencement de mortification dans les parties molles du corps; corruption qui les rend infenfibles, d'une couleur livide, & d'une odeur cadavéreufe. Lorfque la mortification eft entiere, on la nomme fphacéle. Cette corruption vient quelquefois du vice du fang, alors il faut employer les plus puiffans antifeptiques; fouvent elle eft la fuite de l'inflammation, alors c'eft à la prudence de celui qui traite une maladie inflammatoire à garantir de cet accident. C'eft pourquoi nous renvoyons ce que nous avons à dire de la gangréne à la fuite de l'article de l'inflammation.

(*u*) Statiques des animaux, *exp.* 13, *pag.* 89.

PARAGRAPHE III.

Qualités peccantes de l'Air contenu dans la masse du Sang.

L'AIR est non-seulement pesant, élastique & compressible, mais il est encore dilaté par la chaleur, & condensé par le froid plus aisément qu'aucun autre corps. On ne connoît pas les bornes de cette raréfaction & de cette condensation, quoique l'on sache que l'eau bouillante dilate l'air jusqu'au tiers de sa masse, (x) & que la plus grande distance que *Boyle* a trouvé entre l'air le plus dense & le plus rarefié, soit comme 1. à 520000. Ce qu'il y a de bien avéré, c'est que la densité de l'air étant la même, sa dilatation, ou son effort pour se dilater, répond constamment au degré de chaleur. Cette propriété de l'air d'être dilaté, ou condensé, joue un grand rôle dans la machine humaine, qui est continuellement exposée aux vicissitudes de la chaleur & du froid.

PARTITION I.

De la raréfaction de l'Air.

NOUS entendons par raréfaction la faculté & la facilité qu'a une même portion d'air, à occuper, ou à remplir sans addition, un beaucoup plus grand espace. Ce phénomene se passe ou dans toute la masse du sang, ou dans quelque cavité particuliere des corps organisés.

MEMBRE I.

Raréfaction générale.

NOUS reconnoissons deux raréfactions générales ; l'une, lorsque l'air souleve toute la masse du sang, & c'est ce qui constitue la fausse pléthore ; l'autre, lorsque l'air se dégageant des humeurs, occupe & gonfle le tissu cellulaire, c'est ce qui produit l'emphysême. Nous allons jetter un coup d'œil sur l'une & l'autre maladie.

TITRE I.

De la fausse Pléthore.

LE sang contenu dans les vaisseaux ne doit les remplir que jusqu'à un certain point, afin que la circulation & les fonctions s'exercent librement.

(x) Histoire de l'Académie des Sciences, *année* 1650, *pag.* 101.

Lorsque

Lorſque les vaiſſeaux ſont trop pleins, cet état ſe nomme *pléthore*, qui correſpond à celui de *plénitude*. Cet état de plénitude des vaiſſeaux eſt quelquefois vrai, & quelquefois n'eſt qu'apparent. La plénitude eſt vraie, lorſque les vaiſſeaux contiennent une plus grande quantité de ſang que ne le comporte leur étendue & leur diamétre. La plénitude au contraire n'eſt qu'apparente, lorſqu'une cauſe quelconque gonfle la maſſe du ſang, & lui fait occuper un plus grand eſpace ſans aucune addition de parties. C'eſt ainſi qu'une doſe déterminée de lait peut être contenue dans un vaſe d'une certaine capacité. Si l'on approche ce vaſe du feu, de façon que le lait vienne à bouillir, le lait ſe ſouleve & s'échappe par-deſſus les bords. Il n'y a eu aucune addition de parties, mais l'air en ſe raréfiant par la chaleur, dilate les interſtices qu'il occupoit, & forme un volume plus conſidérable. Telles ſont les notions ſimples & naturelles qu'on doit ſe faire de la pléthore, tant vraie que fauſſe. Les cauſes qui produiſent la fauſſe pléthore, ſont celles qui augmentent la chaleur du ſang & des humeurs, & toutes celles qui le font fermenter.

Les cauſes qui augmentent la chaleur du ſang & des humeurs, ſont 1°. la température de l'air, une ſaiſon trop chaude, un climat trop chaud, une chaleur trop échauffée, une étuve, un poële trop ardent, une expoſition trop conſtante aux rayons directs du ſoleil. 2°. Les alimens amers, aromatiques & balſamiques échauffent le ſang, ſoit par le mélange de leur huiles eſſentielles, ſoit par leur propriété d'aiguillonner les ſolides. 3°. Les boiſſons ſpiritueuſes qui augmentent la rapidité de la circulation. 4°. Les médicamens ſulfureux, âcres, ſtimulans, qui portent l'incendie dans les veines. 5°. L'exercice penible, les travaux fatiguans, les veilles immodérées, les études abſtraites, les paſſions outrées. 6°. Différentes erreurs dans le régime, comme les bains trop chauds, les vapeurs ſaffranées, les odeurs expanſibles.

La fermentation donne lieu auſſi à l'expanſion de l'air, elle devient donc auſſi cauſe de ſa raréfaction. Les cauſes qui procurent la fermentation, ſont priſes ou dans le régime, ou dans la claſſe des médicamens. En général, ce ſont les choſes qui n'ayant pas ſubi une entiere fermentation hors de nous, contiennent cette fermentation dans notre eſtomac, & la terminent dans nos vaiſſeaux. Telles ſont la bierre nouvelle, le mout, le cidre trop frais, les fruits doux & mucilagineux, le miel, les préparations trop ſucrées, &c.

Les effets de la fauſſe pléthore ſont les mêmes que ceux de la pléthore vraie. Elle diſtend les vaiſſeaux, éleve le pouls, occaſionne des engorgemens, des ruptures, des hémorrhagies ; produit des pertes, des apoplexies, des hémorroïdes, des affections comateuſes, &c.

Lorſque cette pléthore, par la dilatabilité de l'air, ſe manifeſte par des ſignes évidens, tels que l'élévation & le gonflement du pouls, la peſanteur de la tête, le penchant au ſommeil, la rougeur des yeux & des joues, la langueur des fonctions, il faut avoir recours à la ſaignée pour procurer un vuide dans les vaiſſeaux prêts à ſe rompre. Elle ſoulage auſſi efficacement dans ce cas-là que dans la véritable plénitude sanguine. Cependant il ne faut pas autant insister sur ce moyen, que dans la vraie pléthore; car pour revenir à la comparaison du lait qui s'enfuit lorsqu'il sent trop l'action du feu, ce n'est pas en enlevant une portion du lait contenu dans le vase qu'on retarde son ébullition & son gonflement, c'est en retirant le vase du feu, ou en y versant quelque liquide plus froid. Il en est de même de l'effervescence du sang. La saignée empêche bien pour quelques momens l'extravasion, mais on n'ôte pas le principe de fermentation & de la raréfaction de l'air. La portion de sang qui reste, tendra toujours à se soulever. Il faut éteindre le feu ou en réprimer l'action par l'eau, les délayans, les humectans, les rafraîchissans, les antiphlogistiques, les aigres, les nitreux, les bains froids ou légérement tiédes, le petit lait, les émulsions, l'eau de veau, l'eau de poulet, les lavemens émolliens, &c. La plupart de ces médicamens agissent en condensant les molécules du sang, & diminuent par là son mouvement. Les autres fournissent au sang des particules peu vibratiles & peu élastiques, ce qui en appaise la raréfaction. Ceux-là diminuent la tension des fibres, retardent la circulation & empêchent les violens frottemens des molécules du sang. Ceux-ci abondent en sérosité, qui noie les sels trop actifs & les soufres trop exaltés.

En employant ces remédes, ayez toujours égard à la cause antécédente; si vous ne l'éloignez pas, ce sera en vain que vous travaillerez à détruire ses effets. Ainsi, faites respirer un air frais à ceux dont le sang a été raréfié par la chaleur. Dictez un régime rafraîchissant à ceux qui par des alimens trop chauds & des boissons trop fortes, ont donné trop d'activité à l'air fixe de leur sang, prescrivez des acides à ceux dont la bile trop exaltée agite la masse qui roule dans les vaisseaux. Purgez ceux dont les humeurs amassées dans les premieres voies, sont un principe de fermentation. Ordonnez le repos à ceux que le travail excessif échauffe & consume. Conseillez la modération à ceux dont l'impatience & la colere fait bouillir le sang dans les veines, &c. Les cas sont si différens entr'eux, qu'on doit se conduire suivant les circonstances, & que la seule régle génerale qu'on puisse établir, c'est d'attaquer toujours la cause, si l'on veut réussir dans le traitement.

TITRE II.

De l'Emphysême.

L'EMPHYSÊME est une bouffissure indolente, molle, blanche, luisante, souple, élastique, faite des vapeurs aëriennes répandues sous la peau dans les cellules graisseuses, & semblable à l'enflure des animaux qu'on a soufflés après les avoir tués: l'emphysême est universel, ou particulier. Le premier est étendu par toute l'habitude du corps. Le second n'occupe que quelques parties externes. Lorſqu'il diſtend le ſcrotum, on l'appelle *Pneumatocele* ; s'il occupe l'ombilic, il prend le nom de *Pneumatomphale*. Les autres tumeurs de cette eſpéce n'ont pas de dénomination particuliere, elles retiennent ſeulement le nom générique de bouffiſſure ou de bourſoufflure.

La cauſe de l'emphyſême eſt interne ou externe ; l'interne eſt la raréfaction de l'air contenu dans les humeurs, & qui s'en étant dégagé, ſe raſſemble dans les cellules du corps graiſſeux. Les particules aëriennes peuvent ſe dégager 1°, par une agitation violente du ſang, qui tend toujours à le diſſoudre & à briſer les parties ſulfureuſes où ſe trouve beaucoup d'air renfermé. C'eſt par cette raiſon, qu'après les fiévres aiguës, & même après les fiévres intermittentes, dont les accès ont été violens, les malades deviennent ſouvent bouffis & emphyſémateux. 2°. Par l'atténuation de la lymphe qui ſéjourne dans le tiſſu graiſſeux. Auſſi voit-on que la plupart des emphyſêmes ſont précédés ou accompagnés d'édêmes, & que dans la cachexie & à la ſuite des maladies aiguës, lorſque les alimens pris en trop grande quantité, ou mal digérés, rendent la lymphe crue, groſſiere, viſqueuſe, croupiſſante, les malades ſont ordinairement attaqués de bouffiſſure.

La cauſe externe de l'emphyſême eſt une plaie pénétrante dans la poitrine, dans le larynx, dans la trachée-artére, ou une contuſion avec dilacération des fibres du corps graiſſeux. Lorſqu'une plaie pénétre dans les cavités dont nous venons de parler, & que ſon ouverture eſt inégale ou retrécie, l'air de la reſpiration, ſoit en entrant, ſoit en ſortant, ne trouvant point ſon paſſage libre, ſe gliſſe dans les cellules du corps graiſſeux ; &, comme elles ſe communiquent toutes, il s'inſinue de cellule en cellule, fait élever la peau, & produit un emphyſême ſouvent très-étendu. C'eſt par le moyen de cette communication des cellules adipeuſes, que les Bouchers font enfler tout le corps d'un animal, quand ils le ſoufflent. M. *Col de Villars* dit avoir vu au grand Châtelet pluſieurs perſonnes, dont tout le tronc, particulierement les paupieres & tout le viſage, même quelquefois les cuiſſes, les bras & les mains, étoient devenus emphyſémateux, à l'occaſion d'une plaie pénétrante dans le larynx à laquelle on avoit fait la ſuture (*y*).

Cette tumeur ſe diſtingue de l'édême 1°, en ce qu'elle ne retient pas l'impreſſion du doigt, parce que l'air qu'elle contient, fait élever par ſon reſſort la peau auſſi tôt qu'on ceſſe de la comprimer. 2°. Quand on la frappe, ce reſſort de l'air lui fait rendre un ſon ſemblable à celui d'une peau humide, tendue ſur la caiſſe d'un tambour ; & lorſque l'on comprime l'emphyſême, qui accompagne les plaies pénétrantes dans la capacité de la poitrine, l'air qui ſe retire de cellule en cellule, fait une crépitation qui imite le bruit du parchemin ſec.

L'emphyſême univerſel qui ſurvient aux fiévres malignes, eſt de très-mauvais augure ; il dénote que le reſſort des ſolides, eſt affoibli & que les humeurs dont l'air ſe dégage, tendent à la pourriture. Par la même raiſon

(*y*) Cours de Chirurgie par *Elie Col de villars*, M. D. P. *tom*. 2, *pag*. 169, édition de Paris 1764.

l'emphysême qui accompagne l'éréſipéle & les charbons, n'eſt pas moins à craindre, puiſque la cauſe n'eſt pas moins dangereuſe. Il n'y a donc que l'emphyſême particulier qui ſoit ſans danger, lorſqu'il n'eſt précédé d'aucun ſymptôme fâcheux, ni d'aucun vice dans les liquides & dans les ſolides.

La guériſon de l'emphyſême qui ſurvient aux fiévres aiguës, malignes, putrides, aux éréſipéles & aux charbons, dépend des remédes qui conviennent à ces malades. A l'égard de l'emphyſême particulier, ſi la tumeur commence par un édême, elle exige les mêmes remédes que ceux qu'on a preſcrits pour cette tumeur qui la précéde. Ils conſiſtent en apéritifs, en diurétiques, en diaphorétiques, en purgatifs, on pourra y joindre quelques carminatifs.

Les remédes externes ſeront les fomentations réſolutives, l'eſprit-de-vin camphré, l'eau de chaux avec l'eſprit de matricaire & le ſel ammoniac. Les ſachets avec les fleurs de camomille, de mélilot, de ſureau, de ſemences d'anis, de cumin & d'ammi-concaſſées, du ſel ammoniac, bouillis dans du vin blanc & appliqués chauds, ſont aſſez efficaces. Le cataplaſme de feuilles de juſquiame & d'yebles, arroſé d'eſprit-de-vin & d'eſprit de ſel ammoniac réuſſit fort bien. Les corps chauds, comme les briques chaudes trempées dans l'huile des Philoſophes, ſont auſſi fort utiles. A ces topiques on peut joindre l'emplâtre de bayes de laurier, & l'onguent de cumin. Après que les vents ſont diſſipés, on fortifie la partie avec des aſtringens, comme les roſes rouges, les balauſtes, le ſumac & l'alun cuits dans le vin rouge.

L'Emphyſême qui accompagne les contuſions, ou les plaies pénétrantes dans la capacité de la poitrine, ne demande pas de remedes particuliers; il ſe diſſipe par la guériſon de ces plaies. Le *Pneumatocele* & le *Pneumatomphale* ſe traitent comme l'emphyſême.

MEMBRE II.

Raréfaction particuliere.

NOUS entendons ici par raréfaction particuliere, celle qui ſe fait dans une cavité particuliere. Nous avons déja dit quelque choſe du pneumatocele; nous allons à préſent faire mention d'une eſpece de tympanite; nous remettrons à parler des coliques venteuſes, du météoriſme & autres affections flatueuſes, lorſque nous traiterons des maladies qui dépendent du diſtrict de l'eſtomac.

TITRE I.

De la Tympanite.

ON nomme tympanite une collection d'air dans la cavité du bas ventre ; d'autres nomment cette collection d'air *hydropisie venteuse.* C'est une fort mauvaise dénomination ; car il est ridicule de donner le nom d'une tumeur qui est formée par l'eau à une tumeur qui est formée par les vents. Cette collection d'air peut être renfermée dans les intestins, quelquefois les vents sont épanchés entre les intestins & le péritoine, plus rarement enfin ils occupent l'un & l'autre lieu ; ce qui constitue d'abord trois especes de tympanite, l'intestinale, l'abdominale & la mixte. L'emphysême des membranes des intestins, de l'épiploon, du mésentère, du foie du péritoine, des tégumens du bas ventre & de toutes les autres parties qui lui appartiennent, forme une quatrieme espece de tympanite. L'expérience fournit des exemples de toutes ces especes (ζ). Ces maladies sont rares, & demandent des descriptions très détaillées, qui nous conduiroient fort loin. A l'exception de la tympanite abdominale, les autres especes dépendent du département de l'estomac : nous n'en parlerons que quand nous traiterons de ce district.

PARTITION II.

Condensation de l'Air Élémentaire.

CHACUN connoît la propriété qu'a le froid de condenser l'air ; c'est-à-dire, de le resserrer & de le réduire à un plus petit espace. Il n'y a gueres que cette cause qui puisse condenser l'air contenu dans le sang. Ainsi que le froid est opposé à la chaleur, la condensation doit l'être à la raréfaction, & les résultats doivent être différens ; ainsi le sang sera plus massif sous un même volume, la circulation sera plus lente, & il se fera des engorgemens que la nature ne pourra pas elle-même surmonter : car si cette condensation tombe sur la partie rouge, qui est la plus sulfureuse & la plus expansible, l'engorgement se terminera par le sphacèle, ainsi que nous l'avons prouvé dans *l'article I, paragraphe III, partition II, titre I.* Si au contraire cette condensation tombe sur la partie lymphatique, la lymphe s'épaissit, séjourne dans les glandes, & forme des engorgemens que tout l'art à bien de la peine à dissiper : on se le persuadera aisément par ce que nous avons dit *article II, paragraphe III, partition I, titre II.*

(ζ) Voyez la *Pneumatopathologie*, ou traité des maladies venteuses, par M. *Combalusier*, Paris 1754, *tom. 2, à pag. 19, ad 46.*

Les acides minéraux, les acides végétaux trop long-tems continués, les aqueux, tous les raffraichissans en un mot tendent à condenser le sang ; ils tendent ou à chasser ou à enchaîner les particules ignées qui donnent à l'air sa plus grande activité. On ne peut douter qu'il n'y ait une grande quantité de matiere ignée dans les corps animaux ; leur chaleur & l'électricité le prouve assez. Il faudra donc les éviter comme propres à procurer & à entretenir la condensation de l'air ; au contraire, lorsqu'il s'agira de rallumer ce feu qui donne de la fluidité & de la vigueur aux humeurs, il faudra employer les spiritueux, les aromatiques, les amers, les huiles éthérées, les volatils ; mais il est nécessaire d'avoir beaucoup de prudence en les administrant ; car toutes les occasions ne sont pas les mêmes.

ARTICLE V.

Vices des Parties Récrémenticielles & Excrémenticielles.

LE sang est l'océan qui contient toutes les humeurs destinées à être séparées. Ces humeurs, avant de parvenir aux organes propres à leur sécrétion, sont déja élaborées, de façon qu'elles n'attendent presque plus que des réservoirs pour les recevoir, & des couloirs pour être en partie transmises au-dehors, & en partie retourner à la source dont elles sont sorties. C'est ainsi que la bile est déja toute préparée dans les rameaux de la veine-porte ; bientôt elle est séparée du reste de la masse dans les pores biliaires. Elle se rassemble dans la vésicule du fiel pour couler par le canal colédoque dans le duodenum ; là elle se mêle avec le chile, afin d'en faire un tout homogène. Une portion de cette bile enfile les routes des veines lactées avec le chile, & est rapportée dans le torrent de la circulation, tandis que la portion la plus grossiere est rejettée avec les excrémens. Il en est de même de la salive, de la liqueur gastrique, du suc pancréatique, & de l'humeur filtrée par les glandes intestinales.

De cet ordre établi dans l'économie animale, il suit que, pour son entretien & sa conservatiou, il est nécessaire que les liqueurs destinées a être séparées pour la dépuration du sang, soient séparées, & que celles qui sont destinées à remplir un second emploi, avant de retourner à la source dont elles sont sorties, aient des qualités propres à remplir cette fonction, afin de ne pas retourner vers leur origine, pour y porter le trouble & le tumulte. C'est ici l'ouvrage des sécrétions qui ne doivent être ni trop abondantes ni trop modiques. Un flux trop copieux de bile détruit la chilification, & empêche la sanguification. Le retard, ou l'empêchement de la sécrétion de la bile fatigue les digestions, produit des engorgemens dans le foie, fait séjourner dans le sang des parties qui lui deviennent presque étrangeres : il en est de même des sucs salivaires & gastriques ; leur trop grande, ou leur trop petite quantité enleve l'appétit, nuit aux digestions, & énerve les corps.

Le sang n'en perd pas moins sa bonne constitution & son intégrité, lorsque les parties excrémenticielles sont retenues dans les vaisseaux. Mille maladies naissent du défaut de transpiration, & de la suspension du cours ordinaire des urines.

Tout ceci nous conduiroit à un très-grand détail, dont tous les Praticiens sont, ou doivent être instruits. Nous nous souvenons que nous n'avons promis qu'un précis de la Médecine pratique : c'est pourquoi nous nous hâterons de nous renfermer dans les bornes que nous nous sommes prescrites.

PARAGRAPHE I.

Quantité trop grande des Parties Récrémenticielles & Excrémenticielles.

NOTRE objet étant de placer d'abord les idées les plus simples, afin que l'on conçoive plus aisément notre façon de penser, nous exposerons d'abord les maux qui résultent de la trop grande quantité des parties récrémenticielles ; ensuite nous considérerons la trop grande quantité de ces mêmes parties unie à la surcharge des parties excrémenticielles.

Pour ne pas quitter l'exemple que nous avons déja produit, la bile répandue sous toute l'étendue de la peau, à laquelle elle donne sa couleur dans la jaunisse, fait voir le danger qu'il y a lorsque ce suc récrémenticiel domine dans la masse du sang. Cet exemple sera d'autant plus frappant, qu'il remplit toutes les conditions : on y verra la jaunisse produite par le défaut de filtration de bile dans le foie, par la seule redondance de la bile dans la masse du sang, par le seul dégagement de la bile, à l'occasion d'un grippement dans le sistême nerveux, par le mêlange imparfait de la bile dans les premieres voies.

TITRE I.

De la Jaunisse.

LA couleur jaune de la peau & de la conjonctive, la démangeaison de tout le corps, la bouche amere, la perte de l'appétit, les lassitudes, la mélancolie, la constipation, les déjections décolorées caractérisent assez la jaunisse, à laquelle les Médecins donnent le nom *d'ictére*. La salive, les sueurs, les urines & les crachats ont quelquefois la même couleur que la peau ; quelquefois aussi les malades voient tous les objects comme s'ils étoient jaunes. Le vomissement, la cardialgie, les anxiétés, la douleur & la tension des hypocondres, la difficulté de respirer, les défaillances, sont des symptômes qui accompagnent souvent cette maladie. On lui donne le nom d'ictére noir lorsque la couleur tire sur le verdâtre, le livide, l'obscur ou le plombé. Les yeux sont alors d'un jaune plus foncé, & les urines sont de la couleur du café. La qualité du pouls dépend de la cause qui produit l'ictére; car quelquefois il est foible & lent, d'autrefois il est élevé & fébrile.

Le traitement de la jaunisse doit être aussi varié que sa cause, autrement ce ne seroit qu'un traitement empirique, tel que celui que l'on trouve dans la plupart des livres; sans cela on tuera des malades qu'on auroit pu sauver. Si par exemple la jaunisse dépend de la phlogose du foie, la saignée sera nécessaire, tandis qu'elle deviendroit meurtriere dans d'autres circonstances. N'a-t-on pas vu la saignée elle-même produire la jaunisse, quand les premieres voies, étant farcies de saburre, on donne lieu à tous les mauvais levains d'entrer dans les vaisseaux par le vuide qu'on y procure? Ce n'étoit donc pas la saignée qu'il falloit employer dans ce cas-là; mais les purgatifs, & peut-être même les émétiques. Soyez encore prudens dans l'administration de ces remedes: si innocens qu'ils vous paroissent, ils produisent eux-mêmes la jaunisse lorsqu'ils sont administrés à contre tems; c'est-à-dire, lorsqu'il y a trop d'érétisme. Ne vous hâtez donc pas trop de purger dans la jaunisse; détendez d'abord la fibre par la boisson de petit lait, de ptisanes apéritives & délayantes, de bouillons relâchans, & attendez que la bile commence à couler; sans cela les purgatifs restent dans les entrailles sans opérer l'effet que vous désirez; ils ne font qu'irriter & aggraver le mal. Ne donnez que de simples délayans & des relâchans pour dissiper la jaunisse occasionnée par les mauvais emplois des remedes drastiques, hydragogues & mochliques, & attendez patiemment que la dépuration de la bile se fasse.

Impute-t-on l'ictére à la suppression du flux hémorroïdal, ou menstruel? Facilitez doucement ces évacuations, & vous irez directement au but auquel vous devez tendre. Les médicamens que vous tirerez de la classe des emmenagogues seront plus surs que tous ceux que les Anciens nommoient *cholagogues*, dont plusieurs cependant peuvent remplir l'indication présente.

Soupçonne-t-on que la bile est trop épaisse, qu'elle est disposée à former des concrétions, & qu'elle bouche les pores biliaires? il faut employer alors les apéritifs, tels que le petit lait, les savoneux, les amers; les plantes chicoracées, telles que l'endive, le laiteron, le pissenlit, la chicorée & la racine de scorsonnere: c'est là le cas où *Sylvius* & plusieurs autres avoient raison de dire que le savon étoit le spécifique de l'ictere. Si le foie est dur & schirreux, le mal est désespéré selon *Hippocrate*, & si ce mal dure long-tems, il se termine par l'hydropisie; ainsi, en vous servant du savon, & prescrivant les bains, ou les fomentations, n'oubliez pas en même tems de mettre en usage les diurétiques. Le signe le plus favorable qui annonce dans tous les cas la guérison de l'ictere, ce sont les urines épaisses, troubles, saffranées & presque noires; de-là vient le succès des eaux minérales ferrugineuses & acidules dans la jaunisse, sur-tout lorsqu'on a eu soin de préparer le malade. C'est encore parce que certains remedes sont apéritifs qu'on les a comblés d'éloges dans le traitement de l'ictère.

Une forte décoction de feuilles d'aigremoine, ou du collet de ses racines, a guéri plusieurs ictériques (*a*). Madame Ch*** fut guérie en trois jours d'une jaunisse, qui avoit résisté pendant plusieurs mois à toutes sortes de remedes, avec l'infusion de marrube blanc, conseillée par M. *Antoine de Jussieu*, D. M. P.

Les sucs acides des végétaux conviennent pour réfréner l'effervescence du sang & de la bile qui produit la jaunisse. Ce sont d'ailleurs des savons naturels qui facilitent le cours des urines, qui réveillent l'appétit émoussé, qui saisissent les particules bilieuses errantes dans les vaisseaux lymphatiques. On les prescrit le plus souvent avec succès pour dissiper ce reste de couleur jaune qui dépare la peau après le traitement méthodique de la jaunisse. On a aussi éprouvé que la fumée du vinaigre dissipoit la couleur jaune qui restoit aux yeux après la guérison même la plus complette.

L'accouchement termine heureusement la jaunisse qui a pour cause la grossesse. Le flux hémorroïdal, la dyssenterie même, ont terminé heureusement cette maladie, sujette d'ailleurs à de fréquens retours. Tout ce qui peut tendre à dégorger le foie, devient salutaire, lorsque ce viscère est surchargé, ou de sang ou de bile.

C'est encore à la suite de la colere, qui va à l'emportement, de la tristesse & des chagrins continuels, que se manifeste la jaunisse. Mettez en usage les bains, les boissons délayantes, les calmans, les narcotiques mêmes pour diminuer ou dissiper le spasme qu'a occasionné la colere. Par de pareils moyens, la sécrétion de la bile ne tardera pas à se faire librement. Conseillez de la dissipation à ceux que la tristesse opprime; ordonnez-leur le jeu, les spectacles, la promenade, le séjour de la campagne, les voyages. Ecartez avec soin tout ce qui rappelleroit le souvenir de l'objet de leurs chagrins. Sans de pareilles précautions, les remedes les mieux indiqués ont peu de succès; ce seroit vouloir dissiper la douleur en n'ôtant pas l'épine qui la produit.

Il se forme quelquefois des concrétions pierreuses dans la vésicule du fiel. La jaunisse est la suite des embarras & des tourmens qu'occasionnent ces pierres. *Ettmuller* prétend que la couleur cendrée des selles est presque toujours un signe de la présence de ces pierres. Les bains, les savoneux, les eaux minérales, telles que celles de Plombieres, ou de Vichy, le petit lait, & quelques purgatifs sont les remedes les plus efficaces qu'on peut apporter à un pareil mal. L'équitation, par les secousses qu'elle procure, peut faciliter la sortie de ces pierres, & débarrasser le malade d'un fardeau si dangereux.

L'ictère succéde encore à la morsure de certains animaux venimeux, & sur-tout de la vipère. Il se dissipe en employant les remedes curatifs d'un pareil accident.

(*a*) Journal Economique, Octobre 1769, *page* 479.

TITRE II.

Maladies par le Lait retenu.

SI le lait ne se porte pas aux mamelles après les couches, ou qu'il ne s'y porte pas en assez bonne quantité dans le tems fixé par la nature, on regarde avec raison sa retenue dans le sang, comme un poison redoutable, qui doit produire les plus funestes tragédies. On a lieu de s'attendre d'abord à des dépôts laiteux, & à des fiévres putrides ou malignes, qui sont d'autant plus dangereuses qu'elles sont moins éloignées de l'accouchement. Dans la suite, il en résulte des maux de tête, des dégoûts, des affections vaporeuses, des obstructions, des tumeurs, des fiévres lentes, des phthisies & le ramollissement des os, dont nous avons déja parlé *art. II, paragr. III, partit. III, tit II.*

La plûpart du tems c'est la nature qui se venge de ce que les meres refusent inhumainement à leurs enfans un aliment qu'elle leur avoit destinés. Nous ne dirons pas les moyens de s'opposer à une pareille vengeance. Le châtiment est mérité, & devroit suivre plus souvent le crime. Un grand nombre de femmes, que l'impunité autorise, se corrigeroit peut-être d'un abus trop général dans les grandes villes. La douleur imminente les contraindroit peut être à remplir un devoir dont les dispense la frivolité.

TITRE III.

Des Fiévres putrides.

NOUS pensons que les fiévres ne prennent leur naissance, que de ce que les parties, tant récrémenticielles qu'excrémenticielles sont retenues pendant quelque tems dans la masse du sang. Ces parties portent non-seulement le trouble dans les humeurs, mais même la putridité. La facilité avec laquelle la transpiration arrêtée putréfie les humeurs, est étonnante, & a été remarquée par les Médecins du dernier siecle. La bile est encore une de ces liqueurs qui se pourrit aisément. L'urine contient des parties volatiles & très-alcalescentes. Le cours libre de ces humeurs, peut-être intercepté pendant quelque tems par des causes, tant internes, qu'externes, & leur libre sécrétion n'être pas compensée par d'autres sécrétions analogues. Le froid & la variété des saisons, les imprudences dans le régime, les chagrins domestiques sont les causes assez ordinaires des fiévres putrides. Les premieres voies transmettent aussi à la masse du sang des matieres aisées à se corrompre, lorsque les digestions sont dérangées, lorsque l'on prend des nourritures trop alcalescentes, lorque le chile n'est pas assez travaillé, qu'il eſt un peu coulant, qu'il eſt arroſé d'une bile trop exaltée, & qu'au lieu d'une qualité douce & balſamique, il a contracté de la fétidité, & s'eſt chargé de molécules indigeſtes & putreſcentes.

On diſtingue cette fiévre généralement accompagnée de putréfaction des humeurs, en *continue* & en *intermittente*. Nous ne parlons actuellement que de la *continue*. On la reconnoît à une chaleur âcre & mordicante, au pouls qui eſt grand, fréquent & ſouvent inégal; aux urines bourbeuſes, au nauſées, aux rapports amers & ſouvent nidoreux, aux vomiſſemens, aux peſanteurs de la tête & du corps. Il y a une grande altération; la langue eſt jaunâtre & chargée; les déjections & les ſueurs ſont fétides, & le malade éprouve des défaillances fréquentes, tels ſont à peu près les ſignes pathognomoniques de cette fiévre. Voici ſa marche.

Un froid plus ou moins conſidérable dans le début, ſans trembler même, & ſans craquement des dents. La difficulté du mouvement muſculaire, une grande laſſitude, un abattement des forces, qui oblige le malade à reſter le plus ſouvent couché ſur le dos, un pouls plus fort, plus plein, plus fréquent que dans l'état naturel, une reſpiration plus grande, plus précipitée, plus gênée, une chaleur ſeche & mordicante, une langue ſale & qui devient noire par la ſuite; des douleurs à la tête, aux lombes, à l'eſtomac, quelquefois au côté par le picotement des vers, des nauſées, le vomiſſement, le dégoût pour le tabac, & pour le vin, l'averſion pour le bouillon & les ſubſtances animales, l'appétit des boiſſons froides & aigrelettes, la tenſion des hypocondres, l'aſſoupiſſement, ſouvent un leger délire que le reveil diſſipe, une haleine puante, des ſueurs mal odorantes, une ſalive viſqueuſe, des urines, troubles & rouges; des déjections bilieuſes, le viſage un peu rouge, ſont les ſignes qui ſe rencontrent, ſoit dans le principe, ſoit dans le cours de cette maladie. Elle n'eſt le plus ſouvent accompagnée que d'une partie des ſymptômes mentionnés. Elle a une heureuſe iſſue dans environ trois ſemaines, lorſqu'il n'y a pas d'engorgement inflammatoire dans quelque viſcère. Elle ne devient fatale que par la faute du malade, ou de celui qui traite la maladie. Dans ce cas-là elle excite des inflammations internes & profondes, & dégénére en fiévre maligne.

Commencez le traitement par une ou deux ſaignées, ſelon la force de la fiévre & la vigueur du malade. Donnez beaucoup de boiſſon délayante & des lavemens rafraîchiſſans & laxatifs. A peine appercevrez-vous un peu de détente, qu'il faudra donner l'émétique en lavage, continuer enſuite les mêmes boiſſons, & employer dans l'occaſion favorable des purgatifs doux & aigrelets pour entraîner la ſaburre des premieres voies. Au reſte, hâtez-vous lentement, ſongez qu'il faut du tems pour que la dépuration du ſang ſe faſſe, & que c'eſt ici l'ouvrage des ſécrétions. Aidez ſimplement la nature, dirigez-là, mais ne la violentez pas.

La boiſſon ordinaire peut être de l'eau panée, dans laquelle on ajoutera un peu de ſirop, ſoit de limon, ſoit de grenade, ſoit d'épine-vinette, la limonade cuite, les infuſions de chicorée verte, de pariétaire, de racine d'oseille, &c, on pourra y ajouter un peu de nitre, l'eau d'orge, la ptisane faite avec la pomme de reinette, l'eau pure avec un peu de sucre & acidulée avec un peu de vinaigre, &c. Nous rejettons l'eau de poulet & l'eau de veau, qu'on a coutume de prescrire, parce que les malades ont une aversion naturelle pour toutes les substances animales, & que ces substances se corrompent aisément. Nous rejettons aussi les bouillons gras, les malades n'en peuvent soutenir l'odeur, & leur bouche leur semble encore plus mauvaise quand ils en ont pris. Nous aimons mieux les nourrir avec des bouillons faits avec les plantes potageres, de l'eau d'orge perlé, ou de l'eau de ris. Nous savons bien qu'on a de la peine à persuader ce régime aux gens du peuple. A peine quelque homme de cette trempe tombe-t-il malade, que la femme court à la boucherie pour chercher un pot-au-feu. Elle vendroit les meubles les plus nécessaires plutôt que de ne pas faire bouillir la marmite pendant la maladie de son mari. Nous admirons & nous louons son bon cœur, mais son zéle est aveugle. Plus le bouillon est chargé de parties animales, plus il nuit dans ces maladies. Nous accordons volontiers un peu d'eau & de vin. C'est une boisson antiputride, cordiale, qui raffraîchit la bouche, qui réjouit, qui prévient les défaillances, & qui fait couler librement les urines.

Les purgatifs qui conviennent le mieux, sont les tamarins, la manne, le sel de seignette, & les autres sels neutres auxquels on joint quelquefois le tartre stibié à dose refractée.

Les lavemens seront composés avec la laitue, la poirée, la mercuriale, la casse, le son, la graine de lin, le miel simple & les miels composés. Cela n'empêchera que l'on n'en donne souvent avec l'eau pure.

Dans la convalescence on évitera de donner des œufs. Cette nourriture se putréfie aisément, & l'on a coutume de la présenter presque toujours aux convalescens, qu'il conviendra mieux de nourrir alors de panades, de ris, de purée de lentilles, de poisson, soit rôti, soit cuit à l'eau, de légumes frais & de farineux.

PARAGRAPHE II.

Quantité trop petite des Parties Récrémenticielles & Excrémenticielles.

On doit attribuer à deux causes la trop petite quantité de parties récrémenticielles & de parties excrémenticielles, au défaut de nourriture & aux évacuations trop abondantes. Il est certain qu'un sang qu'on ne repare pas par un chile suffisant, ne se charge pas de parties récrémenticielles, & que les sécrétions languissent. Il n'est pas moins certain que les évacuations trop abondantes privent le sang, non-seulement des parties inutiles, mais même des parties utiles. Les longs dévoiemens, le diabétes, le ptialisme, les sueurs, la perte de la matiere séminale enlevent une portion de bile, de salive & de sérosité, de sémence, qui auroit été employé à des usages ..s dans l'économie animale. De-là vient que ces évacuations trop long-tems continuées, jettent insensiblement dans la cachexie & produisent cet état qu'on appelle *appauvrissement du sang.*

TITRE I.

De l'Appauvrissement du Sang.

LORSQUE le sang est appauvri par le défaut de nourriture, il faut fournir de bons alimens, si une diette trop austère, ou des alimens peu succulens sont la cause du mal. Le désordre peut venir de ce que l'estomac ne digère pas, de ce que la chilification est troublée, de ce que le chile est arrêté dans sa route. C'est sur ces diverses indications que le Médecin établira son plan de curation. Alors il ordonnera, tantôt les émétiques, les purgatifs, les stomachiques, tantôt les apéritifs, les incisifs, les eaux minérales, &c, pour atteindre à son but. On ne peut donner ici que des régles générales qui doivent être adoptées aux cas particuliers.

Lorsque le vice vient des évacuations trop abondantes, il faut examiner la cause & la nature de l'évacuation avant de s'opposer au désordre. Sans cette précaution, l'on agit en aveugle, & l'on risque de faire des meurtres. D'un côté la diarrhée est produite par les alimens, par les mauvaises eaux, par l'abus des purgatifs, par des superpurgations réitérées. Il faut alors supprimer ces causes, si l'on veut parvenir à détruire la diarrhée. D'un autre côté, c'est l'estomac qui fait mal ses fonctions, c'est le foie qui fournit une trop grande quantité de bile, c'est une suppuration interne, c'est une colliquation des humeurs qui occasionnent le dévoiement. Ce sont autant de causes qu'il faut découvrir & détruire pour remédier au dévoiement & à l'appauvrissement du sang qui en est la suite. Il en est de même du ptialisme. Tantôt c'est le mercure qui produit la salivation, tantôt ce sont les petits ulcères qui tiennent les conduits salivaires trop ouverts. Il sera donc nécessaire d'adopter la curation à la matiere de la cause qui produit le mal. De tout ceci on doit conclure que le terme d'appauvrissement du sang est générique, que ce terme est fort peu entendu par la plupart des personnes qui le prononcent même fort souvent; qu'il faut entrer dans des détails particuliers pour connoître le principe de cet appauvrissement & les remédes qui doivent le détruire. C'est à cet article qu'on doit rapporter l'épuisement occasionné par l'émission trop fréquente de la matiere prolifique, soit que cette émission soit volontaire, soit qu'elle soit involontaire. Les nerfs & le sang étant privés du baume qui leur donne toute la vigueur, le corps tombe dans le marasme, & l'esprit dans l'imbécillité. Cet épuisement est connu sous le nom de *consomption Dorsale.*

TITRE II.

De la Consomption Dorsale.

L'ANALOGIE que nous avons démontré se trouver entre la matiere séminale & le cerveau, prouve combien il est important de la conserver, & qu'on ne peut la prodiguer sans apporter une lésion manifeste à toutes les fonctions. Les plaisirs amoureux, dit *Celse* (*b*), nuisent toujours aux personnes foibles, & leur fréquent usage affoiblit les forts. Mais il est des insensés qui ne sont retenus par aucun frein ; l'intérêt de leur santé, de leur vie même ne les touche pas. Par des attouchemens deshonnêtes, ils se procurent sans cesse un écoulement qui les jette dans un abîme de maux & dans un épuisement dont ils rechappent difficilement. *Hippocrate* (*c*) nous en a donné une très-belle description. La consomption dorsale, dit-il, naît de la moëlle de l'épine du dos. Elle attaque les jeunes gens mariés, ou libidineux. Ils n'ont pas de fiévre, & quoiqu'ils mangent bien, ils maigrissent & se consument. Ils croient sentir des fourmis qui descendent de la tête, le long de l'épine. Toutes les fois qu'ils vont à la selle, ou qu'ils urinent, ils perdent abondamment une liqueur séminale très-liquide. Ils sont inhabiles à la génération, & ils sont souvent occupés de l'acte vénérien dans leurs songes. Les promenades, sur-tout dans les routes pénibles, les essoufflent, les affoiblissent, leur procurent des pesanteurs de tête, & des tintemens d'oreilles. Enfin la fiévre lipyrie termine leurs jours.

Les émissions fréquentes de sémence, dit *Lommius* (*d*), relâchent, desséchent, affoiblissent, énervent & produisent une foule de maux ; des apopléxies, des léthargies, des épilépsies, des assoupissemens, la perte de la vue, des tremblemens, des paralysies, des spasmes, & toutes les espéces de goutte les plus douloureuses. Ajoutez que non-seulement la moelle de l'épine maigrit, mais que tout le corps & l'esprit languissent également. La mémoire s'affoiblit & se perd totalement, l'imagination est éteinte, & l'on reste comme hébêté. Tous ces maux qui naissent des excès avec les femmes, des pollutions nocturnes trop fréquentes, & de l'écoulement séminal, connu sous le nom de gonorrhée simple, suivent plus promptement encore, & dans un âge tendre, l'abominable pratique de la masturbation, pratique à laquelle les jeunes gens de l'un & l'autre sexe, se livrent sans connoîtretoute l'énormité du crime, & tous les maux qui en sont les suites physiques. Voyez l'*Onanisme*. Dissertation sur les maladies produites par la masturbation, excellent Traité par M. *Tissot*.

Avant de combattre l'épuisement, occasionné par l'appétit vénérien, écartez la cause, autant qu'il est possible. Il faut donc éviter l'oisiveté,

(*b*) *De re medicâ*, lib. 1, cap. 9.
(*c*) *De morbis*, *lib.* 2, *cap.* 49, Foës, *page* 149.

(*d*) *Comment. de sanitate tuendâ*, P. M. 37.

l'inaction, le trop long séjour au lit, un coucher trop mol, une diette succulente, aromatique, salée, vineuse, les ouvrages licencieux, les amis suspects, les conversations dissolues, les images indécentes, en un mot, tout ce qui peut porter à des excès qu'on ne peut fuir avec trop de soin.

La résolution du malade étant prise, de renoncer absolument à la cause de toutes ses miséres, & mettant à exécution son projet, le Médecin proposera des remédes qui fortifieront sans irriter. Il est peu de médicamens qui remplissent ces deux indications. Les deux les plus efficaces, sont, sans contredit, le quinquina & les bains froids. Les Médecins modernes regardent avec raison le quinquina comme spécifique dans les maladies des nerfs. Vingt siécles d'expériences exactes & raisonnées, ont démontré que les bains froids avoient la même propriété. M. *Lewis* ne craint pas d'affirmer leur efficacité. De tous les remédes, dit-il, (*e*) soit internes, soit externes, il n'y en a aucun qui égale les bains froids. Ils rafraîchissent, ils fortifient les nerfs, & ils aident la transpiration plus efficacement qu'aucun remède intérieur; bien menagés, ils sont plus efficaces dans la consomption dorsale, que tous les autres remédes pris ensemble. L'union du quinquina & des bains froids, dit M. *Tissot* (*f*), est indiquée par la parité de leurs vertus. Ils opérent les mêmes effets; & étant combinés, ils guérissent des maladies que tous les autres remédes n'auroient fait qu'empirer. Fortifians, sédatifs, fébrifuges, ils redonnent les forces, diminuent la chaleur fébrile & nerveuse, & calment les mouvemens irréguliers, produits par la disposition spasmodique du genre nerveux; ils remédient à la foiblesse de l'estomac, redonnent de l'appétit & facilitent la transpiration.

Le mars est un troisiéme reméde qui est fort tonique sans avoir rien d'irritant. On le donne en substance, ou bien l'on prescrit les eaux martiales, telles que celles de Spa, de Selter, de Passy, &c. Les gommes, la mirrhe, les amers; les aromates les plus doux sont aussi d'usage. Ce sont les circonstances qui doivent décider sur le choix entre ces différens remédes. Le lait est un excellent aliment médicamenteux lorsqu'il peut passer. *Hippocrate* recommande dans cette occasion le lait d'ânesse. Le lait de femme est plus fortifiant & mériteroit la préférence, mais il a un inconvénient qui lui est particulier, c'est qu'il doit être pris immédiatement au mamelon qui le fournit, & que par ce moyen il peut réveiller la concupiscence qu'on veut amortir. Cette maniere de prendre le lait pourroit renouveller l'aventure du Prince dont *Capivaccis* nous a conservé l'histoire. On lui donna deux nourrices; le lait produisit un si bon effet, qu'il les mit à même de lui en fournir de plus frais au bout de quelques mois, s'il se trouvoit en avoir besoin.

Quelques verres de vin vieux de Bourgogne, ou de vin d'Espagne, ne doivent pas être refusés lorsque la foiblesse demande un prompt secours. Ne prescrivez les saignées & les évacuans que dans un besoin très-urgent.

(*e*) *A practical essay upon the tabes dorsalis*, *Lond.* 1758, troisieme édition, *page* 36.

(*f*) *Onanisme Lausanne* 1764, troisieme édition, *page* 195.

Il n'y a pas de forces à perdre. Evitez aussi les âcres & les volatils.

Les fortifians externes peuvent être quelquefois d'une grande utilité. L'on peut placer ici ce que dit *Gorter* : (g) j'ai quelquefois guéri la goutte serene, occasionnée par des excès vénériens, en employant les fortifians internes, & des poudres nasales céphaliques, qui par l'irritation légère qu'elles produisoient, déterminoient un plus grand influx des esprits animaux sur le nerf optique.

PARAGRAPHE III.

Qualités peccantes des Parties Récrémenticielles & Excrémenticielles.

POUR connoître exactement les qualités peccantes, tant des récrémens que des excrémens, il faudroit entrer dans le détail de la nature de toutes les sécrétions & de toutes les excrétions, sans cela on ne peut donner que des idées vagues sur ce sujet. Ce seroit ne rien dire que d'avancer que les fluides, tant récrémenticiels qu'excrémenticiels, sont âcres, épais, fétides, tenus. Ce que l'on blâmeroit dans l'un, conviendroit à l'autre. La bile, par exemple, a une âcreté & une consistance que la salive n'a pas. La sueur a une volatilité & une odeur que n'ont pas les urines. Les urines ont une salure différente de la salive & de la morve. Les excrémens liquides n'ont pas la puanteur des excrémens solides. Il faut donc que nos Lecteurs s'instruisent de la qualité que doit avoir dans l'état naturel chaque humeur séparée & expulsée hors des émonctoires, pour savoir en quoi & combien elle s'en écarte dans l'état de maladie. Nous ferions un volume de ce seul article. Dans ce plan entreroit encore l'*uroscopie*, art qui, s'il instruit quelquefois, est le plus souvent mensonger. Ce sont ceux qui embrassent la partie la plus erronée de cet art, qui ont la plus grande vogue, & qui font la plus brillante fortune. Le peuple y court en foule, & il y a du peuple dans tous les états. On ne croiroit pas notre siécle aussi éclairé, quand on examine certaines pratiques qui tiennent encore à l'imbécillité.

(g) *De perspirat. insensib.*, page 514.

CHAPITRE

CHAPITRE II.

De la quantité du Sang.

NOS vaisseaux ne doivent contenir qu'une certaine quantité de sang, qui doit être relative à la capacité de ces vaisseaux & à la force du cœur. Cette quantité, qui peut être trop grande, ou trop petite, jette dans des inconvéniens que le Médecin doit savoir reparer. La trop grande quantité s'appelle *plethore ;* le sang alors opprime les forces du malade & remplit tellement les vaisseaux, qu'ils sont menacés de rupture. Les Grecs ont nommé *Anæmase* la disette de sang. Nous ne savons pas quel est le Médecin qui s'est avisé le premier d'écrire *Anémie*, faute qui a été copiée depuis par plusieurs. C'est absolument contre l'étymologie, il faut dire *Anæmase* d'ἀναίμασις, comme on dit protâse; base, emphase, de πρότασις, βάσις, ἔμφασις. Ce mot étant peu usité, nous croyons devoir faire cette reforme afin qu'on y prenne garde par la suite.

PARAGRAPHE I.

De la Pléthore.

ON estime la juste quantité de sang lorsqu'elle est proportionnée à l'âge, au sexe, au tempérament, aux forces de l'individu ; lorsque le pouls est doux & réglé dans ses battemens, lorsque les fonctions s'exécutent sans gêne. Cette quantité n'est donc que relative. Souvent il arrive que cette quantité relative & proportionnée à la capacité des vaisseaux, devient trop grande par la diminution des diamétres. Il arrive aussi quelquefois que les diamétres restant les mêmes, cette quantité relative est augmentée par la raréfaction. C'est ce qui constitue la pléthore vraie, & la pléthore fausse.

La pléthore vraie est donc cette plénitude ou la masse du sang est trop considérable, & surcharge tout le systême vasculaire. Les signes qui l'annoncent sont la couleur de la peau & de la cornée transparente fort rouge, les vaisseaux fort gonflés, le pouls élevé, la respiration difficile, l'oppression ou étouffement, les vertiges, l'inaptitude au mouvement, l'engourdissement des membres, la lassitude, les fréquentes envies de dormir, le sommeil profond, &c. Ses effets sont la rupture des vaisseaux, les engorgemens, les inflammations, les hémorragies, les anevrismes, les varices, les apoplexies, &c. Ses causes sont le régime trop abondant, les vivres succulens, l'exercice qui n'est pas proportionné à la nourriture, les évacuations sanguines supprimées, la transpiration arrêtée, un trop long sommeil, l'intempérance dans la boisson, &c. Les causes disposantes, sont l'âge, le sexe, le tempérament, les hémorragies habituelles & l'abus de la saignée. Ces deux dernieres causes affoiblissent le ressort de tout le ſyſtême vaſculaire, de ſorte qu'il ſe prête plus volontiers par la ſuite à la diſtenſion.

La ſaignée eſt le plus prompt & le meilleur reméde pour diſſiper la pléthore. Le ſaignement du nez, l'application des ſangſues, l'artériotomie produiſent le même effet. La diéte, ou l'abſtinence, le travail ou l'exercice, ſont des moyens bien plus longs, & qu'on n'a pas toujours le tems d'employer ſans faire courir des riſques au malade. Les purgatifs & les autres évacuans ne ſont que des acceſſoires que les circonſtances rendent ſouvent néceſſaires.

La raréfaction du ſang lui fait occuper un plus grand eſpace ; c'eſt ce qui conſtitue la fauſſe pléthore, comme nous l'avons déja dit en parlant de la rareſcence du ſang. L'air & le feu entrent dans la compoſition des différentes parties conſtituantes du ſang ; mais de même que les émanations électriques du ſang, prouvent que la maſſe humorale contient des particules ignées ſurabondantes, la raréfaction du ſang, fait voir auſſi qu'il y a dans cette liqueur un air ſurabondant qui jouit d'une partie de ſon élaſticité. La raréfaction de la maſſe humorale, paroît n'avoir pas beaucoup de latitude dans ſon extenſion. Le Docteur *Martine* a trouvé que du dixiéme au trentiéme degré de chaleur, le ſang ne ſe dilatoit que d'un centiéme de ſon volume. (*h*) *Stewenſon* en porte l'effet beaucoup plus loin (*i*). Il eſt probable que cette raréfaction devient conſidérable quand le ſang eſt échauffé au deſſus du trentiéme degré, & que ſa chaleur approche du quarantiéme.

Nous jetterons ici ſimplement un coup d'œil ſur l'effet le plus ordinaire de la pléthore, tant vraie que fauſſe ; nous voulons dire les hémorrhagies. Ceux qui voudront être inſtruits plus à fond ſur cette matiere, doivent conſulter l'excellent trait de *Frédéric Hoffman*, *De Hæmorrhagiis partium tam internarum quam externarum.*

TITRE I.

Des Hémorrhagies.

LORSQUE le ſang remplit trop les vaiſſeaux qui le charient, il cherche à s'échapper par différens émonctoires. Ceux qui cédent ordinairement le plus promptement à ſes efforts, ſont la membrane pituitaire, le poumon, le vagin, les vaiſſeaux hémorroïdaux. Si l'hémorrhagie ſe fait par le nez, on l'appelle *ſaignement de nez* ; ſi elle ſe fait par la trachée, on la nomme *hémoptyſie* ; ſi elle ſe fait par le vagin, on la qualifie ſeulement du nom de *perte* ; ſi elle ouvre les vaiſſeaux de la marge de l'anus, on la nomme *flux hémorroïdal.*

(*h*) Eſſais de Médecine d'Edimbourg, *vol. 6*, *art*

(*i*) Mêmes eſſais, *vol. 6*, *art. 77.*

Prenez garde, que ſuivant les âges, les hémorrhagies affectent différentes parties. Dans la jeuneſſe on ſaigne du nez ; dans l'adoleſcence on crache le ſang ; dans l'âge mûr, on a des hémorroïdes ; dans la vieilleſſe, on piſſe le ſang. Remarquez encore que c'eſt particuliérement vers le printems & vers l'automne qu'arrivent les hémorrhagies.

La pléthore n'eſt pas la ſeule cauſe qui produit les hémorrhagies. Les obſtructions des viſcères & la diſſolution du ſang en ſont ſouvent une cauſe antécédente. Le ſang qui ne peut plus circuler dans un viſcère, eſt obligé de refluer vers un autre & de le ſurcharger. C'eſt ainſi que les obſtructions du foie & de la rate procurent des ſaignemens de nez, des vomiſſemens & des crachemens de ſang. C'eſt par la même raiſon & par la preſſion que font les eaux ſur les vaiſſeaux du bas-ventre, que les hydropiques ſaignent du nez fort ſouvent (*k*). Attribuez à la diſſolution du ſang les hémorrhagies qu'éprouvent les ſcorbutiques, les cachectiques, tous ceux qui périſſent par une fiévre lente, & ceux qui ont la petite vérole. Pour peu qu'on ait conclu que chaque eſpéce d'hémorrhagie doit être traitée d'une maniere différente, & que le traitement doit être adapté à la cauſe, la ſaignée conviendra quelquefois, mais non pas toujours comme le pratiquent ceux qui ont ſans ceſſe la main armée d'une lancette. Nous avons déja parlé du flux exceſſif des hémorroïdes, nous y renvoyons nos Lecteurs, *Art. 1. paragr. 1. membre 11. titre 1.* Nous parlerons dans leur lieu du crachement de ſang & des pertes. Nous ferons ſeulement ici quelques réflexions ſur le ſaignement de nez.

Les jeunes perſonnes qui ſaignent ſouvent du nez, ſont ſujettes à devenir poitrinaires, parce qu'elles ſont dans un état pléthorique, & que quand le ſaignement de nez ceſſe, elles crachent du ſang ; & comme dit *Hippocrate*, *à ſanguinis ſputo, puris ſputum.* Le ſaignement de nez eſt donc quelquefois ſalutaire, & il y auroit de l'imprudence de le ſupprimer ſans précaution ; ſouvent auſſi eſt-il critique, guérit des migraines, des vertiges, des céphalagies, des convulſions, des délires, des tintemens d'oreille, des fiévres ardentes. Cette diſtinction de ſaignement de nez en ſymptomatique, ou critique, eſt donc néceſſaire dans le traitement. Les jeunes filles avant de devenir nubiles, ſont auſſi ſujettes au ſaignement de nez. Lorſque ce ſaignement ceſſe avant l'éruption des régles, elles courent riſque de même que les garçons de cracher le ſang. Il faut donc faciliter l'éruption des menſtrues dans le tems qu'on médite d'arrêter l'écoulement du ſang par les narines. Ainſi les bains ſeront utiles, les antiſpaſmodiques, les nitreux, les acides, les émulſions calmeront l'efferveſcence du ſang, & modéreront les hémorrhagies.

Un pere bien conſtitué avoit eu pluſieurs enfans forts, vigoureux, ſanguins, & ſujets à des ſaignemens de nez fréquens. Ces enfans, parve-

(*k*) *Quibus viſcera & jecur imbecillum & ſchirroſum evadit, illis ſæpius ſanguis à naribus efflait, non ſecùs ac hydropici : id quod confirmat* Heurnius (Aphor. Hippocr. pag. 191.) *his verbis : quibus facies colore ſub viridi ſuffuſa eſt, hepata laborant ; & ſignum eſt jam futuræ hydropiſis frequens iis cruoris per nares effuſio.* Fernelius Patholog., *lib.* 6, *cap.* 4.

nus vers l'âge de vingt-cinq ans, périssoient poitrinaires à la suite des crachemens de sang, il ne lui restoit plus qu'un fils d'une bonne constitution, ardent pour les femmes, grand mangeur, & se livrant sans réserve au plaisir. Vers la vingt-cinquième année il cracha aussi le sang, on le confia à mes soins, il y a environ dix ans, je le fis saigner à plusieurs reprises, & je le mis à une diète rafraîchissante. Il fut prendre les eaux du Mont-d'or avec beaucoup de succès. Toutes les fois que le pouls s'élevoit avec trop de force, je prescrivois la saignée afin d'éviter la rupture des vaisseaux pulmonaires. Triste nécessité qu'on ne pouvoit éviter qu'autant que la nature ouvriroit elle-même une issue pour diminuer la pléthore, & mettre la poitrine à l'abri des irruptions du sang. Au bout de quelques années il survint un flux hémorroïdal. Je regardai dès-lors la poitrine comme plus en sûreté, & ce fut pour moi le signal de suspendre les saignées. Le jeune homme jouit à présent d'une bonne santé.

Un autre jeune homme avoit des saignemens de nez considérables; un Médecin qu'il consulta, lui conseilla de ne boire que de l'eau, & d'éviter absolument le vin & les liqueurs. Il suivit ce précepte pendant un an, & n'a pas eu depuis aucun saignement de nez.

A la fin d'Octobre 1769, je fus appellé pour un cas très-embarrassant. M. . Reg... âgée de vingt trois ans, grosse de sept mois, est surprise par une fiévre très-vive, grand mal de tête & maux de cœur. Elle accouche pendant la nuit, & l'accouchement est suivi d'une perte considérable. Le lendemain la perte subsiste, la petite vérole paroît, & il s'établit en même tems un saignement de nez qu'on ne pouvoit arrêter par aucun topique. En vain avoit-on employé l'agaric de chêne en poudre & en petits morceaux pour temponer les narines. La malade perdoit ses forces, elle étoit devenue très-pâle, les traces de la petite vérole disparoissoient. Je fis ouvrir les fenêtres pour faire respirer un air frais, je fis faire une espèce de limonade cordiale avec un tiers de vin blanc pour refociller les forces, je prescrivis une potion astringente pour prendre par cuillerées. Elle étoit composée d'eau de laitue, de fleurs d'orange, de rabel, avec S. Q. de sirop de grande consoude. Au bout de quelques heures, le saignement de nez s'arrêta, la perte fut plus modérée, la petite vérole qui fut confluente, poussa très-bien, & la malade en a rechappé à la grande satisfaction de son Médecin & de ses amis. On ne peut gueres trouver d'exemple d'hémorrhagie plus compliquée.

Chacun connoît différens petits secrets qu'on emploie pour arrêter le sang qui coule du nez. Les uns mettent une clef, ou, ce qui revient au même, un corps froid dans le dos; les autres jettent un verre d'eau froide au visage. Ceux-ci mettent dans les narines quelques feuiles d'orties pilées, ou écrasée entre les doigts; ceux-là font respirer l'odeur d'un linge trempé dans l'encre. On m'a assuré qu'on arrêtoit les hémorrhagies du nez les plus rebelles en enveloppant les parties génitales avec une compresse trempée dans l'eau froide, ou dans le vinaigre.

On a aussi entendu parler de la poudre de sympathie, pour arrêter les hémorrhagies, même dans une diſtance fort éloignée. Le Chevalier *Digby* en a dit des choſes merveilleuſes. Son Ouvrage eſt intitulé : *Diſcours touchant la guériſon des plaies par la poudre de ſympathie.* Paris 1681, *in-12*. A la ſuite de ce Diſcours ſe trouve une *Diſſertation touchant la poudre de ſympathie, traduite du Latin du ſieur* Papin, *Docteur en Médecine de la ville de Blois, par le ſieur* Rault.

Ces erreurs ont été ſuffiſamment foudroyées par M M. *Lemery* & *Baron*, pour ne plus reparoître ſur la ſcène du monde. On auroit bien de la peine, dit M. *Baron*, (*l*) à prouver qu'il s'échappe rien autre choſe dans l'air, de la ſubſtance des vitriols que l'eau ſeule de leur criſtalliſation. A plus forte raiſon cela ſeroit-il impoſſible à prouver à l'égard de la poudre de ſympathie, qui n'eſt qu'un vitriol, privé de la plus grande partie de ſon flegme par la calcination..... On ne doit pas s'attendre que j'entreprenne ici de rendre raiſon d'un fait qu'on doit regarder comme abſolument faux, & qu'un trop grand amour du merveilleux a fait recevoir ſans examen.... J'oſe ajouter que lors même que la poudre de ſympathie a paru réuſſir, on a pris une cauſe pour une autre ; & que l'on a fait honneur à cette poudre d'une guériſon qui étoit dûe entiérement à la nature, comme cela eſt démontré ; parce que pluſieurs perſonnes guériſſent très-ſouvent de leurs plaies ſans aucun uſage de la poudre de ſympathie, ni d'aucune ſorte de remédes, & que par la ſeule application d'un bandage convenable ; de même qu'il y a d'autres bleſſures au contraire, dont on a toutes les peines poſſibles à arrêter le ſang, en y appliquant cette poudre même, ou des aſtringens encore plus ſtiptiques qu'elle (*m*).

Pour les hémorrhagies en général, il eſt un remède beaucoup plus ſûr, c'eſt l'agaric fait comme le pâturon d'un cheval. *Agaricus pedis equini facie. Fungus in caudibus naſcens, unguis equini figurâ.* Il vient fréquemment ſur les vieux chênes ébattus. D'autres Botaniſtes le nomment *Fungus igniarius*, parce que l'on en fait de l'amadoue. Cet agaric eſt devenu célebre depuis que M. *Broſſart*, Chirurgien de la Châtre en Berri, en renouvella l'uſage en 1751, pour arrêter le ſang d'une artère, ſoit piquée, ſoit coupée, ſans qu'il ſoit beſoin d'y faire de ligature. Ses expériences furent réitérées à Paris en préſence de M M. *Morand* & *Foubert*. On en applique un morceau un peu plus grand que la plaie ; on la couvre d'un autre un peu plus large ; & par-deſſus on met un bandage tel qu'il convient (*n*).

(*l*) Dans le commentaire qu'il a donné en 1756 ſur l'édition de la Chymie de *Lemery*, *page* 524.

(*m*) Voyez encore M. *Nollet*, Phyſique expérim. *tom.* 1, *pag.* 105 *& ſuivantes.*

(*n*) Voyez le Journal économique du mois de Juin 1751, *page* 9, des mois d'Avril & de Juin 1752, du mois de Décembre 1754, *page* 149.

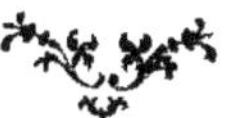

PARAGRAPHE II.

De l'Anæmase.

Nous appellons *Anæmase* l'inanition des vaisseaux sanguins. Cette maladie est une des plus négligées, & elle demande cependant beaucoup d'attention (*o*). On peut la soupçonner à la suite des hémorrhagies, des pertes considérables, des saignées trop multipliées, d'une longue abstinence, d'une diéte austère, de la privation des alimens succulens, des exercices violens, des travaux trop pénibles, du vice des organes de la digestion ou de la sanguification.

Voici, dit M. *Lieutaud* (*p*), ce que j'ai pu recueillir des signes de cette maladie confirmée, par l'inspection anatomique. Les malades, pour la plupart, sont dans un état de langueur & de foiblesse qui leur permet à peine de se soutenir. L'appétit leur manque absolument. Ils ont communément le cours-de-ventre, ou le diabétes; quelques-uns suent prodigieusement, tant le jour que la nuit; tous ont de fréquentes défaillances, & même des syncopes le plus souvent mortelles. Leur visage & toute la peau ont une couleur cadavéreuse. Leurs jambes s'enflent, & il se fait des épanchemens de sérosité dans différentes cavités. Les malades sont ordinairement dans la plus cruelle inquiétude sur leur sort, & se livrent à une mélancolie invincible. Quelques-uns ont des sifflemens dans les oreilles, & des troubles dans l'esprit qui ne leur permettent pas la moindre application. Si l'on ajoute à ces signes l'histoire de ce qui a précédé, on peut, avec assez de certitude, avoir connoissance de cette maladie; mais il faut l'avouer, ces signes & ces avant-coureurs ne se rencontrent pas toujours, & l'on ne trouve pas quelquefois de quoi fonder même de simples conjectures.

Ceux qui ne sont pas versés dans l'inspection anatomique, auront de la peine à croire jusqu'à quel point les vaisseaux peuvent être vuides de sang. J'ai vu, continue M. *Lieutaud*, des cadavres dont on avoit ouvert la tête, la poitrine & le bas-ventre, aussi secs que s'ils avoient été de cire: les moyens & les petits vaisseaux ne contenoient pas de sang; les gros étoient à demi-vuides. On voyoit dans les uns & dans les autres beaucoup d'air, qui étoit sur-tout très-apparent dans les vaisseaux du cerveau, plus dégagés & plus diaphanes que ceux des autres parties; ils ne paroissoient pas presqu'avoir contenu de sang, dans une fille qui mourut subitement, & qui, je ne sai pour quelle raison avoit été saignée près de cent fois dans le cours d'une année. Le cas le plus surprenant dans ce genre, est celui d'un homme de quarante-cinq ans qui mourut d'une sincope dans le tems qu'on s'y attendoit le moins. Il avoit été saigné prodigieusement pour une maladie aiguë qu'il avoit essuyée un mois auparavant. Depuis ce

(*o*) Journal des Sçavans, *année* 1722, *page* 13.

(*p*) Précis de la Medecine Pratique, *troisieme édition*, Paris 1769, *tom.* 1, *page* 133.

DU CŒUR ET DU SISTÊME VASCULAIRE.

SECTION I.
Action du sang sur le Sistême Vasculaire.
le sang agit

CHAPITRE I.
Par sa qualité qui dépend de ses parties Constituantes.

ARTICLE I.
Vices de la partie rouge.

Paragraphe I. *Quantité trop Grande.*
- *Membre I.* Dans toute la Masse.
- *Membre II.* Dans un Organe particulier.
  - *Titre I.* Des Hemorroïdes.
  - *Titre II.* De la Maladie Noire.

Paragraphe II. *Quantité trop Petite.*
- *Titre I.* Des Pales Couleurs.

Paragraphe III. *Qualités peccantes.*
- *Partition I.* Dissolution.
  - *Membre I.* Lente.
    - *Titre I.* Du Scorbut.
    - *Titre II.* Affections Scorbutiques.
    - *Titre III.* Effets de l'Opium, et du Mercure.
  - *Membre II.* Promte.
    - *Titre I.* Fievres Petechiales.
    - *Titre II.* Peste, Fievres pestilentielles.
    - *Titre III.* Accidens causés par Animaux venimeux.
- *Partition II.* Condensation.
  - *Titre I.* Membres gelés, Engelures.
  - *Titre II.* Gangrene par le Ségle Ergoté.
  - *Titre III.* Poisons Minéraux et Animaux.

ARTICLE II.
Vices de la Limphe.

Paragraphe I. *Quantité trop Grande.*
- *Membre I.* Dans toute la Masse. Vices du Developpement, trop d'embonpoint.
- *Membre II.* Dans un Organe particulier.
  - *Titre I.* De la Goutte. De la Pierre.

Paragraphe II. *Quantité trop Petite.*
- *Titre I.* De l'Atrophie, Chartre, Marasme, Consomption, Hectisie.

Paragraphe III. *Qualités peccantes.*
- *Partition I.* Epaississement.
  - *Titre I.* Rhumes, Coqueluches.
  - *Titre II.* Ecrouelles.
  - *Titre III.* Verole, Gonorrhée.
- *Partition II.* Tenuité.
  - *Titre I.* Leucophlegmatie.
  - *Titre II.* Edéme.
- *Partition III.* Acidité.
  - *Titre I.* Noueure ou Rachitis. Spina ventosa.
  - *Titre II.* Ramollissement des Os.

ARTICLE III.
Vices de la Serosité.

Paragraphe I. *Quantité trop Grande.*
- *Membre I.* Dans toute la Masse.
- *Membre II.* Dans une partie.
  - *Titre I.* De l'Ascite et autres especes d'Hydropisies.

Paragraphe II. *Quantité trop Petite.*
- *Titre I.* Immeabilité des Liquides.
- *Titre II.* Secheresse des Solides.

Paragraphe III. *Qualités peccantes.*
- *Titre I.* Acrimonie.
- *Titre II.* Rancidité.

ARTICLE IV.
Vices de l'air Sanguin élémentaire.

Paragraphe I. *Quantité trop Grande.*
- *Titre I.* Orgasme.

Paragraphe II. *Quantité trop Petite.*
- *Titre I.* Putrefaction, Gangrene et Sphacele.

Paragraphe III. *Qualités peccantes.*
- *Partition I.* Rarefaction.
  - *Membre I.* Générale.
    - *Titre I.* Plethore Fausse.
    - *Titre II* Emphiseme.
  - *Membre II.* Particuliere.
    - *Titre I.* Timpanite. Coliques Venteuses. Affection flatueuse.
- *Partition II.* Condensation.

ARTICLE V.
Vices des parties recrementicielles et excrementicielles.

Paragraphe I. *Quantité trop Grande.*
- *Titre I.* De la Jaunisse.
- *Titre II.* Maladies par le Lait retenu.

Paragraphe II. *Quantité trop Petite.*
- *Titre I.* Appauvrissement du Sang. Consomption Dorsale.

Paragraphe III. *Qualités peccantes.*
- Dépravations de la Bile. de l'Urine. de la Salive. des Sueurs &c.

SECTION II.
Action du Sistême Vasculaire sur le sang.

CHAPITRE II.
Par sa Quantité.
Les Branches de cette division ne sont pas assez compliquées pour en donner un tableau.

Beauvais Scrip.

tems il avoit langui, & ſon eſtomac faiſoit mal ſes fonctions; cependant il paroiſſoit reprendre des forces & des couleurs, lorſque cet accident, qui ne fut précédé d'aucun avertiſſement, l'enleva. A peine vit-on quelque trace de ſang dans les vaiſſeaux cérébraux; le cœur n'en contenoit pas, & tous les inciſions ſe firent à ſec.

M. *de Haën* rapporte auſſi deux exemples ſenſibles de l'ano-axe : l'un d'un goutteux, qui n'avoit ſouffert aucune perte de ſang, & dont le pouls avoit toujours paru fort & vigoureux, ſi ce n'eſt les derniers jours de ſa vie; l'autre d'une femme très-foible, qui, expoſée aux vapeurs minérales, avoit la poine dans un mauvais état.

On ſent bien que dans ce cas, la ſaignée ne peut produire qu'un mauvais effet & devenir mortelle, elle évacua une potion qu'on devoit conſerver, & qu'on devoit plutôt régénérer. Les purgatifs & les autres évacuans ne conviennent pas plus; & ſi l'on eſt tenté de faire des remédes, on ne doit employer que ceux qui ſont propres à rétablir les digeſtions & à fortifier les organes; tels ſont la rubarbe, les martiaux & les autres médicamens que nous avons propoſés dans la curation de la conſomption dorſale: le point principal eſt de faire un choix des alimens, & d'en régler la quantité ſur la force de l'eſtomac. L'exercice agréable, les voyages & la diſſipation, la diéte lactée, autant que le malade eſt eſt ſuſceptible, ſont très convenables à cet état. Il faut obſerver que cette maladie eſt rarement ſimple, & qu'elle eſt preſque toujours compliquée; ce qui préſente des difficultés qu'on ne peut ſurmonter qu'avec beaucoup de lumieres & de ſagacité.

TABLE GÉNERALE DES MATIERES.

A. ſignifie *Additions*, *Notes & Corrections.*

Arnica,

N.

O.

P.

T.

Fin de la Table.

APPROBATION.

J'Ai lu par ordre de Monseigneur le Chancelier un Ouvrage manuscrit, intitulé *la Médecine Pratique*, par le sieur LE CAMUS, & je crois qu'on peut en permettre l'impression. A Paris, ce 25 Juin 1772.

GARDANE.

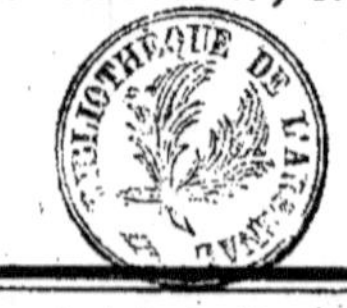

De l'Imprimerie de QUILLAU.

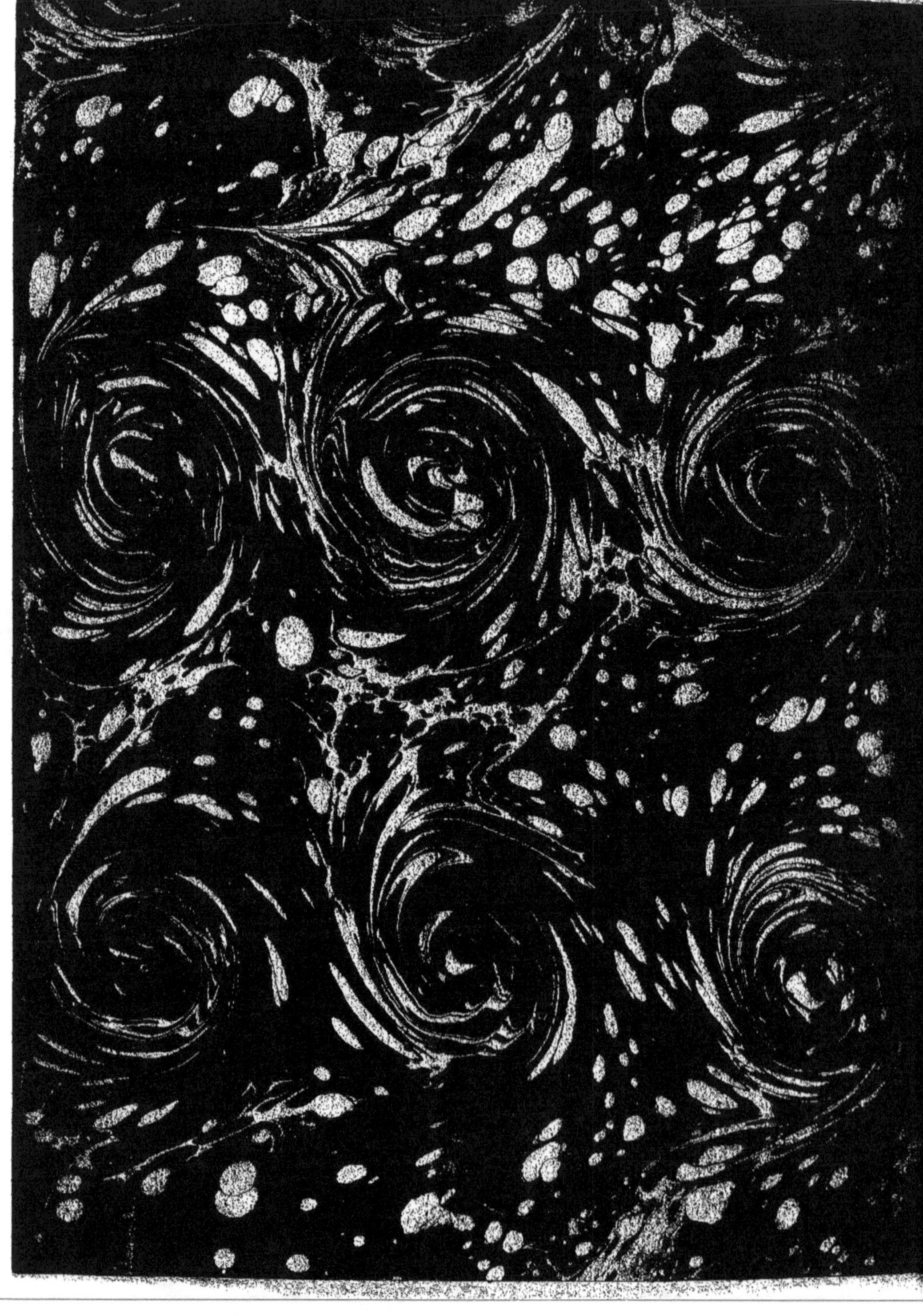

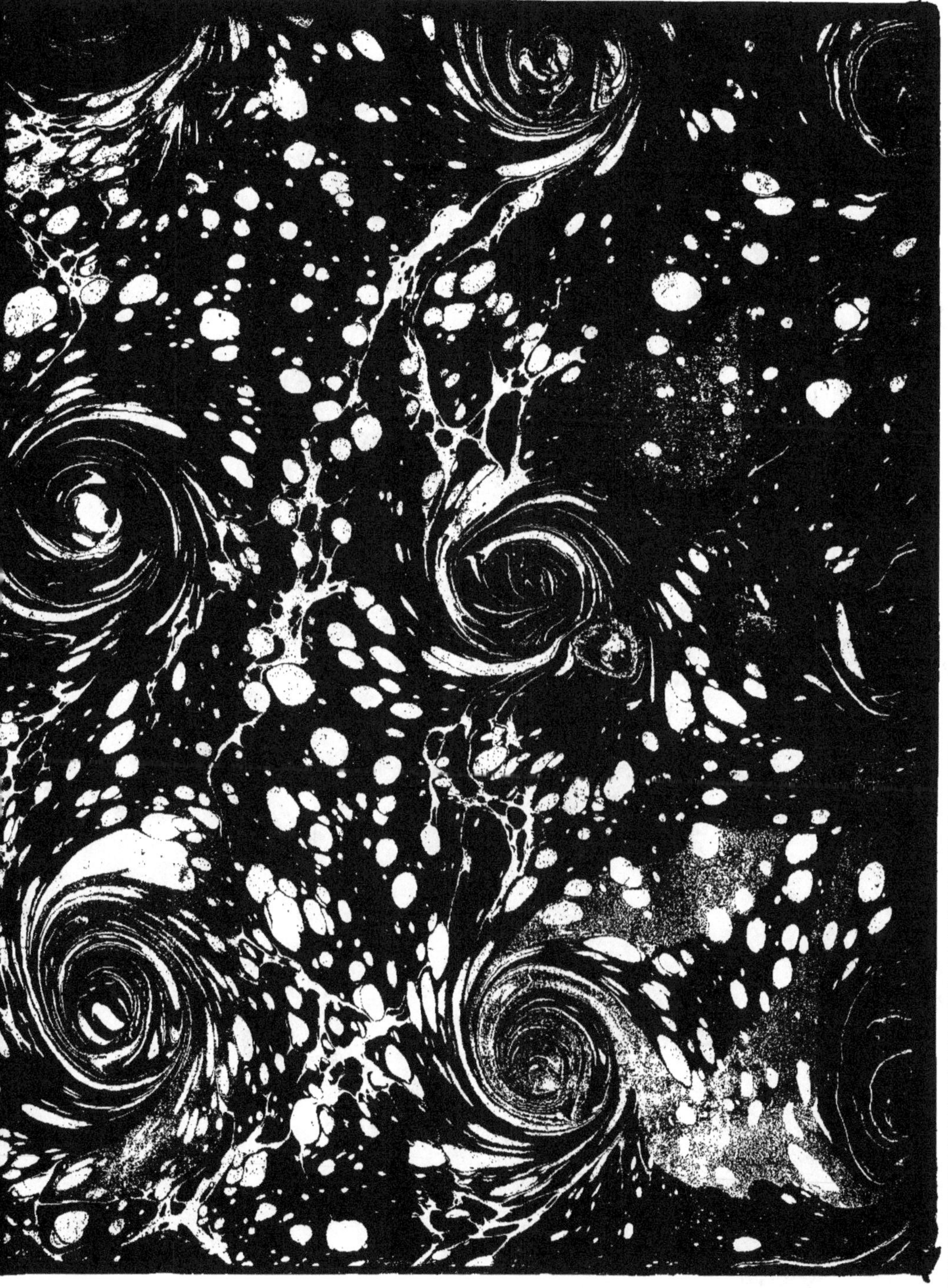

www.ingramcontent.com/pod-product-compliance
Lightning Source LLC
Chambersburg PA
CBHW070249200326
41518CB00010B/1746

9782019529468